中医历代名家学术研究丛书

主编 潘桂娟

Academic Research Series of Famous
Doctors of Traditional Chinese
Medicine through the Ages

"十三五"国家重点图书出版规划项目

吴小明 编著

王旭高

中国中医药出版社

·北 京·

图书在版编目（CIP）数据

中医历代名家学术研究丛书．王旭高／潘桂娟主编；吴小明编著．—北京：中国中医药出版社，2017.9
ISBN 978-7-5132-3843-4

Ⅰ．①中… Ⅱ．①潘… ②吴… Ⅲ．①中医临床—经验—中国—清代 Ⅳ．① R249.1

中国版本图书馆 CIP 数据核字（2016）第 296492 号

中国中医药出版社出版

北京市朝阳区北三环东路 28 号易亨大厦 16 层
邮政编码　100013
传真　010 64405750
河北新华第二印刷有限责任公司印刷
各地新华书店经销

开本 880×1230　1/32　印张 8.75　字数 230 千字
2017 年 9 月第 1 版　2017 年 9 月第 1 次印刷
书号　ISBN 978 – 7 – 5132 – 3843 – 4

定价　45.00 元
网址　www.cptcm.com

社 长 热 线　010-64405720
购 书 热 线　010-89535836
侵 权 打 假　010-64405753

微信服务号　zgzyycbs
微商城网址　https://kdt.im/LIdUGr
官 方 微 博　http://e.weibo.com/cptcm
天猫旗舰店网址　https://zgzyycbs.tmall.com

如有印装质量问题请与本社出版部联系（010 64405510）

项目来源及国家重点图书出版计划

2005 年度国家"973"计划课题"中医理论体系框架结构与内涵研究"（编号：2005CB532503）

2009 年度科技部基础性工作专项重点项目"中医药古籍与方志的文献整理"（编号：2009FY120300）子课题"古代医家学术思想与诊疗经验研究"

2013 年度国家"973"计划项目"中医理论体系框架结构研究"（编号：2013CB532000）

国家中医药管理局重点研究室"中医理论体系结构与内涵研究室"建设规划

"十三五"国家重点图书、音像、电子出版物出版规划（医药卫生）

前言

中医理论肇始于《黄帝内经》《难经》，本草学探源于《神农本草经》，辨证论治及方剂学发轫于《伤寒杂病论》。在此基础上，历代医家结合自身的思考与实践，提出独具特色的真知灼见，不断革故鼎新，充实完善，使得中医药学具有系统的知识体系结构、丰富的原创理论内涵、显著的临床诊治疗效、深邃的中国哲学背景和特有的话语表达方式。历代医家本身就是"活"的学术载体，他们刻意研精，探微索隐，华叶递荣，日新其用。因此，中医药学发展的历史进程，始终呈现出一派继承不泥古、发扬不离宗的繁荣景象。

中国中医科学院中医基础理论研究所，自2008年起相继依托2005年度国家"973"计划课题"中医学理论体系框架结构与内涵研究"、2009年度科技部基础性工作专项重点项目"中医药古籍与方志的文献整理"子课题"古代医家学术思想与诊疗经验研究"、2013年度国家"973"计划项目"中医理论体系框架结构研究"，以及国家中医药管理局重点研究室"中医理论体系结构与内涵研究室"建设规划，联合北京中医药大学等16所高等院校及科研和医疗机构的专家、学者，选取历代具有代表性或学术特色突出的医家，系统地阐释与解析其代表性学术思想和诊疗经验，旨在发掘与传承、丰富与完善中医理论体系，为提升中医师理论水平和临床实践能力和水平提供参考和借鉴。本套丛书即是此系列研究阶段性成果总结而成。

综观历史，凡能称之为"大医"者，大都博览群书，学问淹博赅洽，集百家之言，成一家之长。因此，我们以每位医家独立成书，尽可能尊重原著，进行总结、提炼和阐发。此外，本丛书的另一个特点是，将医家特色学术观点与临床实践相印证，尽可能选择一些典型医案，用以说明理论的实践价值，便于临床施用。本丛书现已列入《"十三五"国家重点图书、音像、电子出版物出版规划》中的"医药卫生"重点图书出版计划，并将于"十三五"期间完成此项出版计划，拟收载历代102名中医名家，总字数约1600万。

丛书各分册作者，有中医基础学科和临床学科的资深专家、国家及行业重点学科带头人，也有中青年教师、科研人员和临床医师中的学术骨干，分别来自全国高等中医院校、科研机构和临床单位。从学科分布来看，涉及中医基础理论、中医各家学说、中医医史文献、中医经典及中医临床基础、中医临床各学科。全体作者以对中医药事业的拳拳之心，共同努力和无私奉献，历经数年成就了这份艰巨的工作，以实际行动切实履行了传承、运用、发展中医药学术的重大使命。

在完成上述科研项目及丛书撰写、统稿与审订的过程中，研究团队暨编委会和审订委员会全体成员，精益求精之心始终如一。在上述科研项目负责人、丛书总主编、中国中医科学院中医基础理论研究所潘桂娟研究员主持下，由常务副主编张宇鹏副研究员、陈曦副研究员及各分题负责人——翟双庆教授、刘桂荣教授、郑洪新教授、邢玉瑞教授、钱会南教授、马淑然教授、文颖娟教授、陆翔教授、杨卫彬研究员、崔为教授、柳亚平副教授、江泳副教授、王静波博士等，以及医史文献专家张效霞副教授，分别承担或参与了团队的组织和协调，课题任务书和丛书编写体例的起草、修订和具体组织实施，各单位课题研究任务的落实和分册文稿编写和审订等工作。编委会还多次组织工作会议和继续教育项目培训，组织审订委员会专家复审和修订；最终由总主编逐册复审、修订、统稿并组织作者再次修订各分册文稿。自2015年6月开始，编委会将丛书各分册文稿陆续提交中国中医药出版社，拟于2019年12月之前按计划完成本套丛书的出版。

2016年3月，国家中医药管理局颁布了《关于加强中医理论传承创新的若干意见》，指出"加强对传承脉络清晰、理论特色鲜明的古代医家的学术思想研究，深入研究中医对生命、健康与疾病认知理论，系统总结中医养生保健、防病治病理论精华，提升中医理论指导临床实践和产品研发的能力，切实传承中医生命观、健康观、疾病观和预防治疗观"。上述项目研究及丛书的编写，是研究团队对国家层面"加强中医理论传承与创新"号召的积极响应，体现了当代中医学人敢于担当的勇气和矢志不渝的追求！通过此项全国协作的系统工程，凝聚了中医医史、文献、理论、临床研究的专门人才，培育了一支专业化的学术队伍。

在此衷心感谢中国中医科学院及其所属中医基础理论

研究所、中医药信息研究所、研究生院，以及北京中医药大学、陕西中医药大学、山东中医药大学、云南中医学院、安徽中医药大学、辽宁中医药大学、浙江中医药大学、成都中医药大学、湖南中医药大学、长春中医药大学、黑龙江中医药大学、南京中医药大学、河北中医学院、贵阳中医药大学、中日友好医院等16家科研、教学、医疗单位，对此项工作的大力支持！衷心感谢中国中医药出版社有关领导及华中健编审、伊丽萦博士及全体编校人员对丛书编写及出版的大力支持！

本丛书即将付梓之际，百余名作者感慨万千！希望广大读者透过本丛书，能够概要纵览中医药学术发展之历史脉络，撷取中医理论之精华，传承千载临床之经验，为中医药学术的振兴和人类卫生保健事业做出应有的贡献！

由于种种原因，书中难免有疏漏之处，敬请读者不吝批评指正，以促进本丛书不断修订和完善，共同推进中医药学术的继承与发扬！

《中医历代名家学术研究丛书》编委会

2016 年 9 月

凡例

一、本套丛书选取的医家，均为历代具有代表性或特色学术思想与临床经验的名家，包括汉代至晋唐医家 6 名、宋金元医家 18 名、明代医家 25 名、清代医家 46 名、民国医家 7 名，总计 102 名。每位医家独立成册，旨在对医家学术思想与诊疗经验等内容进行较为详尽的总结阐发，并进行精要论述。

二、丛书的编写，本着历史、文献、理论研究有机结合的原则，全面解读、系统梳理和深入研究医家原著，适当参考古今有关该医家的各类文献资料，对医家学术思想和诊疗经验，加以发掘、梳理、提炼、升华、概括，将其中具有理论意义、实践价值的独特内容阐发出来。

三、丛书在总体框架上，要求结构合理、层次清晰；在内容阐述上，要求概念正确、表述规范，持论公允、论证充分，观点明确、言之有据；在分册体量上，鉴于每个医家的具体情况不同，总体要求控制在 10 万～20 万字。

四、丛书每一分册的正文结构，分为"生平概述""著作简介""学术思想""临证经验"与"后世影响"五个独立的内容范畴。各分册将拟论述的内容按照逻辑与次序，分门别类地纳入以上五个内容范畴之中。

五、"生平概述"部分，主要包括医家姓名字号、生卒年代、籍贯等基本信息，时代背景、从医经历以及相关问题的考辨等。

六、"著作简介"部分，逐一介绍医家的著作名称（包括现存、已经亡佚又经后人辑复的著作）、卷数、成书年代、主要内容、学术价值等。

七、"学术思想"部分，分为"学术渊源"与"学术特色"两部分进行论述。前者重在阐述医家之家传、师承、私淑（中医经典或前代医家思想对其影响）关系，重点发掘医家学术思想的历史传承与学术渊源；后者主要从独特的学术见解、学术成就、学术特点等方面，总结医家的主要学术思想特色。

八、"临证经验"部分，重点考察和论述医家学术著作中的医案、医论、医话，并有选择地收集历代杂文笔记、地方志等材料，从中提炼整理医家临床诊疗的思路与特色，发掘、总结其独到的诊治方法。此外，还根据医家不同情况，以适当方式选录部分反映医家学术思想与临证特色的医案。

九、"后世影响"部分，主要包括"学术影响与历代评价""学派传承（学术传承）""后世发挥"和"国外流传"等内容。其中，对医家的总体评价，重视和体现学术界共识和主流观点，在此基础上，有理有据地阐明新见解。

十、附以"参考文献"，标示引用著作名称及版本。同时，分册编写过程中涉及的期刊与学位论文，以及未经引用但能体现一定研究水准的期刊与学位论文也一并列出，以充分体现对该医家研究的整体状况。

十一、附以丛书全部医家名录，依照年代时间先后排列，以便查检。

十二、丛书正文标点符号使用，依据《中华人民共和国国家标准标点符号用法》（GB/T 15834–2011）。医家原书中出现的俗字、异体字等一律改为简化正体字，个别不能对应简化字的繁体字酌予保留。

《中医历代名家学术研究丛书》编委会

2016 年 9 月

内容提要

本书是《中医历代名家学术研究丛书》中的一册。本书分为五个部分，分别介绍王旭高的生平概述、著作简介、学术思想、临证经验、后世影响等。第一部分，生平概述包括王旭高生存的时代背景和从医经历等；第二部分对其主要著作的学术价值作了简要的概述；第三部分对王旭高学术思想的源流和学术特色作了详尽的介绍；第四部分为临证经验，从内科、外科阐释了王旭高的临证经验，并另列医案赏析分科列举王旭高经典医案；第五部分从历代评价和学派传承介绍王旭高对后世的影响。

本书适合中医临床工作者及业余爱好者阅读，对中医理论及临床的研究也有一定的借鉴意义。

王旭高，名泰林，清代著名医家。王旭高对肝病的研究最为系统，代表著作为《西溪书屋夜话录》，其他著述有《退思集类方歌注》《医方证治汇编歌括》《医方歌括》《薛氏湿热论歌诀》《医学刍言》等。王旭高的学术思想，突出体现在对肝病的辨证论治方面，提出"肝气、肝风、肝火，三者同出异名"的论断，并立治肝三十法，王旭高是历代论治肝病最为系统而全面的医家。此外，王旭高还十分重视肝与其他脏腑的关系，其学术思想和临床诊治充分体现了中医学的整体观念。

现代以来有关王旭高的学术论文，在中国知网（CNKI）检索，自1994年到2015年，共有期刊论文132篇，会议论文3篇，学位论文8篇。论文内容大致可分为三种类型：第一类，注重王旭高论治肝病的学术思想，从不同角度对王旭高的治肝三十法加以研究，但对王旭高肝病思想的形成过程研究较少。第二类，是王旭高治肝三十法的现代临床应用研究。这方面的研究者很多，但多数是基于各自的临床体会，总结临床应用的经验。还有一类，注重对王旭高《西溪书屋夜话录》条文的解读，多褒其所得，少贬其所误。此类论文对于评价王旭高著作的学术价值有所裨益，但难以全面展现王旭高的学术思想。

有鉴于此，笔者常思当继承先贤之志，为后世有志于岐黄之学者，开辟一条研读中医典籍之便捷门径，整理、提炼、总结王旭高的学术思想及其学术闪光点，具有非常重要的意义。因此，本书对王旭高现存著作中的学术内容进行深入的整理与研究，突出王旭高治疗肝病的学术思想及临证经验的整理研究，并选择内科、疡科、妇科、儿科等相关病证的诊疗经验进行分析与总结。

本次整理研究所依据的王旭高著作版本：学苑出版社1996年出版的《王旭高医学遗书六种》，山西科学技术出版社2009年出版的《王旭高临证医书合编》，上海科学技术出版社2010年出版的《王旭高医案》。

本书的编写，得到了衢州职业技术学院朱美香老师，浙江中医药大学研究生朱月玲、陈迪、沈芬、沈利玲、屠倩倩等同学的大力帮助，特此致谢！

在此衷心感谢参考文献的作者及支持本项研究的各位同仁！

浙江中医药大学　吴小明

2015年6月

目录

王旭高

生平概述

　　王旭高，名泰林，旭高乃其字；号九龙山人，晚号退思居士。生于清嘉庆三年（1798），卒于清同治元年（1862）。江苏无锡人，清代著名医家。王旭高始为疡医，继精内科，对肝病研究最为系统。代表著作为《西溪书屋夜话录》，惜仅存治肝三十法。其他著述有《退思集类方歌注》《医方证治汇编》《医方歌括》《薛氏湿热论歌诀》《医学刍言》及门人搜集编辑的《王旭高医案》。王旭高的学术思想，突出体现在对肝病的辨证论治方面。他在《内经》《难经》理论及前人学术思想的基础上，结合个人丰富的临床诊治经验，提出"肝气、肝风，肝火，三者同出而异名"的论断。王旭高认为"肝病最杂，而治法最广"，立治肝三十法，是历代论治肝病最为系统而全面的医家。此外，王旭高还十分重视肝与其他脏腑的关系，充分体现了中医学的整体观念。

一、时代背景

　　中国是世界文明发展最早的国家之一，有几千年的灿烂文化历史。早在远古时代，我们的祖先就已在与自然灾害、猛兽、疾病做斗争的过程中，开始了医疗保健活动。在这漫长的历史长河中，有兴盛的文景之治、贞观之治、开元盛世、康乾盛世等，也有各种衰败的时期，从而形成了一个个朝代的替换，历史的洪流带走了那些辉煌和衰落，也见证了一个个中医名家的成长与一部部医学著作的问世。

　　王旭高生活的年代，正处于清代鸦片战争前后。鸦片战争前，中国是清王朝统治下的一个独立、统一的中央集权的封建国家。统治中国的清王朝，经过"康乾盛世"已进入了危机四伏的"衰世"。小农业和家庭手工业相结合的自给自足的自然经济，仍在全国占据主导地位。当时中国封建社会的文化思想体系，以儒家思想为核心。儒学是孔子创立的学派，自汉武帝确立独尊儒术的政策后，儒家思想成为中国封建社会的正统思想。清朝统治者实行"文字狱"和"愚民政策"，并沿用科举考试制度。这一方面钳制了人们的思想，另一方面也推动了清代考据学的发展，如在整理、考订、辑复中医古代医籍文献方面做出了较大的贡献；医学理论研究和医学著作编撰，同样得到了进一步的提高和发展，出现了门类繁多的古医籍注释本、医学全书、医学类书、医学丛书、方书以及入门书籍。临证各科也在此时发展到了一个高峰时期，并且产生了众多有代表性的医学著作，包括诸多名家的医案医话等，取得了许多新的学术成就。如在外科学方面，就有王旭高的舅父高秉钧所撰《疡科心得集》，高秉钧是外科心得派的代表人物。

　　1840年的鸦片战争，是中国历史的一个重大转折点，是它导致了中国由封建社会逐渐沦为半殖民地半封建社会，并改变了中国社会的根本性质。这时的中国，已经丧失独立自主的地位。而在医学方面，由于西方资本主义的侵入，随之而来的西方医学与护理学借助数量可观的传教士、医生和护士，以前所未有的势头传入我国。1840年前，仅限于澳门和广州两地，1844年扩展到厦门、宁波、上海、福州等沿海城市，后逐渐深入内地，并得到迅速而广泛的传播和发展。在这之后的近百年时间，对我国传统医学造成了极其严重的影响和冲击。

　　在这样的社会背景下，作为一名医生，王旭高既是幸运的，也是不幸的。幸运的是，他有机会很好地继承了中医的优秀文化。不幸的是，他处于由盛至衰的历史时期。王旭高尽力而为地做好医生的本职工作，取得了很大的成就。当此乱世之际，医生虽不能解除人们心灵的痛苦，却能治愈广大人民身体的创伤，让他们能够在黑暗中摸索着前进，不断地追寻生的希望，不断地寻找新的出路。

　　清代时，专病专科论治进一步深入，其中在肝病方面，擅长论治肝病的医家很多，如傅山，把妇科病与肝的论治联系在一起，他根据"子母相生，乙癸同源"之意，在补养肝血方中，多加益肾之品；肝主疏泄，又于方中加入清芬流动之品以舒发肝气。如沈金鳌，他在《杂病源流犀烛》中提出"其性条达而不可郁，其气偏于急而激暴易怒，故其为病也多逆，逆则头痛耳聋、颊肿目瞑，两胁下痛引少腹善怒善痉，四肢满闷，虚则目无见，耳不聪，善恐，如人将捕之……种种诸症，其由肝之不足者，固可勿论，即属有余，亦由肝之阴不足，故有郁胜所生病也夫肝气之逆，因肝志之郁，然虽郁，不可用攻伐"。如叶桂，立"阳化内风"说，将肝阳亢盛与中风病证联系在一起，其治法主要有滋补肝肾法、养心息风法、清金平木法、培木息风法。王旭高的治肝三十法，即深受叶天士的影响。差不多与王旭高同一生活时代的费伯雄（1800—1879），也重视肝病的治疗，认为"五脏惟肝最刚，而又于时为春，于行为木，具发生长养之机，一有怫郁，则其性怒张，不可复制，且为火旺则克金，木旺则克土，波及他脏，理固宜然"。（《医方论·和解之剂·逍遥散》）

二、生平纪略

　　王旭高生于清嘉庆戊午年（1798）二月，自幼聪颖早慧，家中藏书甚多，王旭高过目成诵，弱冠时对经史子集已能贯通，亲戚乡里都认为必成大器（戚党均以大器目之）。及长，赴江阴南菁书院应乡试考，因试卷溅墨而未得第。乃慨然弃儒习医，从其舅父高秉钧学习。时高氏已年过花甲，由于王旭高孜孜好学，心无旁骛，穷究医典，故尽得其传，以疡科见长。清道光七年（1827），舅父高秉钧殁，王旭高逐渐开始转向内科，其间对温病关注尤多，当时名闻于江浙一带。1843 年，即清道光二十三年，王旭高表兄高鼎汾开始著述《医学课儿策》（又名《医学问对》），王旭高"诊余过从，共相商榷"，并为作注。王旭高于年近不惑时，为了传道解惑，曾广设绛帐，门下士习业者，每年以十数计。他教学认真负责，亲自编写教材《医学刍言》《外科证治秘要》二书，以作内、外两科入门之阶梯。为指导学生学习《伤寒论》《金匮要略》《温疫论》《瘟疫明辨》《湿热论》《十药神书》《外科正宗》以及运气学说，还将这些书的主要精神编为歌诀，以便诵习，要求学生精思而熟读之。清咸丰十年（1860）时，太平天国举兵与清军激战于江南，王旭高已六十三岁，因避战乱，移居于乡间寺头镇，行医济世。继又迁至常熟韩山头王家桥（今属张家港市），寓居门人顾灿卿家。王旭高寓居顾家约半年，至岁末即返故里。第二年，即同治元年（1862）八月，病故于家乡环溪草堂，享年六十五岁。

王旭高临床审证用药甚为精当，其医案很值得学习，其学术代表著作为《西溪书屋夜话录》，书成后惜多散佚，仅存治肝三十法。王旭高著述甚丰，后世将其《退思集类方歌注》《医方证治汇编》《医方歌括》《薛氏湿热论歌诀》《增订医方歌诀》，连同《西溪书屋夜话录》，合刊为《王旭高遗书六种》，还著有《医学刍言》。其后，王旭高的门人方耕霞（仁渊）搜集编辑其师脉案，于1879 年刊行《王旭高医案》4 卷。

三、从医经历

王旭高之始祖为宋王皋，为无锡望族，为迁锡第一始祖，王旭高为其二十五世裔孙，生于清嘉庆戊午年二月（1798），卒于同治壬戌年八月（1862），享年六十五岁。父名启贤，业儒未售，母为疡科名家高秉钧之妹，育子五人，旭昌、旭明、旭景、旭升，旭高其季也，故小字五官（无锡俗礼，尊人不呼名而称官）。王旭高世居西门外梁溪之坝桥下，故其居名环溪草堂、环溪西屋，书斋名西溪书屋。

（一）号称"白马医生"，仁心仁术

清嘉庆、道光年间，王旭高在江南一带行医，被当时百姓称为"白马医生"。这是因为王旭高经常受病家邀请，为了减轻病人家属的经济负担，和尽快能到达病家，消除病人疾苦，他特意养了一匹白马，以供出诊奔驰之用。在当时，请名医出诊不是一件容易的事。像王旭高这样的名医，病家要是请他出诊，按当时时行的做法，不用"八抬大轿"，也得用"青布小轿"来抬。官宦富贵人家自家有轿的不必说，普通人家也必须要到"轿行"雇一顶轿子，来请名医。王旭高认为，病家有人生病，已经够痛苦的了，请医买药，花费又多，有钱人家不用愁，贫苦人家是雪上加霜。"而况病人苦楚，不离斯须"，故"先生家不备轿，饲白马一头，有园丁一人，既为司阍，兼以饲马，先生于城内出诊多步行，远者急者或租个轿子，如出诊至乡村，则驰马以赴，既可迅速，而又省费，其勤俭之风，尤为难得者"。

据文献记载："先生诊病，有来请者，必先至贫家，而后及于富家，人不解其意。先生曰：贫者藜藿之体，类多实病与重病，急而相求，宜早为治，否则贻误病机。富者养尊处优，类属轻症与虚症，调理者居多，略迟无妨，故不得不有缓急先后也。"同时，王旭高对贫穷者来诊，往往不计诊金，或完璧还之，甚至如无力售药者，于药方上角，书"记帐月结"四字，加盖私章，病者持方到本城药店取药，可不付药资。如果是远道而来的病者，察其病之浅深，预为之计，自初疾至疾愈，复诊改方，不收分文。

王旭高对学生说过这样一番话："医，仁术也。其心仁，其术智。爱人好生为之仁，聪明权变为之智；仁者余而智不足，尚不失为诚厚之士；若智有余而仁不足，则流为期世虚妄之徒。"（《西溪书屋夜话录·医话》）又言"凡治一病，先须细心诊视，其病虽轻，亦不可轻许无事，恐其人因病轻而自忽，致生他变起也。其病虽重，亦不宜决裂回绝，恐病家闻而生怖，愈致慌张也"。王旭高临证时，既考虑到病，又考虑到人，体现了医生对病家深切的人文关怀。

（二）因试卷溅墨落第，弃儒习医

王旭高秉资聪慧，读书过目成诵，弱冠时对经史子集已能贯通，戚党均以大器目之。弱冠赴江阴南菁书院乡试，因试卷溅墨而未得第，乃慨然弃儒习医，这是一条与中国许多由儒习医的名家类似的道路。王旭高初从其舅父高秉钧学医。高秉钧是清代江南的疡科名医，他对门下弟子要求极严，对外甥的教育更加严格。舅父要求王旭高白天诵读医书，中午练字，晚上学习古文词。治病时，则让王旭高随侍左右，教他如何运用医书原理，对证用药，辨证施治。王旭高由此心无旁骛，穷究医典，上自轩岐，下迄清代诸家，无不精心贯串，于古书则研求古训，于后人书则必分别疑似，取精去粕。诚如他所说："医虽小道而义精，工贱而任重。余自习医以来，兢兢业业，造次于是，颠沛于是，历经卅余年，成就此微事业，多从困苦勤慎中得之。"（《西溪书屋夜话录·医话》）

（三）上自轩岐迄诸家，刻苦钻研

王旭高研习医理十分刻苦，加之他生性聪明，在舅父的严格教育下，年轻时就有了扎实的医术基础。先从《内经》《难经》两本经典医学著作入手，继而研究《伤寒论》《金匮要略》等，不仅得经典之奥旨，还旁及疡科诸书、古今名医案，勤学苦练，必求其所以然之故。诚如其所言，"读书须识正旨，眼光着纸，勿为纸上陈言所瞒，庶几有益"。王旭高自清道光初年悬壶问世，先以疡科行。道光七年（1827）舅父高秉钧殁后，渐浸及内科，求诊者日益增多，名闻江浙间。他对病人堪称极端负责，凡遇疑难之症，必沉思渺虑，然后书方与之。药后或效或否，或有无力再诊者，必追访令其再诊，贫者则免其诊金，力求治愈而后已。咸丰十年（1860），王旭高已六十三岁，为避兵灾，始移诊于乡间市头镇，继又迁至常熟韩山头王家桥（今属张家港市），寓居门人顾灿卿家。王旭高住顾家约半年，至岁末即返故里，越年病故于环溪草堂，享年六十五岁。

（四）穷搜博采诸秘法，好用古方

王旭高于清道光初年，先以疡科悬壶问世。自其舅父高秉钧殁后，转向内科，尤其是在肝病方面取得了突破性的进展，同时对温病也多有关注。王旭高治病，好用古方。每病必先揣定一主方，然后随证加减变化。他曾经说："古方贵在活用，触类旁通，医之能事毕矣。"他学习不仅仅靠书本，举凡同道学验、民间秘法，也都穷搜博采。如：曾将同道黄乐亭用资生丸加味治疗湿热牙漏方；无锡东门杨氏用瓜蒂末搐鼻治水肿、黄疸之秘法；友人陆觐扬论仲景茯苓桂枝甘草大枣汤，治心下悸宜用桂枝，脐下悸宜用肉桂；陈正阳认为《医方集解》如圣散中之白矾，不如易以月石等，都记录在他的著作中。

（五）乱世奔波救疾厄，怀仁济世

王旭高的生活时期，清王朝各种"乱世"的表现充分暴露出来，一方面，西方列强侵略势力纷至沓来，特别是1840年的鸦片战争，使中国蒙受莫大的屈辱，社会出现"千古未有之大变局"。同时，社会矛盾和民族矛盾愈加激烈，出现了太平天国起义。据载，正是咸丰时，因为太平军兴，王旭高不得不移居于北乡寺头镇。虽遭逢乱世，但王旭高依然设诊，而应者云集，远近闻之。

（六）治病救人立身正，用药果敢

王旭高为病人治病，只要他认为自己诊断正确、用药恰当，就敢于坚持，承担风险，因此求诊者日益增多。他对病人堪称极端负责，凡遇疑难之症，必沉思渺虑，然后书方与之。他在《西溪书屋夜话录》中，记载了一个医案：患者某，三十二岁，多痰多湿，九月间因劳碌荤酒数日，遂著伏暑证。初起寒轻热重，后但热不寒，舌苔干黄，大便不通，热甚烦躁，脘腹硬痛，王旭高以寒药治疗，当晚即便泄三次，明日复诊，病情就好转了许多。这时王旭高也以为病人可以痊愈了。岂料傍晚时，患者心中难过，外不发热，手足不温，甚至三更时，昏厥数次。等天亮，立即请王旭高来治，王旭高认为这是"热病未已，寒病复起"，用附子、草果、干姜、半夏、茯苓、陈皮等热药，或可挽救。病人家属担心说："先生昨日用寒，今日用热，有是理乎？"王旭高说："医之心，仁心也。所以敢冒不韪，而随机应变，有是证，必有是药，昨热用寒，今寒用热，又何疑乎？"说完这番话，王旭高就告别回家了。第二天病家又来请治，并说昨日服了王旭高开的热药后，已经见效了。后来连用附子等药四帖，寒证终退，能食粥数盏。

（七）育人写书重传承，造福后世

王旭高对于学生亦是严格教诲，昼则带领学生随诊抄方，夜则聚学生于书斋西溪书屋中，秉烛讲授，进行医德教育，强调医者要有"仁心"；指导学习方法，言"读书要识正旨"，且"勿为陈言所瞒"；分析讲解自己的临床心得治验以及教训，以示规矩而戒蹈覆辙，推心置腹，循循善诱，娓娓不倦，每至于深更半夜。

王旭高指导门人学习内科杂病，除另编《医学刍言》一书外，尚有《退思集》上题词二首，是其学医的格言。现将其录之如下，第一首："退有余闲颇致思，轩岐家秘在于斯；知方然后堪求治，得诀回来好作医；明理必须遵古训，见机也要合时宜；莫嫌言浅无深意，下学工夫上达基。"第二首："技巧多由规矩生，巧中规矩是精英；旁通曲畅从心悟，类聚群分本物情；术可传人原切近，文能寿世要归诚；学无少长争先达，笃志躬行事竟成。"从以上二首题词中，可以看出王旭高指示的学医方法，要在切问而近思。所谓"知方""得诀""明理""见机""规矩""心悟""旁通曲畅""类聚群分""归诚""笃志躬行"等语，无一字不从实践而得。如能细玩这二首诗意，就可以知道王旭高毕生之精神了。

王旭高一生行医，曾将临床经验写成多种医案、医论、歌诀。他在中医人才培养教育方面，用力特勤，贡献极大，堪称医界之师表。

王旭高

著作简介

王旭高的医学著述,据《柳选四家医案》序言与其家谱所载,计有六种:《西溪书屋夜话录》、《医方歌诀串解》、《环溪草堂医案》(家谱作《退思斋医案》)、《医学入门》、《选方约注》、《伤寒一百一十三方歌诀》。已刊刻行世的著作如下:

一、《王旭高医案》

《王旭高医案》,共计4卷。最早于1898年,由常熟方仁渊据刘氏(王旭高侄婿)所赠藏本,在无锡以活字板选印。方氏序云:"原稿共十卷,此刻约十得五六。"1936年,又由裘吉生辑入《珍本医书集成》之医案类,由世界书局印行。新中国成立后,再由上海科技出版社重印。本书共分为4卷26门,医案后由方仁渊加按语,每门后又加小结。26门中包括外感、内伤、杂病及妇、幼、外各科病证,以内科为主。其中很多医案都有连续复诊,从中可以看出病情的转变与治疗效果。

二、《环溪草堂医案》

《环溪草堂医案》,共计3卷。1900年,江阴柳宝诒据其抄录所得之七种王氏医案,再参考方氏刊本,选其精粹,定名《环溪草堂医案》,刻入《柳选四家医案》中。此本后有石印,最为通行。新中国成立后,此书亦已重印。本书医案分内伤杂病、伏气、外伤、妇人、小儿等共4卷35门,所载医案证情详细,理法方法俱备,往往能从古法中化裁而生新意。于疑难案例又附有柳宝诒按语以阐明其意，对于研究王旭高临证用药特点有重要参考价值。其中"肝气、肝风、肝火"最能反映王旭高对肝病的辨证论治思路。

三、《王旭高遗书六种》

《王旭高遗书六种》，包括：①《退思集类方歌注》；②《医方证治汇编歌诀》；③《增订医方歌诀》（虞山曹仁伯增订）；④《医方歌括》；⑤《薛氏湿热论歌诀》；⑥《西溪书屋夜话录》（仅存肝病证治一篇）。周小农学医时，曾抄到以上所列③～⑥，计四种；至1916年，又于华松岩君处，得到上列①～②种残本。据华君所云："东房桥（无锡北乡斗山附近）有王氏门徒，佚其姓名，因年老时卒发狂病，将所抄医书全部沉之河中，某只捞得此一束。"故已散佚不全。经周氏校对，并请吴县陆晋笙先生整理订正，于1922年同前抄之四种并交上海千顷堂书局石印，此六种除《薛氏湿热论歌诀》完整外，其他五种，都有残缺。此六书为王旭高晚年亲自审定的定本，内容精湛，而多独到之处，文笔也深入浅出。

四、《医门要诀》

《医门要诀》，周小农在1938年得此书于陈士钧处，经订正加按后交千顷堂印行，列为"国医丛刊之九"，以单行本发售。1960年9月，北京中医学院诊断教研组，根据江阴许履和之传本整理，由人民卫生出版社出版，名《医学刍言》。查此书和《医门要诀》为同书异名，不过编次稍异。《医门要诀》有周、陈二君之按语为不同耳。本书内容包括辨证概述、六淫治法、七情治法、劳倦、饮食、色欲伤，以及内科杂病、妇科病的辨证论治。

其中对各证都有寒热、虚实等方面的论述，并十分注重气机升降在机体中的重要作用。

以上医书，超过王旭高家谱所载书目，书名亦不一致。初步分析：王旭高医案较多，并有先后传抄之别。家谱所载《医方歌诀串解》《选方约注》，似即现印本之《医方证治汇编歌诀》；而《伤寒一百一十三方歌诀》，相当于现印本《退思集类方歌注》(注：某些附方不是伤寒方)；《医学入门》或为《医门要诀》之别名，如此归属，大致相近。

其他尚有：①《温疫论歌诀》。王旭高曰："《温疫论歌括》见于童梓村先生杂抄书中，未知何人所编。虽便习诵，而挂漏殊多，不无遗珠之憾！余将其原文一一对撰，重加校正。去其繁复，抉其精要，条论方法，悉编韵语，仍以旧诀者仅十之二，增改其句者十之五，补其缺者十之三，较诸旧诀，更为完备。"②《温疫明辨歌诀》。③《十药神书歌诀》，以葛可久所著《十药神书》编成歌诀。④《运气证治歌诀》，又名《退思集首集》，是王旭高论述运气学说之专辑。这四种书籍，现已编入《王旭高临证医书合编》(此书含：《西溪书屋夜话录》《薛氏湿热论歌诀》《退思集类方歌注》《医方证治汇编歌诀》《医方歌括》《增订医方歌诀》《环溪草堂医案》《医学要诀》《外科证治秘要》《吴又可温疫论歌括》《温疫明辨歌诀》《葛可久十药神书歌诀》《运气证治歌诀》，凡十三种，山西科学技术出版社，2009年第一版)。

有其名而未见其书者，有：①《古方余论》，据《退思集类方歌注》小青龙汤下注语；②《王旭高医方集录》，褚玄仁医师处有残本；③《杂说》，见《王旭高遗书六种》"退思集类方歌注·栀子汤类歌诀"中"清泄阳明是其要"句下注释。

王旭高的医学著述，除以上说明者外，恐还有遗漏。如上述《运气证治歌诀》，见到的抄本，名《退思集首集》，既有首集，或尚有二集、三集，惜已无查考。又如，高上池著《医学课儿策》（即《医学问对》），书中有王旭高批注多处，这也是遗作之一。由此可见，王旭高著述甚丰，但年久散佚不齐，亟待搜集整理，以免湮没不彰。

王旭高

学术思想

一、学术渊源 🕊

（一）《内经》对王旭高学术思想的影响

王旭高的学术思想，突出体现在对肝病的辨证论治。他的治肝思想，有着深刻的《内经》渊源。《内经》中对于肝的生理、病理特点以及治法的相关论述很多，至今仍对中医临床治疗肝病有重要的参考价值。

"肝传脾"理论源于《内经》，并为历代医家所重视。如：医圣张仲景在《金匮要略·脏腑经络先后病脉证》中更明确指出："夫治未病者，见肝之病，知肝传脾，当先实脾，四季脾旺不受邪，即勿补之；中工不晓其传，见肝之病，不解实脾，惟治肝也。"

王旭高在论肝时秉承张仲景上述思想，在其《西溪书屋夜话录》中指出，"肝气、肝风、肝火，三者同出异名"，均有"侮脾乘胃"之虞。王旭高通过对《内经》理论的继承，结合个人丰富的临床诊治经验，提出的"肝气、肝风、肝火"理论，体现出他的治肝思想中继承并发扬了《内经》"肝传脾"的理论。如其治一人肝气有余、肝血不足时说："凡藏邪，惟虚者受之，而实者不受，惟实者能传，而虚则不传。仲景云：肝病实脾，治肝邪之盛也。《内经》云：肝病缓中。治肝体之虚也。"因此，方用当归、白芍、枸杞、沙苑养肝血，以青皮、陈皮、香附、金铃子疏肝气，以白术、茯苓、砂仁健脾，可见其用药深合经旨。另治一人呕吐泄泻，王旭高分析说："泄为脾病，呕为胃病，脾胃属土居中，而司升降。脾宜升，不升则泄；胃宜降，不降则呕。土衰木横，木横而土益衰。"结合此患者年事已高，王旭高"颇虑土败木贼"。在治法上，认为"古人治肝，当先实脾，况兹土弱，尤当先补其中，稍佐平肝可也"。其方用理中汤以温中祛寒，补益脾胃，加茯苓健脾，橘饼疏脾理气，也是继承了张仲景的治疗原则。

《内经》中论及胃为五脏之本的理论。王旭高虽以善治肝病闻名于世，但在《王旭高医案》中可以看出，其并非只是擅长治疗肝病，在脾胃疾病的临床治疗上，常能根据前人关于治脾胃病的理论和经验，博采众长，取得较理想的疗效。王旭高遵循《内经》"人以胃气为本"之旨，亦赞同李东垣"内伤脾胃，百病由生"的思想。他认为在生理上"胃为气血之乡，土为万物之母"，而在病理上则"胃气一虚，则百病丛生"。王旭高认为，胃气的盛衰是疾病发生发展变化的决定因素。他在脾胃疾病的论治方面，亦有其独特的见解；从其治法方药之中，可看出其遣方用药的精妙恰当。

《素问·阴阳应象大论》云："在脏为肝，在志为怒。"怒是人对外界刺激所作出的一种情志反应。但若突然过怒，或经常发怒，就会伤肝，即"怒伤肝"。《素问·举痛论》中说："怒则气逆甚则呕血及飧泄。"《素问·生气通天论》曰："大怒则形气绝，而血菀于上，使人薄厥。"王旭高在《内经》上述理论的基础上，认为怒可导致肝气逆乱发为肝病，如在治疗张某案时（《珍本医书集成·王旭高临证医案》），其人"章门结块硬痛，寒热脉数，小便短少"，诊其"症属肝痈"，并嘱"防其内溃，咳吐脓血而剧"；分析其病因病机，乃"怒则肝气逆，而血菀于上"所致。王旭高还认为，怒可引动肝风、肝火。如治一人"不时头昏脚软"，病因病机为"营血内亏，不能涵木，加以恼怒，肝风暗动"，须"防其跌仆"，此乃怒动肝风。

（二）张仲景治肝思想对王旭高的影响

王旭高在认真学习张仲景《伤寒杂病论》中治肝思想的基础上，把自己遣方用药治疗肝病的方法，在《西溪书屋夜话录》中进行归纳，创立了"治肝三十法"，从肝气、肝风、肝火以及肝虚肝寒等方面，提出了各种肝病所适合采纳的治疗方法，并且列出了每种方法的常用药物。

1. 受张仲景五脏疾病相关的治肝思想影响

王旭高治肝三十法的治疗思想，深受张仲景治肝思想的影响。王旭高提出"肝气、肝风、肝火，三者同出异名"，并指出"其中侮脾乘胃，冲心犯肺，夹寒夹痰，本虚标实，种种不同，故肝病最杂而治法最广"（《西溪书屋夜话录·治肝三十法》）。他认为五脏相关，肝脏之疾病可以影响其他四脏；相对而言，其他四脏有病时亦会影响肝脏，阐述了从调整五脏之间生克制化关系来治肝的方法。而调理肝脏以治四脏疾病，实质就是张仲景的主要治法之一。无论是外感六淫，或者七情失调等因素，皆可导致肝脏气机的失调。肝脏疏泄功能紊乱，气机升降功能失调，就会影响到其他脏腑功能的正常，从而产生各种疾病。针对病因病机的不同，分清主次，张仲景常采用调畅气机，疏肝解郁的方法来调治肝脏，以达到治疗其他各脏腑疾病的目的。对这一点，王旭高深有体会。

2. 治肝多采用张仲景方化裁用药

王旭高在其书中，将肝病概括为肝气、肝风、肝火三大类，其治疗多采用张仲景在《伤寒杂病论》中所使用的方剂，然后进行加减用药。王旭高在书中写到"肝风一证，虽多上冒巅顶，亦能旁走四肢。上冒者，阳亢居多。旁走者，血虚为多。然而内风多从火出，气有余便是火，余故曰肝气、肝风、肝火，三者同出异名，但为病不同，治法亦异耳"（《西溪书屋夜话录·肝风证治》）。从这里不难看出，王旭高之所指肝病的本虚标实，本虚是指肝肾阴虚，标实是指肝阳上亢。故王旭高对治疗肝风一证多采用平肝息风潜阳等方法，用药亦多效仿张仲景。如王旭高提出"一法曰：暖土以御寒风，如《金匮》近效白术附子汤，治风虚、头重眩、苦极，不知食味"（《西溪书屋夜话录·肝风证治》）。此为王旭高活用张仲景之方进行加减治疗肝病，并指出"此非治肝，实补中也"。对于肝火之证，王旭高指出"肝火燔灼，游行于三焦，一身上下内外皆能为病，难以枚举。如目红颧赤，痉厥狂躁，淋秘疮疡，善饥烦渴，呕吐不寐，上下血溢皆是"（《西溪书屋夜话录·肝火证治》）。可见肝火一证，在临床可以看到的证候多种多样。总的来看，此处之"肝火"可以概括为三种：一为虚火，一为实火，一为郁火。王旭高治疗肝火一证时，用"虚则补其母"的方法治疗虚火，用清泻肝胆来治疗实火，用清化肝胆来治疗郁火。另还有肝虚肝寒等证，用温补肝肾，滋养气血的方法来治疗，多运用吴茱萸、肉桂、枸杞、乌梅、白芍等药物加减（《西溪书屋夜话录·肝虚肝寒等证治》）。

3. 治肝实脾思想

王旭高在治疗肝病的学术思想中，融入了张仲景《金匮要略》中"见肝之病，知肝传脾，当先实脾"的治未病理论。他在《西溪书屋夜话录》一书中，曾经多次提及治肝病时治脾胃的重要性。如其中提到"是暖土以御寒风之法。此非治肝，实补中也"。又如"一法曰：培土宁风。肝风上逆，中虚纳少，宜滋阳明，泻厥阴，如人参、甘草、麦冬、白芍、甘菊、玉竹。即培土宁风，亦缓肝法也"；"一法曰：培土泻木。肝气乘脾，脘腹胀痛，六君子汤加吴茱萸、白芍、木香。即培土泻木之法也"；"一法曰：泻肝和胃。肝气乘胃，即肝木乘土，脘痛呕酸，二陈加左金丸，或白蔻、金铃子。即泻肝和胃之法也"等等，都体现出王旭高以调理脾土之法治疗肝病，将张仲景"治未病"的思想融入到了治肝理论中。王旭高尝治一"肝气、肝风、肝火"医案：薛某"中气不足，上冲为呕，上冒为眩。盖上冲者，肝之气也。上冒者，肝之风也。头面汗出偏左，亦属肝之阳有余，而肝之阴不足。经云：汗出偏沮，使人偏枯。久久防有肢麻不遂见证。调治之法，和中为主，平肝次之，越人所谓损其肝者缓其中。张仲景所谓肝病治脾，当先实脾是也。党参三钱、茯苓二钱、陈皮八分（盐水炒）、青盐制半夏一钱、白芍一钱五分、石决明五钱（煅）、甘菊炭一钱、蜜生姜一片、川连三分（吴萸汁炒）、青盐橄榄二个"《环溪草堂医案·肝气肝风肝火》）。此案充分体现了张仲景治肝病当先实脾的思想。

总而言之，王旭高的治肝思想中有许多方面，包括治肝三十法、具体病案等，都体现了张仲景治肝的精神。

（三）叶天士对王旭高学术思想的影响

王旭高虽然受业于其舅父高秉钧，但其学术思想却深受叶天士的影响。

1. "肝气、肝风、肝火同出异名"之说，源于叶天士学说

后世医家每当提起"肝气、肝风、肝火同源异名"之说，皆认为是由王旭高首倡。王旭高在《西溪书屋夜话录·治肝三十法》一书中提出："肝气、肝风、肝火，三者同出异名。其中侮脾乘胃，冲心犯肺，挟寒挟痰，本虚标实，种种不同，故肝病最杂而治法最广。"肝气失调，气机郁结则可变为肝气，郁而化热则为肝火，火热上延巅顶，热极动风则为肝风。由于以上的种种病理变化，从而产生各种疾病的复杂表现，因而谓之"肝病最杂"。而肝气、肝风、肝火，实际上都是肝病在不同情况下的表现形式，其起源皆在于肝经，故曰此三者为"同出"。但是肝气、肝风、肝火，又是肝病在不同诱因下或者不同发展程度，所表现出的不同形式，故曰"异名"。但有研究者指出：王旭高提出的"肝气、肝风、肝火同出异名"一说，是仿叶天士的门人邵新甫的"肝风、肝气、肝火异名同源"而得来。叶天士之门人邵新甫在《临证指南·医肝火门》按语中说："古人虽分肝风、肝气、肝火之殊，其实是同一源。若过郁者宜辛宜凉，乘势达之为妥，过升者宜柔宜降，缓其旋扰为先，自竭者全属乎虚，当培子母之脏，至于犯上侮中乘下诸累，散见各门可考。"因此，也可以说，王旭高提出的"肝气、肝风、肝火同出异名"学说，是由于受到了叶天士《临证指南》中关于的"肝风、肝气、肝火异名同源"思想的影响。

2. 王旭高治肝之法也有受启于叶天士

王旭高以治肝病闻名于世，他所著的《西溪书屋夜话录》，记载了他临床治疗肝病的经验总结，即"治肝三十法"。但后世有研究者认为，王旭高治疗肝病所总结的三十法中的一部分，也是深受叶天士的影响。如王旭高"治肝三十法"中的疏肝通络法、泻肝和胃法、柔肝养肝法、息风和阳法、息风潜阳法、清肝泻火法等，都受到叶天士的影响。

（1）王旭高之疏肝通络法和叶天士之辛润通络法

王旭高在《西溪书屋夜话录》中，所论"治肝三十法"之疏肝通络治法，在运用中提到"如疏肝不应，营气痹窒，络脉瘀阻，宜兼通血络，如旋覆花、新绛、归须、桃仁、泽兰叶等"。王旭高认为，当由于肝气郁结而致病的患者用疏肝理气法不能治愈时，主要是因为患者病机之中不仅包括了肝气郁结，还存在有"营气痹窒，络脉瘀阻"的因素，故治疗时宜兼通血络，采用疏肝合用通络之法，药用旋覆花、新绛、归须、桃仁、泽兰叶。而叶天士在《临证指南》中提出著名的"久病血伤入络"说，并在张仲景旋覆花汤（旋覆花、新绛、青葱管）的基础上创立了辛润通络法。其药物常用：归尾、桃仁、新绛、旋覆花、青葱管、柏子仁、泽兰等。王旭高疏肝通络法常用药，与叶天士辛润通络法常用药，都有旋覆花、新绛、桃仁、归须等，可见两者有着较为相同的治疗理念，有异曲同工之妙。

（2）王旭高之泻肝和胃法和叶天士之苦辛通降法

王旭高在《西溪书屋夜话录》"治肝三十法"中，论及泻肝和胃法时说："肝气乘胃，即肝木乘土，脘痛呕酸，二陈加左金丸，或白蔻、金铃子，即泻肝和胃之法也。"而叶天士《临证指南·呕吐门》高案中记载："咽阻、吞酸、痞胀、食入呕吐，此肝阳犯胃，用苦辛泄降，吴萸、川连、川楝子、杏仁、茯苓、半夏、厚朴。"治疗肝气犯胃，则有"泄厥阴以舒其用，和阳明以利其腑"之说，多用苦辛通降法，其泻肝常用左金丸合金铃子散为主，和胃则常用二陈汤去甘草。从两位医家的遣方用药可以看出，王旭高的泻肝和胃法与叶天士治疗肝气犯胃时所用的苦辛通降法方药基本相似。

3. 疏肝慎用柴胡

柴胡，《神农本草经》谓其"味苦平，主心腹，去肠胃中结气，饮食积聚，寒热邪气，推陈致新"，是疏肝解郁，和解少阳的要药。历代医家常用柴胡疏肝理气。如张仲景之大、小柴胡汤，四逆散，以及明·张景岳柴胡疏肝散等。但王旭高无论在《西溪书屋夜话录》，还是在他的医案中，疏肝都没有用到柴胡。叶天士在《三时伏气外感篇》中提到："不知柴胡劫肝阴……致变屡矣。"叶天士无论在《临证指南医案》中，还是在《未刻本叶氏医案》中，都很少用到柴胡。而王旭高治疗"肝气、肝风、肝火"一类疾病时，也十分重视顾护肝阴。故有研究者认为，王旭高不用柴胡疏肝，大概是受叶天士的影响所致。

4. 温病理论多遵循叶天士《外感温热篇》

王旭高在温病医案中，屡次提及叶天士所创温病理论，诊治温病也多遵循《外感温热篇》所论的方法。叶天士对温病学有着重大的贡献，其著作《外感温热篇》中，阐明了温邪为病的发生发展规律，创立了卫气营血的辨证论治体系，创造性地发展了温病的诊法和治则。王旭高对叶天士的温病学说推崇备至，无怪乎清代医家方仁渊在评价王旭高医案时说："深得叶氏心传。"

（1）诊治温病重舌诊

王旭高诊治温病非常重视舌诊。其在《王旭高医案·温邪门》宋案四诊中说："大凡温邪时症，验舌为先。"验舌是温病的重要诊断方法之一，在叶天士《临证指南医案》中，就多次提及舌诊以及根据舌诊的加减用药，说明叶天士十分重视温病诊治时舌诊的重要性。如《外感温热篇》第19条：

"若白干薄者，肺津伤也，加麦冬、花露、芦根汁等轻清之品。"又说："初病舌就干，神不昏者，宜急养正微加透邪之药，若神已昏，此内匮矣，不可救药。"对此，王旭高在《温邪门》严案中说："然叶氏云：初起舌即干、神略糊者，宜急养正，微加透邪之药。若昏愦而后救里，有措手不及之虞矣。"

（2）入营犹可透热转气

王旭高在治疗"温邪入营"之蔡案时提到："邪从外入，由气传营；热自内出，由营达气。"这也是遵循了叶天士提出的"入营犹可透热转气而解"的理论。另外，王旭高治宋案时，在其四诊中说："叶氏云：邪乍入营，犹可透热，仍转气分而解，如犀、羚、元、翘等是也。"此与叶天士在《外感温热篇》中治疗营分证所用药物相同。

（3）通阳不在温，而在利小便

王旭高在蔡案三诊中提到："养阴不在血而在津与汗，叶氏之名言。"王旭高还在宋案中提出："救阴不在肾，而在生胃津；去湿不可燥，而在通小便。盖汗生于津，津充汗出而热解；小肠为心之府，小便通利心火降而神自清。"而叶天士在《外感温热篇》第9条中提到："救阴不在血，而在津与汗；通阳不在温，而在利小便。"可见王旭高以上两个医案的治则治法，就是对叶天士这句名言的发挥。

5. 辨治血证，仿效叶天士"血证治胃"

叶天士（1667—1746）、王旭高（1798—1862）同为清代著名医家。王旭高深受叶天士学术思想的影响，在辨治血证方面也是一脉相承的。而"血证治胃"，是王旭高从叶天士医案中得到的最大启示。可以说，在血证的辨证治疗方面，王旭高很好地继承和发挥了叶天士关于"血证治胃"的学术思想。如有研究者统计，叶天士在《临证指南医案》卷二《吐血》一卷中共记载了医案200例，多属"血证治胃"案例，而王旭高《王旭高医案》卷二《吐血》中共记载医案 30 例，其治疗经验和临证所运用方药多仿效叶天士。

（1）吐血病机纷繁，但总不离乎胃

首先，胃的主要生理功能是主受纳腐熟水谷，故胃有"太仓""水谷之海"之称。故"胃为多气多血之乡，土为万物之母"，"阳明胃络，气血皆多"，这也是叶天士"血证治胃"的理论依据。

其次，血证的病因多端，病机复杂，也就是说五脏病变在不同程度上都可能导致血证，但根据五脏之间五行生克制化关系，血证的病机总不离乎胃。而在五脏生克制化关系中，以肝胃关系最为密切。叶天士不仅认为吐血病机与胃损有关，其他血证的病机也与胃相关。如《内经》中提出"肾为胃关"，认为"肾虚嗽血"是因"年分已久，肾病延传脾胃"，"损于上中"所致；而咳血一证虽主系肺之病变，亦与胃相关。指出了血证治胃的辨治方向。

（2）胃有不和，当先治胃

历代众多的医家在治疗疑难重症时，常着手于阳明脾胃，重视治胃。有人在分析叶天士治血诸案后，将叶天士治血之法的特色之一，概括为"胃有不和，当先治胃"。据医案揣摩叶天士之意，一是因胃中失和每为出血之先兆，如胃脘不适，嘈杂恶心，故当先安抚和胃，以求胃安得和，有梅占先春、未病先防之义；二是吐血患者，多胃有宿疾（如溃疡、炎症），若在出血之前，积极治疗宿疾，调和胃气，可截断病势，有既病防变之要义。而王旭高治疗血证时，同样十分强调着手于治胃，使胃和以绝出血。如王旭高在《王旭高医案·吐血》之侯案中说："古人谓见痰休止痰，见血休治血，血久不止，宜胃药收功。"同时王旭高善于观察胃与五脏的生理病理关系，临证治法亦独辟新径。如他在华案中说："咳嗽内伤经络，吐血甚多。脉不数，身不热，口不渴，切勿见血投凉。法当益胃，拟理中加味。"

（3）上下皆病，治在中焦

失血一证，容易导致虚损，叶天士每遇复杂证候，如多窍出血，上下溢血，则主张"上下交病，治在中焦"，这是叶天士治胃的又一学术特点。如叶天士治疗钱某案，"前年吐血盈碗，随之吐逆，伴胃中饥虚，下损精血，上下交病于中"，治疗上"急以甘药益胃，中流砥柱"，否则"病至中不可缓也"（《临证指南医案·吐血》）。王旭高继承叶天士这一特色，认为血证无论是出现上部出血或是下部出血，均损伤人体气血之根本，而脾胃为气血生化之源，胃又多气多血，故血证必会影响及胃，从而损伤气血生化之本。对于吐血、鼻血、牙血、发斑、便血，七窍并出之证，王旭高独取治胃。如薛案，当多窍同时出血，病情较为复杂，辨证治疗时需从根本着手，顾护气血之本，即需要治疗中焦脾胃以保证气血生化有源，故王旭高在薛案复诊中写道："血上下溢，责之中虚。"（《王旭高医案·吐血》）

（4）血久不止，当以胃药收功

叶天士在"久病总以胃气为本"的思想指导下，将"血久不止，宜以胃药收功"的原则，贯彻于血证治疗之中。他在治疗血证日久时，所用"胃药"，按不同虚损，区别选用。如胃气虚则多选用四君子、异功散之类，胃阳虚择用建中汤、理中汤之类，胃血亏虚常选用养营汤、四物汤之类，胃阴亏虚则多用益胃、复脉之剂。有研究者将王旭高从胃论治失血日久病人的选用胃药组方经验，概括为三个方面：一因"血药皆属呆滞"，服药日久，苦寒沉降易伤胃，故用药须时时顾护胃口，"扶得胃口受纳，可商调理"；若胃口不好，宜醒宜开；而胃口好，则更要守方，准确投剂。否则"乱药杂投，胃口先伤"。二因病久失血，伤胃，不思饮食，须用药养胃。三是以谷食养胃。王旭高常在用药同时，辅以饮食调养或纯用谷食养胃。甚至在病人索食无味之时，嘱咐给予病人平素嗜好可口之物，认为"食物自适者，胃喜为补"。这一特点与叶天士"胃药收功"可谓一脉相承。

二、学术特色 🐦

（一）创肝病三纲论治

王旭高在《西溪书屋夜话录》一书中，将肝病分为肝气、肝火、肝风三大类，以此作为三纲来进行肝病辨治，用来治疗三纲为主的病证。而在三纲之中，又各依证遣方用药。

1. 肝气

王旭高肝病三纲论治，以肝气为诸病之首，是因为人身自胁以下及阴器，皆属肝脉。肝以气为用，主疏泄，以条达为顺，肝又为多气易郁之脏，见证繁杂，难以枚举。

（1）病因病机

主要与七情及六淫之邪有关。肝气肆横，不独本经自病，且能累及他脏，出现侮土乘胃、冲心、犯肺等。

肝主疏泄，调畅全身气机，气以条达通畅为顺，若由情志、饮食等多种原因引起抑郁，则气机壅滞不利，肝气郁结而为病。《灵枢·本神》曰："忧愁者，气闭塞而不行。"《素问·举痛论》云："思则气结。"故肝病初起，首见气郁之证。始为气郁本脏，当升不升，当降不降，而见胸胁胀满。"肝气郁结"之后，其病机有"热化"与"寒化"两种机转。"热化"者，多兼有"热证"；从"寒化"者，多兼有"寒证"。从"热化"而出现热证者，容易发展为"肝火"证；从"寒化"而出现寒证者，则容易发展为"肝寒"证。由于气为血帅，气行血行，气郁则血瘀，肝病则可由气及血，致络脉瘀阻。肝疏通调畅全身气机，本脏气机失调则会致全身气机失衡而累及他脏病变。如：木能克土：脾胃与肝同处中焦，肝气首先会影响脾胃运化功能，造成肝脾不和，肝气犯胃；金克木：肝升肺降，故肝气不利则肺气难平，形成肝气犯肺；肝气横逆于心，使心主血脉功能障碍，而致肝气冲心。

（2）辨证特点

肝以气为用，主疏泄，性喜条达。失调，肝气横逆，疏泄无权，气机不畅，升降失常，可见犯胃之嗳气不食，胃脘疼痛，吞酸嘈杂，或攻痛连胁；乘脾则肠鸣，飧泄，腹痛；阻胁络则胁肋胀痛或刺痛。

肝气自郁主症：胸满，两胁胀痛，经常抑郁不乐，有时少腹部作痛，女子更有月经不调。舌苔如常，脉象小弦。

肝木乘上主症：脘腹胀痛，胃呆食少，神疲，肢乏无力，呕逆吞酸，嗳气频作。木来克土，脾失运化，乃生痰湿，舌苔腻，脉濡滑。

肝气上犯心肺主症：犯肺则气逆作咳，胸膈胀痛；冲心则气厥剧痛。肝气化火伤阴劫津，则舌红少津，脉弦细数。

2. 肝风

"肝为风木之脏"，"风善行而数变"，故肝多"风"病。王旭高在《西溪书屋夜话录》中说："肝风一证。虽多上冒巅顶，亦能旁走四肢。上冒者，阳亢居多。旁走者，血虚为多。然内风多从火出。气有余便是火，余故曰肝气、肝风、肝火，三者同出异名，但为病不同，治法亦异耳。"

（1）病因病机

肝风的主要病因，其标多从火化而来，其本多由阴血亏损。大抵肝风上冒巅顶者，阳亢居多；旁走四肢者，血虚为甚。临床上，王旭高将肝风分为两类，一为肝肾阴虚，水不涵木，肝阳上亢，上冒巅顶；一为精血不足，不能濡养筋骨，络脉失养，风邪乘虚而旁走四肢，但以上冒者居多。临床上二者亦难截然分开，因"乙癸同源""精血互生"。即"肝风"的病机分为两种：一种是"上亢"；一种是"旁走"。肝火生风"上亢"者，多发生眩晕、中风、仆倒、昏迷等证。肝风"旁走"者，多发生偏瘫、肢体麻木、经络牵掣、颤震等证。"上冒"者，阳亢居多，"旁走"者，血虚为多。

（2）辨证特点

阳气动变，气有余便是火；火极动风，故"内风多从火出"。肝为风木之脏，主升主动，主筋，故凡有振掉、强急、抽搐、眩晕欲仆等，均为肝风内动之象。肝风有虚、实之分，"上冒者，阳亢居多；旁走者，血虚为多"，即阳热亢盛，可亢极生风，为实；阴血亏虚也可出现生风之变，为虚。（《西溪书屋夜话录·肝风证治》）

肝阳主症：头痛目眩，耳鸣心悸，头面升火，易怒失眠，腰酸遗精，脉多弦象，如体肥湿盛者，舌胖苔白，脉弦而滑。

肝风主症：头痛眩晕较剧，耳鸣心慌，肢麻，筋惕肉眴，言语欠顺，皮肤发痒，夜寐不安，脉细弦数，舌质红。肝火、肝风的鉴别：肝火——头痛胀剧，齿痛咽干，面红目赤易怒，耳鸣轰轰然，脉弦大而数；肝风——头痛呈掣痛，牵强肩凝，四肢麻木，耳鸣眩晕，震颤，而乍红乍白，脉弦数。

3. 肝火

肝为刚脏，内寄相火，因此，肝病热证多于寒证，阳证多于阴证。在临床表现上，轻则为"热"；重则为"火"。热与火统属于肝火证范畴。王旭高在《西溪书屋夜话录》中说："肝火燔灼，游行于三焦，一身上下内外皆能为病，难以枚举。如目红颧赤，痉瘛狂躁，淋秘疮疡，善饥烦渴，呕吐不寐，上下血溢皆是。"

（1）病因病机

"肝火"产生的原因，有虚、实两种。实证多由肝气郁结而来，肝气郁结而兼热象者，多属"肝火"的先兆，所谓"气郁则生热"，"气有余便是火"，都是说明"肝火"产生的机理。"虚证"多由"肝阴不足"而引起，阴不足则其阳相对的有余，阳有余则生热甚至化火。二者虽同属"肝火"，而临床表现一实一虚。它们之间可以转化，如肝火实证，可以伤阴而导致发生虚证。肝火虚证，热极化火，也可类似"实证"。

恼怒伤肝，肝火上逆（实火）：恼怒则肝火被迫而起，故多上逆，平素肝旺的人，往往有头晕胀痛的症状。肾水不足（虚火）：肾水亏不能涵木，木少滋养，则肝阳偏盛，虚火上扰。肝气郁结，久而化火（郁火）：肝为刚脏，性喜条达，如肝气郁结不散，久而化火，所谓"气有余便是火"，亦即木能生火之义。

（2）辨证特点

"气有余便是火"，肝火可由肝气郁结，郁而化火；也可由阴虚阳亢，阳气升腾而化火；还可由湿热蕴结肝胆形成。火邪为病，消灼体内精津阴血，火热之邪充斥一身上下内外，造成全身的火热症状：面红目赤，头晕胀痛，急躁易怒，舌红苔黄及出血等。

实火主症，表现为头痛眩晕，目赤面红，口干咽燥，性情暴躁，尿赤而短，大便秘结，脉弦数有力，舌苔黄，舌质红。郁火主症，表现为胁肋胀痛，寒热往来，呕吐酸苦，面部升火，或乳房结块，舌质红，脉弦数。总之，一般实火症状，终日不息，虚火日轻夜重，郁火则时作时止。其他实火，郁火，都可见到胁痛，耳肿痛等症状。

4. 肝寒肝虚

张仲景《金匮要略·五脏风寒积聚病脉证并治》就论及肝中寒。其曰："肝中寒者，两臂不举，舌本燥，喜太息，胸中痛，不得转侧，食则吐而汗出也。"孙思邈在《备急千金要方》卷十一论及"肝虚寒"。其曰："病苦胁下坚，寒热，腹满不欲饮食，腹胀，恬恬不乐，妇人月经不利，腰腹痛，名曰肝虚寒也。"

（1）肝寒的病因病机

"肝寒"证的产生，除了外邪侵袭之外，一种是由"肝气郁结"及"寒化"而来，一种是由肝阳不足"阳虚生寒"而来。也可能是由他脏影响而发生，如"肝肾同源"之肾阴不足，也可导致肝阳不足而生寒证。

（2）肝虚的病因病机

肝虚之所以发生，总的来说，"热邪伤阴，寒邪伤阳"。在"阴阳"中，又有浅深之分，如在阳的方面，浅则"伤气"，深则"伤阳"。在阴的方面，浅则"伤血"，深则"伤阴"。"肝阳不足"多由寒邪引起，外来寒邪，首先伤肝气，继而"伤阳"；内生寒邪，多由邪气"寒化"而起，首先由肝气抑郁，继而肝阳不足。另一方面，也可由"肾阳不足"而发生，"肾属水，肝属木"，肾生肝，母虚则不能生子，而子脏亦虚。"肝阴不足"多由热邪引起，外来热邪，如温邪深入下焦，由营入血，先伤肝血，继而阴虚风动。内生之热，则由气郁生热，热甚伤阴，或肾阴不足，以致"水不涵木"而肝阴不足。故明·李中梓有"乙癸同源，肝肾同治"之说。

（3）肝寒肝虚等辨证特点

《素问·上古天真论》曰："（丈夫）七八，肝气衰，筋不能动，天癸竭，精少，肾藏衰，形体皆极。"张仲景治肝气上逆之"吴茱萸汤证"，以及张景岳治寒病之暖肝煎等，都属肝气肝阳之虚证。古所谓"肝无温法""肝无补法"，虽早已被临床实践所否定，但即使到了民国初期，张山雷仍持"治肝病者，亦从未有当用温补之法者"之说。王旭高当时不拘泥于前人之说，系统提出肝寒肝虚诸证治，诚难能可贵。肝之阴阳不足，大多与肾有关，治疗肝寒肝虚证，也大多于肾论治。前人曾有"肝为刚脏，阳有余而阴不足"，所以往往养肝阴之法较多，而补肝阳之方法则少见。而从王旭高"补肝阳"中提出的三味药物"肉桂、川椒、肉苁蓉"来看，说明肝阳不足是可以补的，但这三种药物，其作用主要是温肾，又说明了"肝肾同源"，补肾即所以补肝。

（二）立治肝三十法

王旭高以肝气、肝风、肝火为三纲，各纲下合计列治肝三十法。其中，肝气下列治肝九法，肝风下列治肝七法，肝火下列治肝六法，其余肝寒肝虚等证治又列八法，合计治肝三十法。

肝具升发之性，主疏泄，使气机调畅，又主藏血，司血之贮藏，故有"体阴用阳"之说。在病变上具有郁结、上扰、下迫、横乘、流窜的特点，具有太过、不及、热化、寒化的病理变化，常常影响上下左右，欺强凌弱，涉及乘土、刑金、冲心、耗肾之变，因此常常诱发其他脏腑病变，形成肝病为害的广泛性。因此调肝可以治疗百病，古人有"肝为万病之贼"的说法。历代不少医家就有诸多肝病的理论，如对肝的生理、病变的阐述，肝病病因病机的分析，辨证的归纳以及治疗原则和方药运用，有着很多独特的见解和深切的体会。特别是在肝病的临床证治方面，从《内经》《难经》《伤寒杂病论》直至清代，历代医家都非常重视肝病的证治，经过无数医家不断归纳、总结丰富肝病的辨证论治体系，概述肝病的辨证要点及治疗方药，最终由王旭高总结提出肝气、肝火、肝风三纲统领肝病辨治的三纲学说，这为中医肝病辨治规律的研究奠定了深厚的理论基础。

王旭高上溯《内经》《难经》及张仲景之学术，兼涉多家之长，仿效叶天士之说，在肝病的证治中，分为肝气证治、肝风证治、肝火证治、肝寒肝虚证治等共四个方面。他认为"肝气、肝风、肝火，三者同出异名。其中侮脾乘胃，冲心犯肺，挟寒挟痰，本虚标实，种种不同，故肝病最杂而治法最广"。

这种分类法在一定程度上反映了王旭高的学术思想。

1. 肝气证治

王旭高认为，肝气多为郁怒伤肝，木失条达，疏泄无权，气机阻滞而成。盖肝宜升，宜降，肝不受郁；郁则失其条达之性，为闷、为胀，为逆、为痛。肝气犯脾胃，则见呕恶、嗳气、吐酸诸证；肝气横逆，则致冲心、犯肺；肝气久郁，则血行瘀阻等等。

（1）疏肝理气

适应证： 适用于郁怒伤肝，肝气阻滞者。疏肝理气法的主治证，为肝气自郁于本经，即肝之疏泄不及，病在气分者。

症状： 两胁胀痛、脉弦、苔薄白等。或经前期乳房胀痛，甚则不能触衣，心悸，急躁，易怒，或见少腹胀满连及胸胁，或伴头痛、头胀、脉弦等。

方药： 柴胡疏肝散或丹栀逍遥散。香附、郁金、苏梗、青皮、橘叶之属。兼寒，加吴萸；兼热，加丹皮、山栀；兼痰，加半夏、茯苓。（《西溪书屋夜话录·肝气证治》）吴萸、丹皮、栀子皆味辛入肝之品。吴萸性热，丹皮、栀子性寒，兼寒加吴萸，兼热加丹皮、栀子，也就是"热者寒之""寒者热之"之义。至于兼痰加半夏、茯苓，亦属兼治之法。肝脉布胁肋，两胁气胀或痛者，常为肝气自郁于本经，治宜疏肝理气。据张山雷论药：香附"通行十二经，能于血分之中，导达滞气"；苏梗具"解郁结而利气滞"之力；青皮之"宣通"，橘叶之"清芬"，亦皆理气之品。辅以"下气行血，开结止痛"之郁金，合为疏肝理气法。如兼寒则加吴萸温肝散寒，兼热则加丹皮、栀子凉肝泄热，兼痰则加半夏、茯苓和胃化痰。盖郁怒为情志之火，"频服香燥，则营阴愈耗"。王旭高主张"疏肝理气，取辛通而不耗液者为当"，即此之意。

（2）疏肝通络

适应证： 适用于疏肝理气不应，痛久由经入络，营气痹闭，络脉瘀阻，肝病由气入血者，宜在疏肝理气的基础上，兼以通利血络。即属肝之疏泄不及，病在血分。《临证指南医案》谓"久痛入络"，"络主血"。故疏肝通络法适用于肝气郁滞日久，病由气分转至血分。

症状：乳房结块、生癣、积聚、癥瘕、痛经等。

方药：王旭高主要以旋覆花、新绛、归须、桃仁、泽兰等加减，如果严重者，可用软坚化结之夏枯草、炮山甲、生牡蛎等。旋覆花、新绛，乃张仲景治肝着之旋覆花汤中的主要药物。《金匮要略·五脏风寒积聚病脉证并治》谓："肝着，其人常欲蹈其胸上，先未苦时，但欲饮热，旋覆花汤主之。"肝着之证，历代注家均认为乃肝之疏泄失职所致。旋覆花，《神农本草经》谓"主结气胁下满"。新绛一般认为即茜草，《黄帝内经》载有"乌贼骨-藘茹丸"，这是茜草入药的最早记载。《神农本草经》载有"茜根"，明确了药用部分为根。《名医别录》指出，茜根"可以染绛……生乔山川谷"。陶弘景《本草经集注》云："此则今染绛茜草也。东间诸处乃有而少，不如西多。"至于当归、桃仁、泽兰，皆为入肝经血分之品。由疏肝理气法至疏肝通络法，其病变是一个由气至血，由郁至瘀的过程。

（3）柔肝

适应证：适用于肝气胀甚，疏之更甚者。此证属肝失濡润、柔和之性，治当以柔济刚。

症状：素体血虚，经行前后或经期烦躁少寐、头晕头痛、胸胁胀满、身痛络楚，舌质偏红，脉弦或弦数者。

方药：王旭高认为，柔肝当用：当归、枸杞、柏子仁、牛膝等。如兼寒加肉苁蓉、肉桂；兼热加天冬、生地黄。当归、牛膝、枸杞、柏子仁皆入肝经，为养肝之品。肉桂守而不走，入血分，适用于肝体为病。而吴萸辛散，走而不守，入气分，适用于肝用为病。故若兼寒象，疏肝理气法用吴萸；而柔肝法用肉桂。兼热加天冬、生地黄。生地黄入肝经，乃清肝热之要药。至于用苁蓉、天冬，此二味皆入肾经。肝体不足时，《难经》谓"虚则补其母"，故补肾水以生肝木。苁蓉性温，天冬性凉，故寒则用苁蓉，热则用天冬。

（4）缓肝

适应证：适用于肝气甚而中气虚者，肝恃强侮脾，当缓肝以扶脾。肝气甚则肝之疏泄太过，疏肝理气法和疏肝通络法皆治肝之疏泄不及，故用辛味之品。即《素问·脏气法时论》所言"肝欲散，急食辛以散之，用辛补之，酸泻之"。故本法用白芍，取其味酸以泻肝，即"酸泻之"。用炙草、大枣、橘饼、淮小麦，即"肝苦急，急食甘以缓之"。

症状：小腹重坠、经水不调或妊娠胸满而腹胀、泄泻等。《王旭高医案·痉厥》钱案："肝苦急，急食甘以缓之。生甘草（一斤，研末）、红枣（一斤）煮烂，去皮核，与甘草打和为丸。每服三钱，开水送下。此人并无表证，又不内热，一月数十痉，服此二料即愈。"

方仁渊按曰：胃虚生痰，肝旺生火，火煽其痰，胃不能御，必至上逆而为呕吐；吐极而胃益虚，肝益强，不至风动痉厥不已。夫所谓胃虚者，胃之降气不顺也；肝旺者，肝之郁热上升也。气逆化火，呼之为肝风、肝火、肝气者，以肝属巽木，为生风生火之脏，其性急暴，为将军之官，凡逆升之气都主于肝故也。治以凉降者，以秋金之气，逆折其春木之太过也。夫痉厥之证，不止呕吐一端。若痉厥为木旺贼土，霍乱多有之。外如温邪液涸，中风痰阻关窍，小儿痰热蒙蔽。吴鞠通有《痉因质疑》，论《内经》诸痉项强皆属于湿，谓"湿"字乃"风"字之误。余谓风不得痰，尚不至痉，《内经》"湿"字当作"痰"字解者甚多。然痰不得风，亦不为痉。大抵风火痰三者相因为患。今时痉厥与痪痪瘛疭不分。夫痉则角弓反张，戛齿吐沫；瘛疭则筋络抽掣，四指撮捻。痉乃风火痰交煽，闭其机关，多实证；瘛疭则液涸血空，经络失养，多虚证。补泻不同，治法大异，不可不详辨之。（《王旭高医案·痉厥》）

方药：用药主要是炙草、白芍、大枣、橘饼、淮小麦等。又能兼治中气虚也，即"甘味培中"，即叶天士所谓"凡元气有伤，当予甘药"（《临证指南医案·虚劳》）。甘草、小麦、大枣，又是张仲景《金匮要略》治脏躁之甘麦大枣汤，此方后注明言"亦补脾气"。《素问·脏气法时论》曰："肝苦急，急食甘以缓之。"即甘味之品除补脾之外，尚可缓肝之急。

（5）培土泻木

适应证：适用于肝气乘脾，脘腹胀痛者。主治中气本虚，肝之疏泄太过，横克脾土。

症状：以脘腹胀痛为主症者。脘腹胀痛，其病在脾肾，未必在肝。如《王旭高医案·虚劳》张案所载："气虚则脾弱，肝强侮其所胜，食即饱胀，腹中气冲作泄也。扶土泄木，一定法程。炙甘草、防风根、砂仁、陈皮、冬术（川朴五分，煎汁拌炒）、焦神曲、茯苓、炮姜、白芍（吴萸三分，煎汁拌炒）。"此案用药，白芍、吴萸泻木，其他俱是治脾之味（炙甘草、防风根、砂仁、陈皮、冬术、川朴、焦神曲、茯苓、炮姜），其中防风、砂仁乃是升提脾气之用。

方药：六君子汤加吴茱萸、白芍、木香。六君子汤用以健脾，脾气以升为健，故用木香以升提脾气。因肝疏泄太过，故用吴萸、白芍泻肝。《西溪书屋夜话录》又云：温中疏木，黄玉楸惯用此法。黄玉楸，即清代著名医家黄元御。

（6）泻肝和胃

适应证：适用于肝气乘胃，即肝木乘土，脘痛呕酸者。证属肝之疏泄太过，横克胃土所致。

症状：以脘痛伴呕酸为主症者。如《王旭高医案·积聚》金案："气从少腹上冲咽嗌，则心中跳，胁中痛，初起寒热而呕，此奔豚气之挟肝邪者也。半月以来，寒热虽止，气仍上逆。脉沉弦小。宜宗《金匮》法。二陈汤去甘草，加当归、白芍、吴茱萸、香附、川朴、槟榔、苏梗、沉香、姜汁、东行李根。复诊：奔豚之气渐平，脘中之气未静。当从肝胃求治。淡吴萸、半夏、香附、川楝子、延胡索、茯苓、焦六曲、陈皮、白芍、蔻仁。"又如，《王旭高医案·积聚门》周案："食填太阴，肝气欲升而不得，胃气欲降而不能，气塞于中，与食相并，脘胁疼痛，气攻有块，汤饮辄呕，上不得纳，下不得出，法当疏运其中。半夏、橘红、青皮、莱菔子、川朴（姜汁炒）、吴茱萸、赤苓、白蔻仁（研冲）。另：苏梗、枳壳、槟榔，三味磨冲。"

方药：二陈汤、黄连、吴茱萸、金铃子、白蔻仁。因肝之疏泄太过，故用吴萸、金铃子泻肝。吴茱萸性热，川楝子性寒，临证可斟酌选用。肝气犯胃，则胃气上逆，故须降胃。黄连、白蔻均降胃气，二者亦一寒一热，临证须灵活选用。

（7）泻肝

适应证：适用于肝气上冲于心，热厥心痛者。肝气为何会冲心？盖肝属木，心属火，母助子气故也。

症状：患者素有心痛、脘胁胀痛，适值经行肝郁气滞，气机不利，不能运血畅流，冲任失利，或妊娠胎长有碍气机，升降失常所致肝气上冲，致为热厥心痛。

方药：金铃子散合左金丸加减。兼寒去黄连，加椒、桂；寒热俱有者，仍入川连，或更加白芍。华岫云谓"川楝苦寒泄肝阳，延胡专理气滞血涩之痛"，秦伯未谓"黄连本能苦降和胃，吴萸亦散胃气郁结"，正合王旭高谓此二方治"热厥心痛"与"开其郁结"之说。兼寒则去川连，加桂心、蜀椒以散寒；寒热俱有者，仍入黄连，并加白芍，即戊己丸法，取"泻木使不克土"。何廉臣认为，厥阴病"多寒热错杂，当以苦降、辛通、酸泄为君"。此说正合王旭高所谓"盖苦、辛、酸三者，为泄肝之主法也"之义。但法中部分药偏刚燥，以肝阴胃汁未亏，木实而土不虚者为宜。尤怡治

"热厥心痛"，孟英治腹胀呕吐之"痛经"，王旭高治"脾脏有寒积，肝经有湿热"之脘腹痛，均从金铃、左金二方加味。

（8）抑肝

适应证：适用于肝气上冲肺，猝得胁痛，暴上气而喘者，即所谓"木叩金鸣"者。

症状：胁胀，胸膈满闷，上气喘逆。如《王旭高医案·咳嗽》李案："咳嗽喉痒，痰或稀或浓，浓则腥臭。脉象右弦而滑，左弦小数。肝经有郁勃之热，肺家有胶粘之痰。此痰为火郁而臭，并非肺痈可比。当以平肝开郁，参清金化痰。"又如，《王旭高医案·咳嗽》岑案："烦劳罢极则伤肝，肝伤则气逆而上迫，为胁痛，为咳嗽。秦氏所谓先胁痛而后咳者，肝伤肺也。治法不在肺而在肝。"

方药：吴萸汁炒桑皮、苏梗、杏仁、橘红之属。肝病传至肺，则肺失肃降。故治须降肺，用桑皮、杏仁、苏梗。至于桑皮用吴萸汁炒，取吴萸泻肝之义。有研究者指出，王旭高抑肝法皆性味和平之品，不同于麦冬、沙参、五味、百合之"补肺体"，亦有别于人参、白术、茯苓、白蔻之"补肺用"，其旨在清肃肺气以伸治节，使肺气通调而肝气自平。

（9）散肝

适应证：适用于肝郁诸证，如肝郁血虚脾弱者。

症状：两胁作痛，头痛目眩，口燥咽干，神疲食少，或往来寒热，或月经不调，乳房胀痛，脉弦而呈虚象者。

方药：逍遥散。甘草、当归、茯苓、芍药、白术、柴胡、生姜、薄荷。君药柴胡疏肝解郁，使肝气条达；当归甘苦温养血和血、白芍养血柔肝，共为臣药；木郁不达致脾虚不运，故以白术、甘草、茯苓健脾益气，既能实土以御木侮，又能使营血生化有源；薄荷疏散郁遏之气，透达肝经郁热；煨生姜温胃和中，且能辛香达郁，共为佐药。诸药合用，可收肝脾并治，气血兼顾的效果。凡属肝郁血虚，脾胃不和者，皆可化裁应用。故王旭高在《西溪书屋夜话录·肝气证治》中总结散肝之法时说，"木郁则达之，逍遥散是也。肝欲散，急食辛以散之，即散肝是也"。

综上所述，王旭高治肝气九法，是以疏畅条达为主，此为治肝气的基本之要法。对于肝气自郁于本经的病变，王旭高先采用疏肝理气之法。肝郁较重者，又宜散肝。若病久，疏肝不应，已至营气痹窒，络脉瘀阻，此时应用疏肝通络法以散瘀为主。若肝气郁久或过用辛散之品，而损及阴血，阴血愈损，则肝气愈郁，始为实证，终则转虚，此时当以柔肝法以养阴，取母子相生，肝肾同源之意。对于因肝气乖戾而致他脏病变者，论治亦当兼顾，如中气虚者用缓肝法，肝气乘脾者用培土泻木法，肝气犯胃者用泻肝和胃法，肝气冲心者用泻肝法，肝气犯肺者用抑肝法，等等。

2. 肝风证治

王旭高说："肝风一证，虽多上冒巅顶，亦能旁走四肢。上冒者，阳亢居多。旁走者，血虚为多。然内风多从火出，气有余便是火。"（《西溪书屋夜话录·肝风证治》）可见，王旭高认为，肝风内动的病机是肝阳上亢，化火生风；或阴亏血少，肝木失养，虚风内动。究其本质，乃本虚标实之证。

王旭高肝风治法，共分为息风和阳、息风潜阳、培土宁风、养肝、暖土以御寒风、平肝、搜肝七法。其中，息风和阳与息风潜阳二法，均是针对阴虚阳亢、肝风内动而确立的治法，前者重在凉肝，后者重在滋肝；培土宁风、暖土御寒风之法，均适应于虚风；前者亦即缓肝法，后者如王旭高所说"此非治肝，实补中也"。养肝法，适用于肝血虚之风动证，故重在养肝血而非养阴。

"肝为风木之脏"，"风善行而数变"，故肝多"风"病；风病又变化颇多，治疗"肝风"的方法也较为复杂。

（1）息风和阳

适应证：适用于肝风初起，头目昏眩者，即风从火出，风阳上扰清空之证。

症状：头目昏眩，可伴见口苦咽干，心烦易怒，夜寐梦多，舌红，苔薄黄而干，脉弦数，按之有力。如《王旭高医案·中风》赵案："风中廉泉，痰阻舌本，口角流涎，舌蹇而涩，右肢麻木，仆中根萌。拟息风和阳，化痰泄络。"

方药：羚羊角、丹皮、甘菊、钩藤、决明、白蒺藜。肝阴素亏，气火偏亢者，最易动风。肝风初起，即宜息风和阳，冀将性易升腾之肝风，消弭于萌动之期。法中羚、钩、菊花息风定痉，白蒺藜平肝风，丹皮清热凉血。石决明为平肝要药，治"肝火木旺之证，其功卓越"，共奏清热息风凉血之效。所以，王旭高指出此亦"即凉肝是也"。按：决明分石决明、草决明两种，张山雷谓"皆能抑降肝经之气火"，草决明性通降，以大便坚实者为宜，亦可仿"决明散"两药同用。

（2）息风潜阳

适应证：适用于肝风初起，肝阴不足，肝阳上亢者。

症状：头目眩晕为主，可伴见形瘦颧红、腰膝酸软、耳鸣咽干、舌红少苔、脉弦细而劲。如《王旭高医案·肝风痰火》张案："头痛巅疾，下虚上实，过在足少阳、厥阴，甚则入肾，眴蒙昭尤。经文明指肝胆风阳上盛，久痛不已，必伤少阴肾阴。肾阴一衰，故目无所见，而腰痛复起也。"

方药：牡蛎、生地黄、女贞子、玄参、白芍、菊花、阿胶。玄参、生地黄、女贞子、白芍滋肝，牡蛎、菊花平肝。肝风上翔之证，经息风和阳不效者，多系肾水亏虚。吴瑭谓："肝风鸱张，立刻有吸尽西江之势。"（吴鞠通《温病条辨·下焦篇》）其治急宜潜阳补水。吴瑭以"救阴为急务"的一甲复脉汤，治下焦温病，其理近似。王旭高此法，似从一甲复脉汤化出，以滋阴息风之女贞子、玄参、菊花易炙甘草、麦冬，意在肾阴足而肝阳自潜。

（3）培土宁风

适应证：适用于"肝风上逆，中虚纳少"者。即中焦脾胃气虚，肝失所养而生之虚风。

症状：既可见头目眩晕、耳鸣、行走飘忽等肝风症状，又可见纳呆食少、倦怠乏力、大便不调等脾胃气虚的表现。

方药：人参、甘草、麦冬、白芍、甘菊、玉竹。白芍、菊花平肝，人参、甘草、玉竹、麦冬滋补胃阴。叶天士认为，胃属阳土，以阴为用，"木火无制，都系胃汁之枯"，故治胃不同于治脾，必大剂甘寒以养胃津。方药中人参、麦冬、甘草、玉竹，甘寒益胃以滋阳明，即吴瑭治"燥伤胃阴"之玉竹麦门冬汤；更加"抑肝胆有余之火"之菊花，与"行营气以泻肝木"之白芍，共为培土宁风之剂。故王旭高曰："亦即缓肝法。"

（4）养肝

适应证：适用于肝阴不足，筋脉失养所致肢体麻木、筋脉牵掣等。即王旭高所说："肝风走于四肢，经络牵掣或麻者。"

症状：肢体麻木、筋脉牵掣，可伴见眩晕、心悸等血虚表现，舌红少苔，脉弦细。如《王旭高医案·中风》之孙案："血不养筋，肝风走络，左臂酸痛，或止或作。"又如，《王旭高医案·中风》谢案："久患肝风眩晕，复感秋风成疟。疟愈之后，周身筋脉跳跃，甚则发厥。此乃血虚不能涵木，筋脉失养，虚风走络，痰涎凝聚所致。"

方药：生地黄、归身、枸杞、牛膝、天麻、制首乌、三角胡麻。胡麻，即养肝也。其中，枸杞、制首乌、三角胡麻（即茺蔚子），皆可滋养肝肾，益血填精。生地黄、归身养血。但生地黄性寒凉，以"阴虚而有热者为宜"。当归气温味辛，走而不滞，与地黄、首乌等滋腻之药为伍，有"流动吹嘘之妙"。天麻功能"养液以息内风"，牛膝以川产者为良，取"横通经络达于手臂"。皆益精养血之品，由于"精血互生"，滋肾亦即"养肝"。有研究者认为，王旭高养肝法，似从叶天士《临证指南医案》卷首钱某"血虚不荣筋骨"之中风偏枯案套出，仅以生地黄易菊花、石斛、黑小豆。王旭高所拟调肝法，并不拘泥于法中诸药。如前所举医案谢某眩晕，王旭高谓系"血虚不能涵木，筋脉失养，虚风走络"，兼痰涎凝聚，治于化痰通络药中，只配伍养血息风之制首乌、煨天麻，其选药之简要，须得仔细推敲其奥秘。

（5）暖土以御寒风

适应证：适用于脾阳不足，招致寒风而致"头重眩、苦极，不知食味"者。

症状：头重眩晕，不思饮食，呕吐痰涎，舌淡而白滑，其脉当沉弦，或沉迟而弦滑。

方药：《金匮要略》近效白术附子汤。王旭高谓"是暖土以御寒风之法。此非治肝，实补中也"。清·喻昌《医门法律》载："肾气空虚之人，外风入肾，恰似乌洞之中，阴风惨惨，昼夜不息，风挟胃中浊阴之气，厥逆上攻，其头间重眩之苦，至极难耐，兼以胃气亦虚，不知食味。故方中全不用风药，但用附子暖其水脏，白术、甘草暖其土脏，水土二脏一暖，则浊阴之气尽趋于下，而头苦重眩及不知食味之症除矣。"且以冬月井水为喻，谓"土中气暖，其浊阴之气，自不能出于地，岂能更加于天乎？所以用之而获近效"。王旭高恐人以之治厥阴头痛，申其为"补中"之法。盖术附禀阳刚之性，能迅扫浊阴以复脾肾之阳。

（6）平肝

适应证：适用于肝阳萌动而不甚者，肝郁化火之初而火未盛者皆可用。

症状：肝热风阳上逆，头晕胀痛，耳鸣心悸，面红如醉，或手足躁扰，甚则神昏，舌红而干，脉弦数。

方药：金铃、蒺藜、钩藤、橘叶。王旭高以之加减治"肝风阳气弛张"，上混清窍之疾。张山雷谓川楝平肝，"为柔驯刚木之良将"；白蒺藜"定风息火"；钩藤轻清而凉，治"肝焰生风，气火上燔"；橘叶清芬，尤为疏达"肝经专药"，共具"疏达肝气，柔驯肝木"之功，气达木柔而肝自平。

（7）搜肝

适应证：本法适用于外风、内风并见。既可是外风引动内风，也可是内风招致外风。即王旭高所谓："凡人必先有内风而后外风，亦有外风引动内风者，故肝风门中，每多夹杂，则搜风之药，亦当引用也。"（《西溪书屋夜话录·肝风证治》）

症状：口眼歪斜、肢体麻木、肌肤不仁。如《王旭高医案·肝风痰火》钱案："外风引动内风，头偏右痛，不能着枕。"

方药：天麻、羌活、独活、薄荷、蔓荆子、防风、荆芥、僵蚕、蚕蜕、白附子。羌活、独活、荆芥、防风、薄荷、蔓荆子治外风；蚕蜕、僵蚕、天麻、白附子治内风。王旭高所拟搜风法，显系"内外风并论"。其中天麻，功能"平靖肝阳，养液以息内风"。其余皆从《脏腑药式》中撷取。张山雷对此颇多微词，责其"奇僻"，或与"肝风无涉"。指其乃隋唐以下治中风不分内外，唯"散风泄表"一途之陋习。蚕蜕，据《中药大辞典》载，系家蚕起眠时之蜕皮，主治崩漏、带下、喉风诸疾，临床使用可代以息风定惊之蝉蜕。

王旭高认为，肝风一证虽多上冒巅顶，亦能旁走四肢。上冒者阳亢居多，旁走者血虚为多。故其治法亦不同。肝风初起用息风和阳法，如此法不效，当用息风潜阳法；若肝风上逆的同时，伴有中虚纳少，宜用培土宁风法；若肝风旁走于四肢，则用养肝法。此外，王旭高对搜肝法也独有心得。

3. 肝火证治

肝火燔灼，游行于三焦，一身上下内外皆能为病，难以枚举。如目红颧赤，痉厥狂躁，淋秘疮疡，善饥烦渴，呕吐不寐，上下血溢皆是。

肝火或由外感火热之邪，或肝气郁久化火，或肝阳亢盛化火，有虚实之分，实火责之阳亢，虚火本于阴亏。临证中，肝之实火证候非常多见，因为肝火燔灼，游行于三焦，一身上下内外皆能为病。

肝火治疗，王旭高分为清肝、泻肝、清金制木、泻子、补母、化肝等六法。概而言之，肝火本脏之治三：清、泻、化是也；隔脏之治三：补母、泻子、清金是也。其中清肝、泻肝之法，是针对肝之实火证。清金制木、泻子之法，适用于肝火影响他脏之实火证。补母一法，适用于水亏而肝火盛，清之不应之虚火证。化肝法，侧重于治疗肝经郁火。可见，治疗肝火证，除要分清虚实之外，还应考虑肝和其他脏腑的关系，才能取得较好的效果。

（1）清肝

适应证：适用于肝火上炎，因肝阳升发太过，而见头胀痛、面红目赤、急躁易怒、耳鸣耳聋者。

症状：面红目赤，耳鸣或聋，口苦咽干，头晕目眩，心烦易怒，夜寐梦多，脉弦数，舌红苔黄。如《王旭高医案·肝风痰火》杨案："郁火内燔，气血消灼，湿热不化，酿成疡毒；四肢麻痛，眼鼻牵引，肝风内动，脾胃受戕。"

方药：羚羊角、丹皮、黑栀、黄芩、竹叶、连翘、夏枯草。实则泻其子，即肝热而清心。羚羊角、夏枯草、丹皮、黄芩、黑栀俱为清肝热之品。而连翘、竹叶均入心经，为清心热之品。法中以黄芩"泻肝胆有余之火"；

连翘导肝胆"侵扰上焦"有余之火；丹皮凉血，为"清肝妙品"；夏枯草疏通厥阴气滞，能"解内热，缓肝火"。《重庆堂随笔》谓竹叶（当系禾本科青杆竹之叶）"内息肝胆之风，外清暑湿之热"；栀子凉降，可"导热下行"。尤妙在羚羊角善治肝火炽盛之证。张山雷指出，当"肝火炽盛，声色俱厉"之际，"非羚角不能驾驭其方张之势焰"。王旭高的清肝法，与叶天士《临证指南医案》治陆某"君相多动，营热气偏"之方药相似，唯王旭高为强化清息肝经风火之力，故以清火息风之黄芩、竹叶易蚕沙、钩藤、菊叶。

（2）泻肝

适应证：适用于肝火壅盛于三焦，内有湿热结滞者，为肝火重证。

症状：目赤肿痛，耳聋肿痛，面赤鼻衄，头晕头痛，心烦急躁，恶梦纷纭；甚则狂躁痉厥，上下出血；脉弦滑数，按之有力；舌红，苔黄腻垢厚。

方药：龙胆泻肝汤、泻青丸、当归龙荟丸之类。龙胆泻肝汤，凉肝泻火，导赤救阴之良方。凡肝气有余，发生胆火者，症多口苦胁痛，耳聋耳肿，阴湿阴痒，溺血赤淋，甚则筋痿阴痛，龙胆泻肝汤诸症皆治之。当归龙荟丸功能荡其蕴热，泻其潴秽，使肝火从二便分消，用治肝经实火阻塞经络脏腑之头痛眩晕，巅顶热痛，耳胀耳聋，惊悸搐搦，躁扰狂越，便秘溲赤诸症。

（3）清金制木

适应证：适用于木火刑金，肺失清肃，不能制约肝木，则肝火上炎。

症状：口干咽燥，阵阵呛咳，痰黏难咯，痰中带血，或咯血，胸胁胀痛，五心烦热，形瘦颧红，脉弦细而数，舌红少苔或无苔。如《王旭高医案·咳嗽》李案："咳嗽喉痒，痰或稀或浓，浓则腥臭。脉象右弦而滑，左弦小数。肝经有郁勃之热，肺家有胶粘之痰。此痰为火郁而臭，并非肺痈可比。当以平肝开郁，参清金化痰。"

方药：沙参、麦冬、石斛、枇杷叶、天冬、玉竹、石决明。该法从益胃汤化裁。由于木火亢逆，王旭高于沙参、天冬、麦冬、玉竹、石斛等甘寒益胃之中，更加石决明、枇杷叶。张锡纯谓石决明之凉镇，"俾肝气肝火不妄动，自能下行"（《医学衷中参西录·石决明解》）；《本草纲目》："枇杷叶，治肺胃之病，大都取其下气之功耳。气下则火降痰顺，而逆者不逆，呕者不呕，渴者不渴，咳者不咳矣。"以上诸药合之，"清金制木火之亢逆也"。

（4）泻子

适应证：适用于一切肝火实证。

症状：心下痞硬，干呕，心烦不安。舌苔薄白或红，脉弦或弦数。

方药：甘草、黄连，泻其心火。以肝火内蕴，乃"实则泻其子"也，故用黄连、甘草泻心火。心为肝之子，泻心火者，以泻子也。肝性刚愎，每易恣凌他脏。肝火固可冲心，亦可加重自身之病变，治遵"实则泻其子"之法，以泻心火。其中，黄连苦寒，固泻心火，但有化燥伤阴之弊，即佐甘草之甘以缓之。且"甘苦化阴"，使泻火而不伤阴。

（5）补母

适应证：本法适用于水亏而肝火盛之证。

症状：肾阴亏损，头晕耳鸣，腰膝酸软，骨蒸潮热，盗汗遗精，五心烦热，咽干颧红，舌红少苔，脉细数。

方药：六味丸、大补阴丸之类。熟地黄、山茱萸、牡丹皮、山药、茯苓、泽泻、黄柏、龟甲、知母、猪脊。水不足则肝火亢盛，清之不应，当益肾水，肾水盛则肝火息。本法虽属"虚则补其母"，实际仍是虚在肾，故补肾水。王旭高指出："如六味丸、大补阴丸之类。亦乙癸同源之义也。"（《西溪书屋夜话录·肝火证治》）

（6）化肝

适应证： 适用于郁怒伤肝，气郁化火，火盛动血之证。

症状： 胁肋胀满，甚或疼痛，心烦急躁，或见诸般出血证，脉弦，舌红苔黄。

方药： 化肝煎。用青皮、陈皮、丹皮、山栀、芍药、泽泻、贝母。王旭高指出："方名化肝煎。是清化肝经之郁火也。"（《西溪书屋夜话录·肝火证治》）张景岳用治郁怒伤肝，气逆动火，烦热胁痛，胀满动血等症。张景岳谓："怒气伤肝，动肝火则火载血上，动肝气则气逆上奔，所以皆能呕血。"认为"若气因火逆者，惟化肝煎"。（《景岳全书·新方八阵·寒阵》）

综上所述，肝火症状虽杂，却不外虚火、实火、郁火三类。治疗上，宜补虚泻实，兼以外散。其中，清肝、泻肝、泻子、清金制木为实火之治。如清肝法用于肝火燔灼于上于外者；泻肝法用于肝火内盛，充斥三焦之证；泻子即"实则泻其子"，泻心火以达泻肝火之效；清金制肝法多应用于肝火犯肺，肺失清肃之证。补母为虚火之治，肾为肝之母脏，肾水亏而肝火盛者，清之不应，当益肾水。化肝为郁火之治，治宜兼顾气血，疏肝解郁。

4. 肝寒肝虚等证治

钱乙"肝为相火，有泄无补"之说，朱丹溪"肝常有余"之论，使很多后世医家认为"肝无温法""肝无补法"。但实际上，从《内经》提出"肝气虚""肝气衰"，到唐·孙思邈《千金要方》卷十一提出"肝虚寒"，宋·严用和《济生方》、宋·王怀隐《太平圣惠方》等，又都肯定了肝虚寒的成立。王旭高则在此基础上，进一步提出了肝寒肝虚证治八法。

（1）温肝

适应证： 适用于肝有寒，呕逆上气证。

症状： 头巅顶痛而恶寒、干呕、吐涎沫，少腹痛，寒疝痛，妇女闭经、痛经，脉沉细缓等。

方药：王旭高用"肉桂、吴萸、蜀椒，如兼中虚胃寒，加人参、干姜，即大建中汤法也"。吴萸、肉桂、川椒皆性温入肝之品，阴寒凝聚，非大温不足以破阴回阳。法中以吴萸"信厥阴散寒邪"，加以气温纯阳之蜀椒助之。肉桂辛甘大热，亦治沉寒痼冷之药，合之为温散肝寒凝滞之重剂。如中阳衰微，肝寒之气上逆，见心胸寒痛，呕不能食，上下攻痛，手足逆冷等，则加人参、干姜，即大建中汤温建中阳之法。

（2）补肝

适应证：本法用于肝体不足，即肝之虚由肾水不能涵木而血少者。

症状：头晕眼花，耳鸣，目干畏光，急躁易怒，舌红苔薄黄，脉弦。

方药：制首乌、菟丝子、枸杞、枣仁、萸肉、脂麻、沙苑蒺藜。此法中枸杞、制首乌、菟丝子、沙苑蒺藜，皆能滋养肝肾。盖肝藏血，肾藏精，正合"精血互生"之义。脂麻可"泽血"养肝，枣仁"补敛肝气"，特别是萸肉，张锡纯谓其"善补肝"，治肝虚元气将脱之证极效。诸药汇合，益精养血，峻补肝肾之阴。如王旭高治薛某"肝肾精血衰微"之类中根萌；陈某"先后天俱不足"之幼稚发育，皆从此法加减而获效。

（3）镇肝

适应证：适用于治肝风，以阳亢为主者。

症状：头痛眩晕，目胀耳鸣，发痉神昏，甚至仆倒，舌红，脉细数者。

方药：石决明、龙骨、牡蛎、龙齿、金箔、青铅、代赭石、磁石之类。所用药味皆为矿物类、介类、金石类，具潜镇之功。王旭高指出："风火炽盛，草木诸药，不能平旋动之威。非用石药之剽悍滑疾者，不足以胜之。"故取重镇之介石药为法。方中青铅有毒，宜慎用。而石决明、龙骨、龙齿、牡蛎、磁石，皆能潜藏浮阳。金箔更清"有余之木火"，代赭石亦"降胃降冲"之品，全方堪称镇肝重剂。

（4）敛肝

适应证：适用于肝风证，以阴虚为主，致肝气浮散者。

症状：头晕耳鸣，两目干涩，视力减退，面部烘热或颧红，口燥咽干，五心烦热，潮热盗汗，或胁肋隐隐灼痛，或手足蠕动，舌红苔少，脉细数等。如《临证指南医案·木乘土》朱案："二月初二日。偶涉嗔忿。即麻痹干呕耳聋。随即昏迷如厥。诊脉寸强尺弱。食减少。口味淡。微汗。此厥阴之阳化风，乘阳明上犯。蒙昧清空。法当和阳益胃治之……肝为刚脏，参入白芍、乌梅以柔之也。"

方药：乌梅、白芍、木瓜。乌梅、木瓜、白芍皆味酸收敛之品，乌梅、白芍又具补肝体之功。岳美中教授谓："敛肝可选用龙骨、酸枣仁、炒白芍、龙齿、乌梅、木瓜。"（《岳美中医案》）其实，王旭高就是在黄宫绣敛肝法中减去了龙骨、枣仁，"简化为乌梅、白芍、木瓜三味"。

（5）补肝阴

适应证：适用于肝阴不足者。

症状：胁肋隐痛，绵绵不已，遇劳加重，口干咽燥，两目干涩，心中烦热，头晕目眩，舌红少苔，脉弦细数。

方药：地黄、白芍、乌梅。即所谓酸甘化阴法：生地黄味甘，白芍、乌梅味酸。一般来讲，肝阴虚多兼肝血虚证候，如头晕、目眩、肢麻，常有舌红少津，脉细数等症状。阴虚者阳易亢，多伴面红、目赤、耳鸣，情绪易激动诸特点。补肝阴法所用地黄、白芍、乌梅，即于敛肝法中，以滋补肝肾之地黄易木瓜，也即李中梓"乙癸同源，肝肾同治"之理。

（6）补肝阳

适应证：适用于肝阳不足者。

症状：脏寒，烦闷不安，手足厥冷，腹痛，或久利不止。舌淡苔薄白，脉弦。

方药：肉桂、川椒、肉苁蓉。三味皆为性温之品，补肝阳不足。如蒲辅周先生所说："肝阳虚则筋无力，恶风，善惊悸，囊冷阴湿，饥不欲食。"（《蒲辅周医疗经验》）王旭高用肉桂、川椒、苁蓉补肝阳，即于温肝法中，以"温润潜阳"之肉苁蓉替换吴萸，变破阴回阳之剂为温养肝阳方。

（7）补肝血

适应证： 适用于肝血不足者。

症状： 两眼干涩，视物昏暗，眩晕耳鸣，面白无华，爪甲不荣，四肢麻痹，肌肉震颤，关节拘急不利，夜寐多梦；妇女经少或经闭。舌淡，脉弦细。

方药： 当归、川断、牛膝、川芎。此法可追溯张元素的《脏腑虚实标本寒热用药式》中，肝"补血，当归、牛膝、续断、白芍、血竭、没药、芎"。当归、川芎为四物汤中补血要药，而续断以通络活血见长，牛膝引药下行，利于关节。

（8）补肝气

适应证： 适用于治肝气不足者。

症状： 心情郁郁不欢，乏力，易疲劳，易郁怒，胁肋疼痛，舌红苔薄白，脉弦。

方药： 天麻、白术、菊花、生姜、细辛、杜仲、羊肝。此法也可追溯到张元素的《脏腑虚实标本寒热用药式》中，肝"补气，天麻、柏子仁、白术、菊花、细辛、密蒙花、决明、谷精草、生姜"。天麻养液以息内风；白术补土而胜湿；菊花，清泻肝火；细辛、生姜也符合张元素脏腑苦欲补泻理论，所谓"肝欲散，急食辛以散之，川芎，补以细辛之辛，泻以白芍药之酸。肝虚，以陈皮、生姜之类补之"（《医学启源·用药备旨》）。另加杜仲滋补肝肾，羊肝补肝明目。

以上八法，颇似用药加减，故王旭高谓："无论肝气、肝风、肝火，相其机宜，皆可用之。"（《西溪书屋夜话录·肝寒肝虚证治》）说明只要有与其病机相吻合者皆可随证运用。

（三）调治肝病重视脾胃

王旭高在治疗肝病的学术思想中，融入了张仲景《金匮要略》中"见肝之病，知肝传脾，当先实脾"的治未病理论。他在《西溪书屋夜话录》一书中曾经多次提及调治肝病时重视脾胃的必要性。

1. 调治肝病重视脾胃的依据

（1）肝与脾胃的生理关系

肝主疏泄，调畅全身气机；脾主运化，胃主受纳，脾胃居中，为气机上下升降之枢纽。肝的疏泄功能正常，有助于脾胃之气的升降，从而促进脾胃的运化受纳功能，即《素问·宝命全形论》所谓"木得土而达"。脾胃的运化受纳功能，体现在脾胃之气的升降相因和平衡协调，这与肝气的疏泄功能有密切的关系。反之，肝主疏泄功能的正常发挥，亦赖于脾胃所化之精的供养。如《素问·经脉别论》所云："食气入胃，散精于肝。"脾为后天之本，脾升胃降完成饮食水谷的消化和水谷精微的吸收和传输。脾胃所化之精，营养五脏六腑，使其发挥正常的生理功能。

（2）肝与脾胃的病机联系

在五行相克关系中，肝与脾属相克之脏，故发生肝病时，肝失其用，最易乘脾胃，使脾胃失和，升降失司，中气壅滞，运化受纳失常。反之，脾胃失司，升降失常，清者不升，浊气不降，水谷精微和水液输布运行失常，肝失其濡养，功能不得发挥正常，故张仲景有"四季脾旺不受邪"之说。

2. 王旭高调治肝病，重视脾胃

《素问·藏气法时论》根据肝的生理，首先提出了治肝大法："肝苦急，急食甘以缓之。肝欲散，急食辛以散之，以辛补之，以酸泻之，虚则

补之。"张仲景在治肝方面，多顺从肝之生理特性进行调治，重视疏肝及调血。张仲景的调肝理论多源于《内经》，又在此基础上结合自己临床实践，提出肝虚之证治用酸苦辛及疏肝、调血、清肝、温肝等法。王旭高学本《内经》，法宗张仲景，吸收历代著名医家论治肝病的学术思想和治疗经验，尤其深受叶天士的学术影响，确立肝气、肝风、肝火三纲辨治体系。王旭高治疗肝病时，尤其重视肝与脾胃的关系。对肝病传脾、肝脾同病者，不仅继承"实脾"的思想，也指出在治疗中发现肝气横逆为实邪，病情急迫之时，需急用泻肝之法以针对主要病变；否则，即使土健，脾胃旺，亦无益于肝。

（1）治脾先治肝

王旭高对肝气疏泄不及，肝气郁结，疏泄中土功能失调，导致腹胀、纳呆，及肝之疏泄太过，肝气上逆，脾胃气机失调致呕吐、泛酸等，以治肝为先。

疏肝以实脾：此法用于肝气乘胃之证。例如：孙，厥阴寒气乘胃，直犯中州，虫动不安，腹痛如刀之刺，口吐酸水清涎。(《王旭高医案·积聚》)此案属肝气盛，使气机失常，不通则痛，故见"腹痛如刀割"。因"肝为五脏之贼"，乘脾犯胃，则运化失司，故见"口吐酸水清涎"。本案腹痛一证重，治用"法宜辛温，佐以酸苦泄之通之"。方中用川楝子、延胡索、青皮、吴茱萸之类疏肝泻木，待肝木不亢，脾胃之证会随之而愈。

（2）治肝先治脾

对病因于脾胃虚弱或脾运化功能失调，水湿内生，气血生化不足，而见肝血亏虚，或土虚木泻趁机来犯者，王旭高以治脾胃为先为要，脾实则肝病愈。

①培土泻木法

培土泻木法，即"肝气乘脾，脘腹胀满，六君子汤加吴茱萸、白芍、木香，即培土泻木法"(《西溪书屋夜话录》)。此法用于脾弱肝强，脾虚为主之证。即肝失柔，当柔肝。柔肝不及，强木必外发，侮脾乘胃。因脾虚招致肝克者，此邪已犯脾，出现症状如胁胀、脘痛胀闷而痛，口淡，食不运化，大便稀薄等，法以补土为主，兼以泻木。六君子汤培土运脾，加吴茱萸、白芍、木香，抑肝泻木。如王旭高在治一人肝气有余，肝血不足时曰："凡藏邪，惟虚者受之，而实者不受，惟实者能传，而虚则不传，张仲景云：肝病实脾，治肝邪之盛也。《内经》云：肝病缓中，治肝体之虚也。"因此，药用当归、白芍、枸杞、沙苑养肝血，青皮、陈皮、香附、金铃子疏肝气，白术、茯苓、砂仁健脾。另外，治一人呕吐泄泻，王旭高分析说："泄为脾病，呕为胃病，脾胃属土居中，而司升降。脾宜升，不升则泄；胃宜降，不降则呕，土衰木横，木横而土益衰。"(《评选环溪草堂医案》卷三《内伤杂病门》)结合此患者年事已高，"颇虑土败木贼"，他认为"古人治肝，当先实脾，况兹土弱，尤当先补其中，稍佐平肝可也"。其方用理中汤以温中祛寒，补益脾胃，加茯苓健脾，橘饼疏肝理气。

②培土宁风法

培土宁风法，主治"肝风上逆，中虚纳少，宜潜阳明，泄厥阴，如人参、甘草、麦冬，白芍、甘菊、玉竹，即培土宁风法，亦即缓肝法也"(《西溪书屋夜话录》)。土虚木壅，致肝气郁滞，郁久则化火伤阴，使筋脉失濡，而变生内风。肝风内动，可能出现抽搐一类的病证。《素问·至真要大论》指出，"急者缓之"；《素问·脏气法时论》亦云："肝苦急，急食甘以缓之。"所谓急者，缩也，乃收缩、拘紧、不舒展之意，即指拘急痉挛一类的病症。所谓缓者，柔也，舒也，即柔软、舒展之意，也就是使肝风诸证得以解除。通过补益中焦脾胃，可达到舒缓肝风所致的拘急、痉挛、抽搐等症状。

③暖土御风法

暖土御风法，即"暖土以御寒风，如《金匮》《近效方》白术附子汤，治风虚头重眩苦极，不知食味，是暖土以御寒风之法，此非治肝，实补中也"(《西溪书屋夜话录·肝风证治》)。脾为后天之本，气血生化之源。若先天禀赋不足，或素体脾胃虚弱，则气血生化乏源，致机体正气不足，卫外不固，易为风邪所袭。因中土阳虚，外遭风寒之邪侵犯，引动风木挟浊阴（痰饮）上犯所致的头重眩晕，不思饮食，口吐痰涎等，取白术附子汤（白术、附子、甘草、生姜、大枣），补中降逆，外御风寒。阳虚之体，尤其是老年患者风虚眩晕之证，采用化痰、滋肝肾等法无效者可用此法。临床多见眩晕，漾漾欲吐，面色白无华，舌质淡白而胖，四肢寒冷，形体畏寒，脉象沉细无力等阳虚证。如《柳选四家医案·脘腹痛门》载："肝木挟下焦水寒之气乘于脾胃，脘痛攻胁，呕吐酸水，脉细而弦，拟温中御寒，扶土抑木方法。炮姜、川椒、吴萸、党参、桂枝、白芍、白术、茯苓、香附、砂仁。"

④培土息风法

培土息风法，主治阳明脉虚，肝失土培，而致厥阴风动。宜补阳明，息内风，药如黄芪、人参、白术、茯苓、天麻、白蒺藜、菊花等。

《王旭高医案·虚劳》赵案："心肾虚而不交，脾肝虚而不调，内风上扰，头眩心跳，中土式微，不寐纳少，交济坎离，须借戊己以为媒；欲平肝风，亦宜培土。党参、归身、白芍、冬术、茯神、远志、枣仁、神曲、沙苑子。"王旭高运用此法灵活多变，或如上单用，或与他法合用。如《王旭高医案·肝风痰火》唐案，"肝风太旺，肝阴又虚"，治用"佐金以平木，培土以息风，养血以柔肝"。

⑤培土舒郁法

培土舒郁法，主治既有肝郁气滞，又有脾胃虚弱之证。思虑忧郁易伤及肝脾，导致气机运动失常。因此，气机郁滞首当责之于肝脾。疏肝郁十分重要，但也应培中土，以固其本。如《王旭高医案·噎膈反胃》秦案："七情郁结，痰气凝聚，胸膈不利，时或呕逆，症将半载，脾胃大虚，前用四七、二陈降气化痰，舒其郁结，今再参入理中，兼培中土，当固本也。四七汤合二陈汤、理中汤加丁香、木香、蔻仁。"此为治郁另辟新径。脾土虚而致木郁乘土者，当以健脾为先。譬如呕哕下利病，黄元御认为，呕哕下利以中气之不治也。其曰"中气者，升降脾胃之枢机，枢机坏则升降失职而吐利乃作。此中多挟木邪，以木郁则克土，甲木逼于上，则胃逆而为吐，乙木贼于下，则脾陷而为利"(《金匮悬解·内伤杂病·呕吐哕下利第四十九章》)。所以治疗此类郁证，培土疏木是为大法。冀其土旺而木达，胆胃降则呕止，肝脾升则利断。

（四）肝病用药特点

王旭高以肝病论治著称，创立了肝气、肝风、肝火三纲辨证体系，立治肝三十法。而其立方用药，则颇为审慎。其曰："立法但取其轻灵，用药先求其无过。"对于疑难杂症求治者，必沉思渺虑，书方与之。如方仁渊在《王旭高医案·序》中所说："其心思之敏，见识之超，清华而不高深，灵变而有矩矱。"

1. 用药平常，先求无过

王旭高认为，"用方最宜加谨，过清恐伤脾胃，早滋恐恋余邪"。因此，他拟用甘凉法平调脾胃，治疗痧疫；还以"理气疏郁"法，药"取辛通而不耗液者"，治"肝胃气痛"，以"芳香宣窍"法治暑病，以"温运通阳"法治大便坚涩等，皆方法轻灵，用药纯正，自然中病。如王旭高曾治一人，"久病之躯，去冬常患火升。交春木旺，肝胆升，阳无制，倏忽寒热，头面红肿，延及四肢，焮热痒痛"。用药一月后，"肿势大减，四五日前偶然裸体伤风，遂增咳嗽，音哑痰多，口干舌白，续发寒热，胃气从此不醒，元气愈觉难支"(《王旭高医案·杂病》)。王旭高辨析此证谓:"风火交煽,痰浊复甚;阴津消涸,阳不潜藏。"因此认为,若以"清火养阴,计非不善,抑恐滋则碍脾;化痰扶正,势所必需,又恐燥则伤液";此时"立法务取其轻灵,定方必求无过"。乃参酌用药,取其平正之法,以《金匮要略》百合知母地黄汤,合《本事》神效雪羹,药取北沙参、知母、鲜生地、蛤壳、海浮石、蝉衣、豆卷、青果、海蜇、地栗(荸荠)、百合、珍珠粉,取其清火化痰,不伤脾胃;养液生津,不碍痰湿。又如,《王旭高医案·虚劳》赵案:血不养心,则心悸少寐。胃有寒饮,则呕吐清水。虚火燥金则咽痛。肝木乘中,则腹胀。此时调剂,最难熨贴。其曰:"盖补养心血之药,多嫌其滞;清降虚火之药,又恐其滋;欲除胃寒,虑其温燥劫液;欲平肝木,恐其克伐耗气。"最后决定,仿胡道洽之法,专治其胃,以"胃为气血之乡。土为万物之母,一举而三善备焉"。方药:党参、冬术、茯苓、半夏、枣仁、扁豆、陈皮、怀山药、秫米。有学者统计王旭高《西溪书屋夜话录》中,用药共92味,皆寻常常用之药,而无猎奇难解之举,超乎常人。

2. 疏肝理气,忌用柴胡

柴胡为疏肝常用药,而很多医家对于肝病的理解,多从"肝为刚脏,体阴用阳,内寄相火,有升无降"之说立论。又有很多医家认为肝郁致病,治从疏肝立法,常用药物如柴胡、郁金、青皮、陈皮、枳壳、香附、乌药、苏梗、川楝、延胡索、木香等,其中,最常用的疏肝理气药即为柴胡,方剂如柴胡疏肝饮、逍遥散等。

王旭高认为,"如肝气自郁于本经,两胁气胀或痛者,宜疏肝。香附、郁金、苏梗、青皮、橘叶之属。兼寒,加吴萸;兼热,加丹皮、山栀;兼痰,加半夏、茯苓"。所立疏肝理气法,是临床上常用的治疗肝气为病的治法。若肝病日久,病不全在气分,而为情志因素所诱发或致加重者,本法仍然适用。王旭高对于本法所选用诸药,以辛香调气为主,符合《内经》

所谓"肝欲散，急食辛以散之"之旨。但是王旭高认为疏肝理气之药，忌用柴胡。如王旭高治肝气，列疏肝之药，用香附、郁金、苏梗、青皮、橘叶等，却不用被誉为疏肝圣药的柴胡。在《西溪书屋夜话录》《环溪草堂医案》中也都不使用柴胡。如治一妇人，"胸中气塞，内热夜甚，经事两月不来，脉沉而数"，王旭高分析为"忧愁抑郁，耗损心脾之营，而肝木僭越……热伏营血之中"，治"拟用柴胡四物汤，和营血以舒木郁"，药用党参、白术、生地黄、当归、白芍、香附、青蒿、白薇、生熟谷芽。拟"柴胡四物汤"而不用柴胡，由此可见一斑。又如，《王旭高医案·积聚》丁案，"肝之积，在左胁下，名曰肥气，日久撑痛"。药用川楝子、延胡索、川连、青皮、五灵脂、山楂炭、当归须、蓬莪术、荆三棱、茯苓、木香、砂仁。《王旭高医案·积聚》蒋案："少腹结块，渐大如盘，此属肠覃，气血凝滞而成。拟两疏气血。香附、五灵脂、红花、当归、泽兰、桃仁、延胡索、丹参、陈皮、砂仁。并大黄䗪虫丸。"亦都不用柴胡，此乃深受温病学家叶天士的影响，而叶天士一生忌用柴胡，他认为"柴胡劫肝阴"。

肝为刚脏，体阴而用阳，肝的疏泄功能建立在肝藏血的基础上，而肝之阴血易亏。柴胡味苦微辛，具升发之性，用柴胡就意味着肝的阴血会有所耗伤。因此，此时柴胡用之就不当，会劫伤肝阴，损伤肝脏。这就是王旭高不用柴胡的原因。

3. 息风潜阳，少用介石

叶天士滋阴潜阳多用介石。《临证指南医案·肝风门》中说："倘精液有亏，肝阴不足，血燥生热，热则风阳上升，窍络阻塞，头目不清，眩晕跌仆，甚则瘛疭痉厥矣。"此时，"凡肝阳有余，必须介类以潜之，柔静以摄之，味取酸收，或佐咸降，务清其营络之热，则升者伏矣"。潜阳选用牡蛎、磁石、鳖甲、龟甲、石决明、龙骨等；息风选用羚羊角、天麻、钩藤、蒺藜等，可见，叶天士潜阳用药必以介类为主药，介石重镇，可使肝木之气不致过伐而升浮于上。

王旭高虽然深受叶天士的影响，但在潜阳用药的选择上，却表现出与叶天士全然不同的风格。如在王旭高治疗肝阳亢盛时，多用丹皮、甘菊、钩藤、白芍、玄参、生地黄等凉肝滋肝之品，而对于具平肝潜阳作用的介石类药物用之甚少，仅列石决明及牡蛎两味。通观王旭高医案，也仅此两味运用稍多而已。其他，如龙骨、磁石、蛤壳、赭石等，用之甚少。这是因为王旭高认为，肝风之来，源于阳亢，阳亢之本，源于阴亏。肝脏脏体不足，即阴亏也；体不足则用有余，有余则肝风、肝火、肝气也。故治疗之法多用滋养清火以治其本为主，而少用平肝潜阳治标之类。

4. 活血通络，首列旋覆

肝病有时是由于湿热互结、瘀阻脉络，病情反复迁延而出现瘀血阻滞者，治当活血化瘀。但在用此法时，应注意患者体质之强弱，病势之轻重。如体虚病轻则不能过用攻逐则耗伤元气，应于攻逐之中寓以补益之品。

王旭高在治肝三十法中，以疏肝通络法，治"疏肝不应，营气痹窒，络脉瘀阻"，药用旋覆花、新绛、当归须、桃仁、泽兰叶等时，首列旋覆花活血通络。旋覆花汤，是张仲景治络瘀肝着的要方，《金匮要略·五脏风寒积聚病脉证并治》中谓："肝着，其人常欲蹈其胸上，先未苦时，但欲饮热，旋覆花汤主之。"《本草纲目》云："旋覆所治诸病，其功只在行水、下气、通血脉尔。"叶天士提出，"初病气结在经，久病血伤入络"的理论，在旋覆花汤的基础上创立了辛润通络法，亦重用旋覆花。可见旋覆花功能疏肝气、行肝血，为肝脏肝脉瘀血阻滞之要药，而王旭高非常善用此药，如前述《王旭高医案·积聚》丁案，复诊时，"左胁之痛已缓，夜增咳嗽，寒痰走于肺络。宜肺肝同治"。用药：旋覆花、杏仁、川楝子、荆三棱、茯苓、款冬花、半夏、新会皮、蓬莪术、新绛、青葱管，即首列旋覆花。

总之，王旭高治肝三十法为治中医肝病之楷模，其中一药多用，配伍各异，而效果各不相同，如缓肝、培土泻木、泻肝、息风潜阳、培土宁风、化肝、敛肝、散肝、补肝阴皆用白芍；补肝血、柔肝、养肝皆用牛膝；补肝气、息风和阳、培土宁风皆用菊花等，效果颇佳。

（五）方剂学研究

王旭高对方剂学很有研究，重视中医学的传承教学，编著了多种方剂歌诀。如《退思集类方歌注》《医方证治汇编歌诀》《医方歌括》《增订医方歌诀》《葛可久十药神书歌诀》等。其曰："退有余闲颇致思，轩岐家秘在于斯。知方然后堪求治，得诀回来好作医。明理必须遵古训，见机也要合时宜。莫嫌言浅无深意，下学功夫上达基。"（《退思集》）

1. 编撰方歌

王旭高极为重视对"医方之祖"《伤寒论》《金匮要略方论》的研究。其曰："后汉张仲景夫子著《伤寒》《金匮》两书，为后世医方之祖。其方治病，虽千头万绪而条理不紊。方中之药，少者仅一二味，而又无所不包括；多者至二三十味，而又无一味不紧切，所以谓之方祖。此卷所辑，皆其方也。间附后世数方，使人从流溯源，知夫熔古化新之妙。学人能于此卷诸方，精思而熟读之，应变无穷矣。"（《退思集类方歌注》）王旭高编写方歌及注，是在对每一方深入研究的基础上进行的，既体现了王旭高的理论水平，又融合了他丰富的临证经验；所以既有源流考证、类方联系，又有对方证的病机分析、辨证用药的法度。兹举例如下：

（1）《退思集类方歌注》举例

①黄芪桂枝五物汤（《退思集类方歌注·桂枝汤类》）

此方出自《金匮要略·血痹虚劳病脉证并治》，治血痹阴阳俱微，寸口关上微，尺中小紧，外证身体不仁，如风痹状。桂枝汤去甘草，加黄芪三两，生姜加三两。

方歌：桂枝五物（汤）治血痹，黄芪芍药姜枣比。脉微细紧是阳虚，卧出风吹病之旨。(《素问·五脏生成》曰："卧出而风吹之,血凝于肤者为痹。")状若风痹身不仁(风痹则走注疼痛,血痹则不痛,而但不仁为异,所谓"营气虚则不仁"也),因其脉细宜煎此。祛风固表和营卫,阳气宣通痹自已。

王旭高按: 此方以桂枝汤加重生姜,佐桂枝领黄芪行阳通痹,既以祛风,且以固表,庶几血中之风出,而血中之阳气不与之俱去。不用甘草者,欲诸药周卫于身,不欲留顿于中也。然《金匮·血痹虚劳篇》又别出一条云:血痹之证"宜针引阳气,令脉和紧去则愈"。盖血中之邪,始以阳气伤而得入,终必得阳气通而后出;而痹之为证,血既以风入而痹于外,阳亦以血痹而止于中,故必针引阳气,令脉和紧去乃愈,以是知血分受痹,必以宣通阳气为首务矣。此五物汤和营之滞,助卫之行,亦针引阳气之意。以脉阴阳俱微,故不可针而可药,经所谓"阴阳形气俱不足者,勿刺以针,而调以甘药"也。

②甘草泻心汤(《退思集类方歌注·泻心汤类》)

此方出自《金匮要略·百合阴阳狐惑病脉证治》,治伤寒中风,误下之后,其人下利日数十行,谷不化,腹中雷鸣,心下痞硬而满,干呕,心烦不安。医见心下痞,谓病不尽,复下之,其痞益甚,此非结热,但以胃中虚故使硬也,宜此汤。半夏泻心汤去人参,甘草加一两,余各同法。

方歌: 半夏泻心(汤)黄连芩,干姜甘草枣人参。(泻心者,实泻胃也。盖胃居心下,"心下痞",即胃痞也。此实则泻子之法。)但满不痛为痞气(心下满而硬痛者为结胸,但满而不痛者为痞气),法在降阳而和阴(泻心者必以苦,故用芩、连。散痞者必以辛,故用姜、夏。欲交通上下者,必和其中,故用参、甘、大枣)。生姜泻心(汤)生姜入,甘草泻心(汤)甘草临。(按:半夏泻心汤治寒热交接之痞,故苦、辛平等。生姜泻心汤治水与热结之痞,故重用生姜以散水气。甘草泻心汤治胃虚气结之痞,故加重甘草，以补中气，而痞自除。俗以甘草满中，为痞呕禁用之药，盖不知虚实之义者也。）痞硬虽同虚实异（同一心下痞硬，生姜泻心汤属实，甘草泻心汤属虚），腹鸣下利细推寻（同一腹鸣下利，生姜泻心汤证则下利稀水，而未至于日数十行，甘草泻心汤证则下利日数十行而谷不化，虚实可别矣），水气（故用生姜）干呕必食臭（胃中浊气不降，故食臭）。胃虚（故用甘草）干呕必烦心（胃虚客气上逆，故心烦不安。同一干呕，而虚实不同又如此）。生姜辛散甘草补，倒置人参疑误深。（按：生姜泻心汤辛散、破滞、开痞，痞由水气而结，干呕食臭为实邪，则不当用人参。甘草泻心汤甘缓补虚化痞，痞由两次误下而得，且下利不止而谷不化。中虚极矣，正当用人参以辅甘草。则甘草泻心汤中无人参，生姜泻心汤中反用人参，两方倒置，疑必有误。）三（泻心）汤皆本柴胡立，虚实之间法律森。（凡泻心证，皆已汗、已下、已吐之余疾。以上三汤，总不得离乎开结、导热、益胃，大半皆本于柴胡汤立法。以干姜易生姜，以黄连易柴胡，彼以和表里，此以彻上下，故其所治之证，多与柴胡证相同，但加苦辛治痞之药耳。然其或虚或实，有邪无邪，处方之变，则各有微妙，攻补兼施，寒热互用，内中有一药治两证者，亦有两药合治一证者，其药性又与《神农本草》所载无处不合，学者能与此等方，讲求其理而推广之，则操纵在我矣。）

③苓桂术甘汤（《退思集类方歌注·五苓散类》）

此方出自《金匮要略·痰饮咳嗽病脉证并治》，治心下有痰饮，胸胁支满，目眩及伤寒吐下后，心下逆满，气上冲胸，起则头眩，脉沉紧，发汗则动经，身为振振摇者。茯苓（四两），桂枝，白术（各三两），甘草（二两炙）。水六升，煮取三升，分温三服。

方歌： 苓桂术甘（汤）蠲饮剂，崇脾以利膀胱气。（膀胱气钝则水蓄，脾不行津液则饮聚。白术、甘草崇脾土以运津液，茯苓、桂枝利膀胱以布气化，则痰饮悉蠲矣。）饮邪上逆气冲胸，胸胁支满眩晕既。（胸胁支满，头目眩晕，是痰饮之证。）病痰饮者药当温（病痰饮者，当以温药和之。此治痰饮要诀），水饮旋从小便去。（《金匮》云："夫短气有微饮，当从小便去之，苓桂术甘汤主之，肾气丸亦主之。"尤氏曰：气为饮抑则短，欲引其气，必蠲其饮。饮，水类也。治水必自小便去之。赵以德曰：仲景并出二方，妙义益彰，呼气之短，用茯苓术甘汤之轻清以通其阳，阳气化则小便能出矣。吸气之短，用肾气丸之重降以通其阴，肾气通则关门自利矣。）误汗动经身振摇，阳虚轻者斯能御。（误汗动经，身振振摇，此亦阳虚而挟水饮之证，即真武证之轻者，故此法亦仿真武之意。）

（2）《医方证治汇编歌诀》举例

①《金匮》肾气丸

此方出自《金匮要略·血痹虚劳病脉证并治》："治虚劳腰痛，少腹拘急，小便不利者。"及《金匮要略·妇人杂病脉证并治》："问曰：妇人病饮食如故，烦热不得卧，而反倚息者，何也？师曰：此名转胞不得溺也，以胞系了戾，故致此病，但利小便则愈。"

方歌：《金匮》肾气（丸）治转胞，妇人转胞系了戾。（"了戾"与"缭戾"同，胞中之气不顺也。）饮食如故不得眠，烦热倚息溺不利。（《金匮》云："妇人病，饮食如故，烦热不得卧，而反倚息者，此名转胞，肾气丸主之。"）又治消渴饮水多，饮一溲一病之谛。（《金匮要略·消渴篇》云："男子消渴，小便反多，以饮一斗，小便亦一斗，肾气丸主之。"《素问·气厥论》云："心移寒于肺，为肺消，肺消者饮一溲二，死不治。"此饮一溲一，故犹可救。喻嘉言《医门法律》曰："夫肾水下趋则消，肾水不上腾则渴，舍肾气丸安从治哉。"旭高按：消渴本为火病，宜清之，此因小便反多，知其肾中阳虚，邪水反胜，故用肾气丸蒸动肾阳，以驱水邪。）少腹不仁脚气冲（脚气即阴气，少腹不仁即冲心之渐，用肾气丸以逐阴邪也），虚劳腰痛均同例。（《金匮》云："虚劳腰痛，少腹拘急，小便不利者，肾气丸主之。"

徐灵胎曰："肾气丸专利小便，水去而阴不伤，扶阳而火不升，制方之妙，固非一端。但近人以此一方治天下之病，则又大失此方之义也。"）

②大补阴丸

此方出自《丹溪心法》。由黄柏、知母、熟地黄、炙龟甲四药组成，研末，用猪脊髓蒸熟，炼蜜为丸。用于肝肾阴虚、虚火上炎所致的骨蒸潮热、盗汗、吐血；或烦热易饥，足膝疼痛，舌红少苔，尺脉数而有力等症。

方歌：大补阴丸知（母盐水炒四两）柏（黄柏盐水炒四两）地，（熟地酒蒸六两）败龟板（六两酥炙）与猪脊髓（和蜜丸），水亏劳热火炎宜（治肾虚劳热，水亏火炎，脉洪大者），直折龙雷（相火也）暂调济（知柏苦寒，直折相火，临时调济之法）。肾肝虚呃用此丸，参术汤吞崇胃气。(《丹溪心法》曰："呃逆属于肝肾之虚者，其气必从脐下直冲，上出于口，断续作声。第肝肾之气，在下相凌，左肾属水，不能自逆，而右肾为相火所寓，相火炎上，挟其冲气，乃能上逆为呃。"经言：逆气而里急，冲脉为病也。用此丸直折相火，以滋化源，伏藏冲任之气，则呃自止。以参术汤下之者，人之阴气，根据胃为养，胃土损伤，则木挟相火，直冲清道而上，此土败于相火之贼，当崇土以制龙雷之火也。旭高按：此丸治虚火呃逆甚为至当，若气呃、寒呃，又大非所宜。)世谓丹溪善补阴，立法不无偏执弊，苦寒久服反伤阴，后人因此多訾议。（丹溪谓"阳常有余，阴常不足"，故立此丸。孰知苦寒久服，反伤阴气。景岳书中，谆谆訾议丹溪之偏，不为过也。）

（3）《医方歌括》举例

①清燥救肺汤

此方出自喻昌《医门法律》，治诸气膹郁，诸痿喘呕。桑叶（经霜者）三钱，石膏（炒）二钱五分，甘草一钱，胡麻仁（炒，研）一钱，真阿胶八分，人参七分，麦冬一钱二分，杏仁（去皮，尖，炒黄）七分，枇杷叶（去毛，蜜炙）一片。上九味，以水一碗，煎六分，频频二三次，滚热服。

方歌：清燥救肺（汤）嘉言造，补出经方所未到。（《内经》无伤燥之门，古方无伤燥之治。）经霜桑叶枇杷叶，参麦杏麻阿石草。胃为肺母燥伤金，甘寒养胃清金燥。内燥宜滋外燥清，外伤秋燥斯方好。

②启宫丸

此方出自清代名医汪昂《医方集解》，主治妇人体肥痰盛，子宫脂满，不能孕育者。

方歌：体肥不孕启宫丸，二陈（汤）曲（神曲）术（白术）附（香附）芎（川芎）攒。

③安胎饮

此方出自清代鲍相璈的《验方新编》卷九，主治妊娠房劳，伤损足三阴所致小产。建莲子（去心）三钱，台州青苎三钱（洗去胶），白糯米三钱。

方歌：安胎饮用建莲子，台州青苎白糯米。小产由伤肝肾脾，服此永无堕胎虑。

④定癌散

又名乳岩散，可见于清代鲍相璈的《验方新编》卷九，用于止痛干脓，收敛合口。主治乳癌溃烂经年，仅存内膜者。"经霜土楝子三两，雄鼠粪（二头尖）三两，炙露蜂房三两，共研细末。每服三钱，陈酒送下，吃一服，间二日再吃一服，神效。"

方歌：定癌散用两头尖，土楝（子）蜂房各煅研。疡毒根深在脏腑，乳癌非此不能痊。

（4）《增订医方歌诀》举例

①十枣汤

此方出自《金匮要略·痰饮咳嗽病脉证并治》，治"脉沉而弦者，悬饮内痛"。

方歌：十枣汤（张仲景《金匮要略》方）用芫（花）遂（甘遂）戟（大戟）（各等分，为末，大枣十枚煮汤煎药），峻攻水气威灵赫。下利胸胁痞硬痛，汗出短气干呕逆。（诸证皆水气为患。仲景利水之方，种种不同，此其最峻者也。）积痰伏饮并蠲除（痰饮皆水之化，水为火结则为痰，水为寒凝则为饮，治见《金匮要略·痰饮门》），羸弱虚人勿轻掷。或益黄柏与大黄，小胃丹（朱丹溪《丹溪心法》）治痰热膈。（治老痰顽痰，壅塞胸膈，喘急气粗，大便秘结。此方药力甚猛，壮实人痰饮最宜，老弱均忌。）

②芍药甘草汤

此方出自《伤寒论》第29条："伤寒脉浮、自汗出、小便数、心烦、微恶寒、脚挛急，反与桂枝，欲攻其表，此误也。得之便厥、咽中干、烦躁吐逆者，作甘草干姜汤与之，以复其阳。若厥愈足温者，更作芍药甘草汤与之，其脚即伸。"

方歌：芍药甘草汤平剂（此方桂枝变方，偏于营分，和平之剂也），和营（止）腹痛功堪记。芍药功专除汗烦（桂枝汤能止汗，以其中有芍药也。在于除烦，烦止汗亦止，故《伤寒论》反烦、更烦、心悸而烦者，皆用芍药），心烦脚挛阴虚使。（治伤寒脉浮，自汗出，小便数，心烦微恶寒，脚挛急，反与桂枝汤，欲攻其表此误也，得之便厥。诸证俱似桂枝汤，而心烦脚挛，是里气不和，阴气欲失，故用白芍滋阴止烦，甘草缓急止痛。辨证必于同中异处着眼。）水泻热痢均可施，参加白术（止泻）黄芩耳（清大腹热也）。又有芍甘附子汤，汗后而反恶寒饵。（治发汗病不解，反恶寒者，亡阳之兆已见。芍药安内，熟附攘外，甘草调中，芍药、附子从中敛戢真阳，则附子可招失散之阳，芍药可收浮越之阴。此太阳、少阴方也。）

（5）《葛可久十药神书歌诀》举例

①乙字花蕊石散

主治：治五脏崩损，涌喷血出成升斗者，用此止之。

药物组成：花蕊石（火煅存性）研为末。

用法：用童便一杯炖温，调末三钱，甚者五钱，食后服下。男子用酒一半，女子用醋一半，与童便和药服。使瘀血化为黄水。后以独参汤补之。

方歌：花蕊石散一味超（李时珍曰：此药旧无气味，今尝其气平，味涩而酸，厥阴经血分药也。功专止血，能使血化为水，酸以收之也，疗妇人恶血、血晕、下死胎，血去而胞胎自下也），煅研童便炖温调。（花蕊石色如硫黄，黄石中间有白点者，故名。凡入丸散，须用罐封固，济火煅过，研细末，飞用之。）妇人和醋男和酒，服下三钱瘀顿消。（程瘦樵曰：治吐血者竞推葛可久，而先生首以二方止血，明明劫剂，毫无顾虑。及细玩之，始知先生制方之意，入理之精也。人生于阳根于阴，阴气亏则阳气胜，上气为之中，喘促、咳嗽涎沫，发热面红，无不相因而至，故留得一分自家之血，即减一分上升之火，此所以急于止血之大旨也。）

②丙字独参汤

主治：血止后，即以此汤补之。

药物组成：大人参二两，去芦，枣五枚

用法：每服水二盏，煎一盏，徐呷之。服后熟睡一觉，后进诸药除根。

歌诀：独参汤独用人参，大枣五枚流水烹。（《千金方》云：煎人参汤须用长流水，若止水即不验。）血止体虚精神怯，阳生阴长此方珍。（自注云：熟睡一觉，使神安气和，则烦除而自静，盖人之精由静而生，亦由静而复也，奈何今之医者，遇吐血证，乃视参如砒毒耶。不知有形之血，不能即复，而几微之气，所当急固乎。顿服独参汤，不但血脱可补，且有阳生阴长之理存焉。前方虽有止血之功，而无补益之力，故此方继之，凡失血后精气怯弱，神思散乱者，当遵此法治之。）

（6）《运气证治歌诀》举例

总论：陈无择曰：五运六气，乃天地阴阳运行升降之常道也。五运流

行，有太过不及之异，六气升降，有逆从胜复之差。凡不合于德化政令者，则为变眚，皆能病人。故经云："六经波荡，五气倾移，太过不及，专胜兼并。所谓治化，人应之也。或遇变眚，聿兴灾诊。因郁发以乱其正常之德，而致折伤，复随人脏气虚实而为病者，谓之时气。与夫感冒中伤，天行疫诊，迥然不同。前哲知夫天地有余不足违戾之气，还以天地所生德味而平治之。经论昭然，人鲜留意，恐成湮没，故叙而记之。"

王旭高按："运气证治方载于《三因书》，系陈无择编辑，未知创自何人。揆其大旨，不出《内经》六淫治例，与夫五脏苦欲补泻之义。假令风木之年，而得燥金之年之病，即从燥金之年方法求治。发生之纪，而得和之纪之病，即从委和之纪方法求治。此其道也。若谓其年必生某病，必主某方，真是痴人说梦矣。"（《运气证治歌诀·总论》）

①《三因》司天运气方·苓术汤

凡遇六壬年，发生之纪，岁木太过。风气流行，脾土受邪，民病飧泄，食减体重，烦冤肠管鸣，胁支满。甚则忽忽喜怒，眩晕巅疾。为金所复，则反胁痛而吐血。甚则冲阳绝者死。茯苓、白术、青皮、炙草、厚朴（姜汁炒）、半夏、炮姜、草果（各等分）。上㕮咀，每服四钱，水杯半，姜三片，枣二枚，煎七分，去滓，空腹温服。

歌诀：苓术汤青甘朴夏，炮姜草果枣姜加，六壬之岁（壬申、壬午、壬辰、壬寅、壬子、壬戌六年）发生纪（木运太过曰发生），木胜风淫土受邪，飧泄肠鸣胁支满，苦温甘淡治脾家。

方解：木胜风淫，则脾土受病而湿不运。《经》曰：脾苦湿，急食苦以燥之。湿淫于内，治以苦温，佐以甘辛。故用白术、厚朴、草果、炮姜、半夏之苦、辛、温，以运脾燥湿。用茯苓者，所谓以淡泻之；甘草者，所谓以甘补之也。唯用青皮一味之酸以泻肝，亦可晓然于肝之不可过伐矣。仲景曰：见肝之病，知肝传脾，当先实脾。尤在泾云：肝邪盛者，先实脾土，以杜滋蔓之祸。然则岁木太过，民病飧泄，而主以苓术汤，不治肝而治脾，不治风而治湿，谓非肝病实脾之一证乎。

②《三因》司天运气方·麦门冬汤

凡遇六戊年，赫曦之纪，岁火太过，炎暑流行，肺金受邪。民病疟疟，上气咳喘，咯血痰壅，嗌干耳聋，肩背热甚，胸中痛，胁支满，背膊并两臂痛，身热骨疼而为浸淫。为水所复，则反谵妄狂越。太渊绝者死。麦冬、桑白皮、钟乳粉、人参、紫菀、白芷、半夏、甘草、竹叶（各等分）。煎服如上法。

歌诀：麦门冬汤桑白皮，钟乳人参紫菀随，白芷半甘兼竹叶，咳喘咯血此方推。赫曦之纪（火运太过曰赫曦）年逢戊（戊辰、戊寅、戊子、戊戌、戊申、戊午六年），火灼金伤肺病宜。

方解：火淫热胜，则相传之官受制，而治节换司，为咳喘上气咯血，肩背臂膊皆痛，皆肺病也。肺属燥金而恶火，火就燥，燥火本为同类，故肺受火刑为病，与燥气自伤无异。所谓自伤，气之削也。是方以麦冬补肺之阴，钟乳补肺之阳，人参补肺之气，此三味先为运筹帷幄，保守中军，然后用桑皮、紫菀之苦以泄之，白芷、半夏之辛以泻之，甘草缓之，竹叶清之，此数味者，是为斩将搴旗之师也。统而论之，即经旨热者寒之，燥者润之，弱者补之，强者泻之，调其气，而使平，此之谓也。

2. 处方灵巧

王旭高临证处方，多有巧思，又有规矩，总结出不少行之有效的经验，极富应用价值。例如：治疗痰饮咳嗽，以二陈汤为主，并制订了详尽的二陈汤使用时随证加减方案。"久嗽气短，加桂枝、白术，即合苓桂术甘汤法也。胁痛口不渴，加白芥子、旋覆花。四肢肿，身体疼重，加黄芪、防己，即防己黄芪汤法。咳逆倚息不得卧，面色黑，心下痞，加防己、桂枝、人参、风化硝，即木防己法。又，小青龙汤、葶苈大枣汤选用。眩晕加泽泻、白术。咳嗽不已，加干姜、细辛、五味子，以上必口不渴、苔白。火痰，加海蛤粉、瓜蒌霜、黄芩、浮石。寒痰，加干姜、附子。风痰，加南星、天麻、竹沥、姜汁。燥痰，加天冬、麦冬、玉竹、瓜蒌、连翘。湿痰，加苍术、白术。虚痰，加人参、都气丸、肾气丸、金水六君煎。食痰，加枳实、莱菔子。郁痰，加川贝、川芎、香附、连翘。实痰老痰，礞石滚痰丸。咳嗽臂痛脉沉，指迷茯苓丸。"(《医学刍言·痰饮》)

王旭高博及群书，临证所用诸法皆有所依据。如治小儿咳喘案(《环溪草堂医案·哮喘》)，患儿痰多食少，但病已半载，性畏服药。为了使患儿便于接受药物，拟用药枣法：即以各药研末，用上好大枣一百枚，每枣一枚纳药，将药枣煮软，取出，晒干，候饥时，食枣细嚼，一日可用五六枚。此法正是从葛可久之壬字白凤膏化出，颇有巧意。以及"治上热下寒之八味丸用紫雪为衣，从喻西昌外廓之论悟出。若此之类，不胜枚举，是皆因古法而变化出之"。(《环溪草堂医案·评选环溪草堂医案序》)

王旭高

临证经验

一、内科临证经验 🦢

（一）郁证

1. 郁证的源流

郁证的概念，最早源于《内经》的五气之郁。《素问·六元正纪大论》曰："木郁达之，火郁发之，土郁夺之，金郁泄之，水郁折之。"《金匮要略》记载属于郁证的脏躁及梅核气两种病证，并观察到这两种病证多发于女性，所提出的治疗方药沿用至今。金元时期，朱丹溪从病机着眼，提出了"气、血、湿、火、食、痰"六郁之说，并创立了越鞠丸、六郁汤等治疗方剂，沿用至今。明清时期则进一步阐释了外感、内伤诸因素均可致郁，其中，朱丹溪的同乡、义乌人虞抟的《医学正传》首先使用了"郁证"这一病证名称。明·张景岳《景岳全书》将情志之郁，称为因郁而病，重点阐述了怒郁、思郁、忧郁三种情志之郁所致郁证的证治。清·叶天士《临证指南医案》认识到精神治疗对郁证的重要性，提出了"郁证全在病者能移情易性"的治疗思想。王旭高在前人基础上，提出了"郁证乃七情杂沓，难分经络……古方治法虽详，总以畅怀为要"的治疗原则。

2. 病因病机

王旭高《医学刍言》中对郁证的论述说："郁证乃七情杂沓，难分经络。如倦怠太息，或饥而不欲食，或食即饱胀，或心跳头昏，或腰酸足软，或火升内热，即在一日之中，时觉暂快，时觉昏沉，懒于言动。妇人患此最多，每每经事不调，腹中时痛。古方治法虽详，总以畅怀为要。"从这些论述中可以看出，王旭高对于郁证的治法，是在《黄帝内经》"木郁达之，火郁发之，土郁夺之，金郁泄之，水郁折之"的五郁论治，以及朱丹溪"气、血、痰、火、湿、食"的六郁论治的基础上形成的。

3. 证候分类及治疗方法

（1）肝气郁结证

王旭高在《医学刍言·郁证痰病》记载郁证"总以畅怀为要，治法如略有寒热，尚未大虚者，逍遥散"。常用方药：逍遥散（柴胡、当归、白芍、白术、茯苓、甘草、薄荷、生姜）加减。

逍遥散，成方于宋代《太平惠民和剂局方》，其组成为四逆散易枳实，合当归芍药散去泽泻、川芎，加薄荷、生姜组成，即柴胡、当归、白芍、白术、茯苓、甘草、薄荷、生姜八味。主治血虚劳倦，五心烦热，肢体疼痛，头目昏重，心忪颊赤，口燥咽干，发热盗汗，减食嗜卧，及血热相搏，月水不调，脐腹胀痛，寒热如疟。又疗室女血弱阴虚，荣卫不和，痰嗽潮热，肌体羸瘦，渐成骨蒸。王旭高亦运用逍遥散治疗肝郁血虚所致两胁作痛，寒热往来，头痛目眩，口燥咽干，神疲食少，月经不调，乳房作胀，脉弦而虚者，此方有疏肝解郁、健脾和营之功。张秉成方论云："夫肝属木，乃生气所寓，为藏血之地，其性刚介，而喜条达，必须水以涵之，土以培之，然后得遂其生长之意。若七情内伤，或六淫外束，犯之则木郁而病变多矣。此方以当归、白芍之养血，以涵其肝；苓、术、甘草之补土，以培其本；柴胡、薄荷、煨生姜俱系辛散气升之物，以顺肝之性而使之不郁，如是则六淫七情之邪皆治而前证岂有不愈者哉。本方加丹皮、黑山栀各一钱，名加味逍遥散。治怒气伤肝，血少化火之证。故以丹皮之能入肝胆血分者，以清泻其火邪。黑山栀亦入营分，能引上焦心肺之热，屈曲下行，合于前方中自能解郁散火，火退则诸病皆愈耳。"（《成方便读》）

（2）气滞痰郁证

王旭高《医学刍言·郁证痰病》记载郁证"总以畅怀为要"，治法以四七汤加减。常用方药：四七汤（半夏、茯苓、紫苏叶、厚朴）。

四七汤，此方源自宋代《太平惠民和剂局方》，主治七情之气，结成痰涎，状如破絮，或如梅核，在咽喉之间，咯不出，咽不下，或中脘痞满，气不舒快，或痰涎壅盛，上气喘急，或因痰饮中结，呕逆恶心。王旭高治气滞痰郁之证，以四七汤加减，汤名四七者，以四味治人之七情也。郁虽由乎气滞，但多夹湿夹痰，故以半夏、厚朴除痰散满，茯苓、苏叶利湿宽中。湿去痰行，则郁自除。

《王旭高医案·噎膈反胃》记载："秦。七情郁结，痰气凝聚。胸膈不利，时或呕逆。证将半载，脾胃大虚。前用四七、二陈，降气化痰，今参入理中，兼培中土，治标兼固本也。四七汤（半夏、茯苓、紫苏叶、厚朴）合二陈汤（法半夏、陈皮、茯苓、甘草），理中汤（人参、干姜、炙甘草、白术）加丁香、木香、蔻仁。"

从此案中可以看出，王旭高认为气郁之证初起时常见实证，气机不畅，水湿停聚成痰，郁而成疾。在治疗上，王旭高认为，对于痰郁之证，首先应分辨病程不同阶段的证候特点；初期治疗应以祛邪降气化痰为主，故采用四七汤化痰降气，二陈汤燥湿化痰、理气和中；后期，虚实夹杂，痰郁困厄脾胃，运化失常，气血失调，治疗上应注意治标兼固本，可用以四七汤合用二陈汤，并用理中汤加味，以温中祛寒，补气健脾，培护中土以固本。

（3）心脾两虚证

王旭高《医学刍言·郁证痰病》记载郁证"总以畅怀为要，治法如……倦怠少寐者，归脾汤"。常用方药：归脾汤（白术、当归、白茯苓、黄芪、龙眼肉、远志、炒酸枣仁、木香、炙甘草、人参）加减。

归脾汤，原载宋·严用和《济生方》，但方中无当归、远志，至明·薛己补此二味，使养血宁神之效尤彰。其功用主要是益气补血，健脾养心。王旭高运用归脾汤，治疗心脾两虚，气血不足，心悸健忘，失眠多梦，发热，体倦食少，面色萎黄，舌质淡，苔薄白，脉细弱。

（4）气郁化火证

王旭高《医学刍言·郁证痰病》记载郁证"总以畅怀为要。治法如……心跳口干内热者，天王补心丹"。

方药：天王补心丹（酸枣仁、柏子仁、当归、天冬、麦冬、生地黄、人参、丹参、玄参、茯苓、五味子、远志肉、桔梗等）加减。

天王补心丹，来源于元·危亦林的《世医得效方》。方由生地黄、人参、元参、天冬、麦冬、丹参、当归、党参、茯苓、石菖蒲、远志、五味子、酸枣仁、柏子仁、朱砂及桔梗等十六味中药组成。王旭高认为，天王补心丹具有滋阴养血、补心安神的功效。适用于治疗气郁化火、热灼精液、阴亏血少所致的虚烦心悸、失眠健忘、精神衰疲、不耐思虑、大便干燥或口舌生疮等病证。

（5）肝肾阴虚证

王旭高《医学刍言·郁证痰病》记载郁证"总以畅怀为要。治法如……两足跟痛，腰膝酸痛，目花，头眩者，六味地黄汤"。

方药：六味地黄汤（熟地，山茱萸，山药，丹皮，泽泻，茯苓）加减。

六味地黄汤，源自张仲景"八味地黄丸"，见于张仲景的《金匮要略》。后来，宋·钱乙将八味地黄丸中的附子和桂枝这二味温补的药物去掉，变成了现在的六味地黄丸，并用它来治疗小儿先天不足，发育迟缓等病证。王旭高运用六味地黄汤治疗由于肝肾阴虚导致的腰膝酸软、头昏目花等。

（6）肝郁血虚证

王旭高《医学刍言·郁证痰病》记载郁证"总以畅怀为要。治法如……经不调而腹痛者，妇宝丹，即四物加阿胶、香附、艾叶等味也"。

方药：妇宝丹，即四物汤（熟地、芍药、当归、川芎）加阿胶补血止血、滋阴润燥，香附理气解郁、调经止痛，艾叶散寒止痛、温经止血等。

妇宝丹来源于《医方集解》，主要功效是调经养血。王旭高运用此方来治疗肝气郁滞，气血不畅导致的气血不足之证，主治经水不调，崩中漏血，量多有块，腰酸腿痛，四肢倦怠，气促头眩，手足冰冷，气血两亏的症状。

（二）痰病

1. 痰病的源流

《内经》没有明确记载痰的概念，但有和痰病相类似证候的记载，如：《素问·评热病论》云："劳风，法在肺下，其为病也，使人强上冥视，唾出若涕，恶风而振寒……咳出青黄涕，其状如脓，大如弹丸，从口中若鼻中出。"《素问·通评虚实论》云："凡治消瘅，仆击，偏枯痿厥，气满发逆，肥贵人，则高粱之疾也。"《神农本草经》中，则已有"胸中痰结""留饮痰癖"之类的记载，如《神农本草经·下品·草》云："恒山，味苦寒。主治伤寒热，热发温疟，鬼毒，胸中痰结，吐逆。"《神农本草经·下品·木》中载："巴豆，味辛温有毒。主治伤寒温疟寒热，破癥瘕结聚坚积，留饮痰癖，大腹水肿，荡涤五脏六腑，开通闭塞。利水谷道，去恶肉，除鬼毒蛊注邪物，杀虫鱼。"《金匮要略·痰饮咳嗽病脉证并治》中明确提出"病痰饮者，当以温药和之"的治疗原则。《诸病源候论·痰饮病诸候》中，论述了热痰、冷痰、痰结实、隔痰风厥等证候类型的病因病机及临床特征。

2. 对痰病的认识

王旭高在《医学刍言·郁证痰病》中，对于痰病有这样的论述："痰病多怪，周身无处不患；或喘咳多痰，舌苔厚腻；或舌红口碎，头目昏重；或经脉惕惕跳动，或如昧如狂，或呕哕不眠，或颈项腿臂结核、酸疼。"可见，王旭高认为，痰病多怪，可发于全身各处，病情复杂，证候多端。

3. 治疗痰病的特点

王旭高在《医学刍言·郁证痰病》中说："治痰方法总以二陈汤为主，老痰加南星、枳实，即导痰汤。顽痰不愈，礞石滚痰丸。如瓜蒌仁、海蛤粉、白芥子、风化硝、竹沥、姜汁、萝卜汁，皆痰病可采之药。至于夹火、夹寒、夹气、火郁、夹食、夹风、夹湿，即于寒、湿、风、火、气郁、伤食门中诸药，采取一二味并用之可也。"

（1）二陈汤

二陈汤源于宋代《太平惠民和剂局方》，由法半夏、陈皮、茯苓、甘草组成，是一种燥湿化痰、理气和中的中医药方。而二陈汤的由来，是因配药时，选取半夏和陈皮应以陈旧者为佳，故名二陈。治痰之剂，在《太平惠民和剂局方》之前，《内经》已有半夏秫米汤；《金匮要略》有橘皮汤（陈皮、生姜）、小半夏汤（半夏、生姜）和小半夏加茯苓汤（半夏、生姜、茯苓）等，皆是治痰之方。本方是治疗湿痰的要方。湿痰之成，多因饮食生冷，脾胃不和，运化失健，以致湿聚成痰。方中半夏燥湿化痰，和胃止呕；陈皮理气化痰，使气顺则痰降，气行则痰化；痰由湿生，故以茯苓健脾渗湿；甘草和中益脾。凡痰湿为患，均可用本方增损治之。

案例

某。痰之标在肺胃，痰之本在脾肾。肾虚则水泛，脾虚则湿聚，二者均酿痰之本也。经曰：脾恶湿，肾恶燥。脾肾两虚，法当滋燥兼行。而痰恋肺胃，又宜标本同治。熟地、茅术（芝麻炒）、陈皮、川贝、茯苓、半夏、紫菀。（《环溪草堂医案·痰病》）

诒按：案语斟酌的病机，切实不泛，用药亦丝丝入扣。用黑地黄（熟地）法以两补脾肾，合二陈以和胃，菀、贝以利肺。药品无多，而层层都到，非有简练工夫，不能作此。（《环溪草堂医案·痰病》）（诒按即柳宝诒按语，下同）

在此病案中，王旭高分析了痰病的标本虚实，用黑地黄法补益脾肾，顾护根本，祛除生痰之源；亦合二陈汤以理气和中、燥湿化痰，祛痰病之标实；再加上紫菀、川贝行气利肺，共奏标本同治之效。

（2）导痰汤

王旭高《医学刍言·郁证痰病》中记载："老痰加南星、枳实，即导痰汤。"导痰汤的来源是《校注妇人良方》卷六。方由《太平惠民合剂局方》二陈汤衍化而来。导痰汤的组成是：半夏、橘红、茯苓、枳实（炒）、南星、甘草。此方的功效，是燥湿化痰，行气开郁。主治痰涎壅盛，胸膈痞塞，或咳嗽恶心，饮食少思等。痰之为病，热者多而寒者少。痰病日久，郁而化热，南星辛温燥烈，必用胆汁制过，去其温燥之性，于病机始为合拍，其涤痰之功更甚。

案例

某。寐中常坐起而不自知，日间静则瞌睡。此浊痰迷闭清阳，阳气郁而不宣也。胆星、川贝、茯苓、陈皮、枳实、半夏、党参、远志、石菖蒲。（《环溪草堂医案·痰病》）

诒按：审病既得其真谛，用药自然入彀。丸方中加入菖蒲、胆星等，以开郁坠痰，较似得力。（《环溪草堂医案·痰病》）

在此病案中，王旭高在二陈汤基础上，加石菖蒲辟秽开窍、宣气逐痰；加胆星清火化痰、镇静定惊；加川贝润肺止咳、化痰平喘、清热化痰；加枳实行气导滞，党参补中益气、健脾益肺，远志安神益智，祛痰消肿。病案中所用之方，较二陈汤涤痰之力更甚，另外还运用了补脾益肺滋肾之药，可谓标本兼治。

（3）礞石滚痰丸

礞石滚痰丸一方，出自元·王隐君所著《泰定养生主论》，主治实热顽痰证，其功效是降火逐痰。王隐君认为，痰是病之标，又可成为病之本，痰不去则病不除，故创制"滚痰丸"，专治实热老痰及顽痰。攻逐"滚痰"者，旨在治病求本，斩草除根。"老痰""顽痰"表现为癫狂惊悸，或怔忡昏迷，或胸脘痞闷，或眩晕耳鸣，或不寐，或奇怪之梦，或咳喘痰稠，大便秘结。舌苔老黄而厚，脉滑数而有力。

总之，王旭高在治疗痰病时，注重理气、温中、化痰，时时顾护根本，当病证夹火、夹寒、夹气、火郁、夹食、夹风、夹湿时，方药"即于寒、湿、风、火、气郁、伤食门中诸药，采取一二味并用之可也"（《环溪草堂医案·痰病》）。

（三）温病

1. 温病的源流

温病，早在《内经》中就有记载。《素问·生气通天论》中说："冬伤于寒，春必病温。"《素问·热论》中说："今夫热病者，皆伤寒之类也。"又说："凡伤寒而成温者，先夏至日者为病温，后夏至日者为病暑。"这是关于温病的最早记载。《难经·五十八难》中说："伤寒有五，有中风，有伤寒，有湿温，有热病，有温病。"在广义伤寒中，提出的湿温、热病、温病，皆属温病范畴。

到秦汉晋唐时期，温病皆隶属于伤寒范围。如张仲景在《伤寒论》太阳篇中说："发热而渴不恶寒者为温病，若发汗已，身灼热者，名曰风温。"在病因学上，晋·葛洪的《肘后方》第一次明确提出了"疠气"为温病的病因。其云："其年岁中有疠气，兼挟鬼毒相注，名为温病。"同时，指出"疫病温毒"具有传染性。隋·巢元方编撰的《诸病源候论》中，指出温病有因"人感乖戾之气而生病"者，说明当时已认识到温病中有不同于一般病因的致病因素所导致的病变。时至两宋金元时期，由于的医学的变革与发展，有些医家对温病的论述开始脱离伤寒的范畴。如刘河间强调热病治宜寒凉，为后世建立以寒凉清热药为中心的温病治疗学打下了基础，这是温病学发展史上一大转折，故后世有"伤寒宗仲景，热病崇河间"之说。明末吴又可编著《温疫论》，创立温疫辨证施治理论。清代温病学的发展已盛行大江南北，温病学在理论和证治上形成了完整体系。使温病学趋于成熟的，是以叶天士、薛雪、吴鞠通、王孟英等医家，确立卫气营血、三焦辨证纲领为主要标志。其中，叶天士是温病学发展史上建立完整体系的杰出代表，有"温热大师"之称。此时，对温热、温疫也有了传染和不传染之分的认识。如清·周扬俊说："一人受之谓之温，一方受之谓之疫。"指出温病和温疫，二者同中有异，皆有传染性，病情有轻重之不同。王旭高在治疗温病时，亦遵循前人温病学说的理论，其中尤其对吴鞠通创立的温病"三焦学说"，并结合"卫、气、营、血"理论的思想尤为推崇。

2. 病因病机及证候分类

王旭高在《医学刍言·温病》中，论述了对温病病因以及辩证分型的理解。其曰："吾吴为卑湿之地，病真伤寒者绝少，所看时证，虽曰伤寒，其实皆温热、风温、湿温之病。"可见其当时已认识到，由于所处地域环境多湿，而使这一地区的人更容易患这一类的疾病。王旭高又基于自己的认识，将温病分为温热、风温、湿温三个类型。王旭高的这些见解，是在前人对于温病的认识上建立的。在这些前辈医家的学术思想中，王旭高最为推崇的是吴鞠通，其言"近见淮上人吴鞠通《温病条辨》，言之甚详，宜读之"（《医学刍言·温病》）。

3. 治疗方法

关于温病的治法，王旭高在《医学刍言·温病》中指出："温病初起即在阳明，虽一日恶寒，至二日即但热，故开始即以栀豉汤加牛蒡、薄荷、橘皮、桔梗、杏仁等味。"此证候属热郁胸膈所致，治用轻清宣气法，方用栀豉汤加减。临证时，王旭高还根据病情轻重、病位不同，提出了加减方法。如"夹食加枳实、山楂；二三日不大便，加瓜蒌仁；三四日热重口渴，加连翘、芦、茅根；五六日即愦愦神昏者，其证必重，加羚、犀、石菖蒲、天竺黄之类；若舌焦黄，脘腹硬痛，大便不通，用凉膈散下之，甚则承气汤。"（《医学刍言·温病》）由此可见，王旭高在治疗温病的同时，十分注意顾护津液。因为温邪内结，最易伤阴，故需灵活运用养阴生津之法。

在温病过程中，也有可能出现外感寒邪的疾病。如王旭高在《医学刍言·温病》中，记述了"温邪兼感暴寒"的治疗。其曰："暴寒引动温邪者，亦见太阳表证，如头项强痛，周身疼，恶寒甚而无汗者。"对此，王旭高提倡"用羌活、防风、葱白、豆豉、秦艽、荆芥等温散之，但不用麻桂耳"。这是因为其病之根本源于内有温邪，不可发散太过。

（1）风温治法

王旭高认为，风温即属"温邪夹风者"，因此在《医学刍言·温病》中提出其症状"必咳嗽头痛，微寒发热"，类似于外感风热疾病，故用药"如前胡、杏仁、桔梗、牛蒡、薄荷、荆芥、橘红、枳壳"等，多为疏散风热，宣肺止咳类药物。由于此类温病常易于化火，王旭高指出，若风温疾病从火而化，则治疗上也可以"及其化火，与上温热同治"。

（2）湿温治法

王旭高认为，温病中的"湿温"，"必胸痞，舌苔厚而白腻"，主张治疗上用"淡豉、橘红、半夏、赤苓、滑石；无汗加葛根"。所用药物，主要为清宣行气，化痰祛湿之品。

（3）温热、风温、湿温化火治法

温病大多因于感受外来温邪，温邪为患，传变迅速，最易入里化火。故王旭高在《医学刍言·温病》中指出："温热、风温、湿温，大便泄者，此为热泄，葛根黄芩黄连汤。"葛根黄芩黄连汤，出自张仲景《伤寒论》，用于治疗表证未解，邪热入里之证。而王旭高用此方治疗"热泄"，取其清泻里热、解肌散邪之效。如果邪热亢盛，肺热清气不降，胃火上冲而致"呕恶者，橘皮竹茹汤"，用橘皮竹茹汤清中上二焦之火以平上逆之气。如"烦躁透斑疹，牛蒡、犀尖、连翘、竺黄、豆豉、鲜地，二味同研名黑膏"。"若至谵语，舌尖红，中心苔白或燥，此邪自卫传营"，属邪陷心包，机窍闭阻，温邪已由卫分传入营分，应及时运用开窍之品以清心泄热、开窍醒神。王旭高主张药用"如犀角、鲜地、赤芍、连翘、丹皮、菖蒲、郁金、山栀、天竺黄等。闭用万氏牛黄清心丸开之；开之不应，至宝丹或珠珀犀黄散；有谵语舌焦黑，不知人，大剂犀、羚、鲜地、鲜斛、川连、连翘、菖蒲、芦根，送下紫雪丹五分，或有开而重生者"（《医学刍言·温病》）。当时，热闭心包证仍是难治之急重证，如王旭高所言，"然究竟危极矣"。

4. 用药特色

王旭高在治疗温病时，在遣方用药方面，十分推崇前人所用方药。在此基础上，王旭高也形成了自己特有的用药特色。

王旭高在温病的辨证治疗上，遵循吴鞠通创立的三焦辨证之法，并且在临床运用上将三焦辨证方法与卫气营血辨证方法相结合。具体而言，王旭高推崇吴鞠通《温病条辨》中的三焦辨治之法，而在用药上，则无论病位在上焦、中焦抑或下焦，在王旭高所应用方剂中，清热药的配伍均占首位。王旭高认为，清法为治疗此类温病的主要大法。其次，养阴药在王旭高治疗温病时也极为常用，如王旭高在治疗邪热在上焦时，常以清热药配伍养阴药，同时再加宣肺解表药；邪入中焦时，也常以清热药配伍养阴药，但重者则加用泻下药；邪陷下焦时，亦以清热药配伍养阴药，但常加用益气固本药物。

王旭高在温病的治疗中，还十分重视中焦脾胃。他认为在温病过程中或者病后，用药时需考虑患者的脾胃状态。如"时证呕恶，用苦辛不效，转用轻清芳香法"；若"温病中间，或病后，呕恶烦闷不得寐，泻心汤合温胆汤最妙。如用苦泄之药不灵，乃胃虚不胜药味之苦劣也，与七叶饮甚轻灵，如鲜藿香、鲜佩兰叶、竹茹、冬瓜子、鲜荷叶、鲜稻叶、鲜薄荷叶、枇杷叶"。（《医学刍言·温病》）王旭高还提到了温病后调理的用药原则，并对喻昌提出"温病后，治在胃"的思想十分认可。王旭高指出："凡温病后调理，总以甘凉养胃，清彻余邪为主，如豆卷（炒黄）、川贝、茯苓、扁豆、丹皮、谷芽、橘皮等。"（《医学刍言·温病》）王旭高对于温病的论治，具有其独特的见解，遣方用药亦十分精妙。他善用古方，将前贤的诊治思路及治疗经验融入自己的临床治疗中，值得好好学习。

（四）中风

1. 中风的源流

《黄帝内经》首先论及风邪可以直接侵袭人体而发为中风。如《灵枢·刺节真邪》中说："虚邪偏客于身半，其入深，内居营卫，营卫稍衰，则真气去，邪气独留，发为偏枯。"张仲景在《金匮要略》中提到络脉空虚，风邪乘虚而入内发为中风本病。唐宋时期，医家则多持"内虚邪中"的观点。如：唐·孙思邈认为，"邪客半身入深，真气去则偏枯，夫诸急卒病，多是风"；宋·严用和在《济生方》中进一步明确提出了内虚邪中的观点，言"真气先虚，营卫失度，腠里空疏，邪气乘虚而入"。金元时期，刘完素认为中风是肾水不足，心火暴甚，或"五志过极"郁而化火，发生中风；李东垣则专于气虚，提出中风是因为形盛气衰，本气自病；元·朱丹溪则提出痰邪为患。如《丹溪心法·论中风》中说："东南之人，多是湿土生痰，痰生热，热生风也。"又言"半身不遂，大率多痰"。自此之后，虽然医家多从内风立论，但并未完全摒弃"外风说"，如明·王履首先将真中、类中进行区分，在《医经溯洄集·中风辨》中提出："因于风者，真中风也。因于火，因于气，因于湿者，类中风而非中风也。"清·叶天士倡"内风，乃身中阳气之变动"，而"非外来之邪"的"阳化内风"学说，并提出了滋液息风、镇肝息风、和阳息风、缓肝息风、养血息风、介类潜阳等多种治法；王旭高深受叶天士的影响，提出了"中风一证，多系肝风上逆"的观点。

2. 对中风的辨证论治

王旭高在《医学刍言·中风》中指出"中风一证，多系肝风上逆"，其主要症状为"卒然昏仆，口歪流涎，手足不遂"。治疗上，"古来方法，治各不同。有言风从外入者，以小续命汤加减；有言风自内生者，宜息内风；或夹气、夹火、夹痰，前人之论备矣。景岳直指为非风，全由精气内虚，惟进温补，此亦一说，不可不知，不可全恃"。

王旭高在前人的基础上，总结用药时说"余每以羚羊角、天麻、橘红、半夏、钩藤、茯神、竺黄、竹沥、姜汁等"，如果有因于寒而内闭不语者，则送服苏合香丸；热阻窍闭，舌强神昏者，则化下至宝丹；痰多加胆南星。"他如地黄饮子，三生饮加人参，十味温胆汤，景岳之右归、左归丸皆可采择，随证施之。"（《医学刍言·中风》）

王旭高在《医学刍言·中风》中，还论述了中风之五绝证："至于口开为心绝；手撒为脾绝；眼闭为肝绝；遗尿为肾绝；鼾睡为肺绝……皆不治。"

心绝：心绝是中风脱证的表现之一，症见中风后口不能言，或中风卒倒，张口不合。明·方隅《医林绳墨·中风》载："设若口不能言者，心绝也。"明·李中梓《医宗必读·真中风》载："中风昏倒……若口开，心绝。"心的主要功能，是主血脉，主藏神，具有主宰人体整个生命活动的作用，故称心为"君主之官"，又称"生之本"及"五脏六腑之大主"。心在体合脉，其华在面，在窍为舌，在志为喜，在液为汗。心气衰败则神明失用；心在窍为舌，心失神明，则舌不能言。所以，王旭高提醒医家，中风一证中出现口开不能言的症状，要注意心绝的可能性。

脾绝：脾绝也是中风脱证的表现之一，症见中风后四脚摊开，手掌张而不收。李中梓《医宗必读·真中风》载："若中风昏倒……手撒脾绝。"脾主运化、主统血、主升清，输布水谷精微，为气血生化之源，人体脏腑百骸皆赖脾以濡养，故有"后天之本"之称。脾开窍于口，在志为思，在液为涎。因人体脏腑百骸皆赖脾以濡养，故当脾气败绝时，人体四肢百骸失去精微物质的濡养而成软弱下垂之手撒四肢摊开的状态。故王旭高认为，手撒为中风五绝中脾绝的危候，很难救治。

肝绝：肝绝也是中风脱证的表现，即中风时出现眼闭直视之证。明·方隅《医林绳墨·中风》载："眼合直视者，肝绝也。"肝开窍于目，肝主藏血，主疏泄，有贮藏和调节血液的功能。《素问·五脏生成论》中说："诸脉者，皆属于目……故人卧血归于肝，肝受血而能视。"因肝开窍于目，目受血而能视，故当肝气败绝时，目失所主而成眼闭。因此，王旭高说"眼闭为肝绝"，为难治之症。

肾绝：肾绝也是中风脱证之一。明·方隅《医林绳墨·中风》载："遗尿面黑者，肾绝也。"肾主水，是调节水液代谢的重要脏器，所以尿液的排泄虽在膀胱，但须依赖肾的气化才能完成。肾气绝，则水液失于固涩，则遗尿，因此，王旭高认为在中风证中出现遗尿，要当心肾绝的可能性。

肺绝：肺绝也是中风脱证之一。明·方隅《医林绳墨·中风》载："鼾睡自汗者，肺绝也。"李中梓《医宗必读·真中风》也载："若中风昏倒……声如鼾，肺绝。"肺主气，司呼吸，主行水，朝百脉，主治节，在体合皮，其华在毛，在窍为鼻。因肺在窍为鼻，肺主气司呼吸，故肺气败绝时可见鼾睡。故王旭高认为，中风一证，如伴见鼾睡，并非佳兆。

（五）劳损

1. 劳损（虚劳）的源流

虚、劳、损，都始见于《内经》。《素问·宣明五气》认为，劳损的病因为"五劳所伤"。《素问·通评虚实论》指出："精气夺则虚。"《难经》亦有损病专论，创"五损"之说："一损损于皮毛，皮聚而毛落；二损损于血脉，血脉虚少，不能荣于五脏六腑；三损损于肌肉，肌肉消瘦，饮食不能为肌肤；四损损于筋，筋缓不能自收持；五损损于骨，骨痿不能起于床。"皮毛、肉、血脉、筋、骨谓之"五体"，"五损"就是指五种形体方面的损伤，反映了五脏精气的亏损。《金匮要略·血痹虚劳病脉证并治》首创"虚劳"病名，张仲景详述了证因脉治，分阳虚、阴虚、阴阳两虚三类，治疗重在温补脾肾，兼提出了扶正祛邪，祛痰生新等治疗方法。《诸病源候论·虚劳病诸候》中，比较详细地论述了虚劳的原因及各类症状，并对五劳、六极、七伤等具体病变加以阐释。此后，李东垣对劳倦内伤之证，从脾胃之气虚立论，着重用甘温补中法治疗；朱丹溪"阳常有余，阴常不足"的理论，对阴虚者从肝肾论治，善用滋阴降火。张景岳基于阴阳互根理论，提出"阴中求阳，阳中求阴"的治则；明·汪琦石在《理虚元鉴》中，对本病提出了"治虚有三本，肺脾肾是也。肺为五脏之天，脾为存骸之母，肾为性命之根"的虚劳诊治理论框架。

王旭高遵循《内经》以及张仲景对于劳损的理解，对此证加以论述并辨证分型，他十分赞同汪琦石的观点，认为虽图治之方不一，"然总以肺、脾、肾三经为主"。

2. 对劳损的认识

王旭高在前人基础上，就劳损提出自己的见解。他在《医学刍言·劳损》中说："劳损一门，其来有渐，而因各不同。大抵咳嗽发热不休，大便溏者多不治。其中，心跳头昏，腰痛遗精，白带，或吐血汗多，往往兼夹为病，图治之方亦不一。然总以肺、脾、肾三经为主。"从中可见，王旭高认为，脾、肺、肾三脏的虚损是劳损之根本，其他，如心气虚损、肝阴亏虚、心血不足等，"往往兼夹为病"。

（1）基本证候及治法

①肺气虚损

多因劳伤过度，病后体弱，久咳伤气等，致使肺气长期失于肃降，导致肺气亏虚，表卫不固所致。王旭高认为，"咳嗽发热不休"为其主要症状。亦可伴有短气自汗，或平日易于感冒，倦怠乏力，懒言声低，舌淡脉弱。

治法：补益肺气。

②脾气虚损

脾为后天之本，气血生化之源，脾虚则气血生化之源不足，脾气亏虚，健运失职。王旭高认为，"大便溏"为其主要症状。或伴有神疲乏力，懒言声低，舌淡、脉弱。

治法：健脾益气。

③肾气虚损

肾为先天之本。肾气虚损，是因肾气不充，经脉、筋骨失于濡养，肾气亏虚，失于固摄所致。王旭高认为，"咳嗽发热不休，大便溏"，或"腰痛遗精，白带"为其主要症状。如久咳不愈，大便溏泻，腰膝酸软，神疲乏力，带下异常，尿频而清或尿失禁为证候特点，伴有倦怠，懒言声低，舌淡脉弱。

治法：补益肾气。

（2）兼夹证候及治法

①心气虚弱

肺、脾、肾虚损，耗伤气血，可见心失所养，导致心气不足，运血乏力，心失所养。王旭高认为，"心跳头晕"为其主要症状。如心悸气短，活动时尤其加剧，伴有倦怠乏力，懒言声低，舌淡、脉弱。

治法：养血宁心。

②脾肺气虚

肺、脾、肾虚损，气血亏虚，导致肺卫不固，脾失统摄。王旭高认为，"吐血汗多"为其主要症状，如自汗盗汗，各种血证，伴有倦怠乏力，懒言声低，舌淡、脉弱。

治法：健脾益肺。

③心血亏虚

由于久病，脾、肺、肾三脏虚损，耗伤阴血，致心血亏虚，血不养心。王旭高认为，"心跳头晕"为其主要症状。如心悸怔忡，健忘失眠多梦，脉细或结或代；伴有头晕眼花，面色不华，唇舌色淡。

治法：滋阴养心

④肝阴亏虚

久病，脾、肺、肾三脏虚损，耗伤阴血，肝阴不足，王旭高认为，"心跳头晕"为其主要症状。如眩晕头痛，伴有头晕眼花，面色不华，唇舌色淡。

治法：滋养肝阴

3. 对劳损的治疗

王旭高结合各家之长，对劳损以肺、脾、肾三经为基础进行辨证论治。他在《医学刍言·中风》中说："然总以肺、脾、肾三经为主，如二地、三冬、参、苓、山药、丹皮、川贝、玉竹、桑皮、枇杷叶、红枣、莲子，皆常用之药。"指出虚劳病的治疗，并非单纯补气、补血、补阴、补阳，而是要结合各种临床表现，以肺、脾、肾三脏为基础，进行阴阳并补，气血并调。王旭高在《医学刍言·中风》中，论及对于劳损的用药加减时说："吐血加茜草、藕节；心跳少寐，枣仁、辰砂；便溏泄，冬术；腹中痛，白芍、甘草；腰痛，杜仲、狗脊；带下、遗精，沙苑子、牡蛎；头痛火升，石决明，皆可随证而加。"并且，王旭高亦常遵循古方，将其灵活运用于临床治疗。其曰："至于古方逍遥散、归脾汤、补中益气汤、固本丸、大补阴丸、六味丸、天王补心丹、补肺阿胶散、紫菀汤、小建中汤、地骨皮饮，皆当引用。"

案例1：脾胃虚弱，肝阳上亢

丁。营阴虚则风阳易逆，脾胃弱则肝木易横。心嘈、头眩、耳鸣，液涸阳升之兆；腹胀、脘痞、厌食，脾虚气滞之愆。今吐泻之余，实系肝强脾弱。宗越人肝病缓中论治。人参、茯苓、冬术、竹茹、麦冬、半夏、陈皮、橘叶、刺蒺藜（鸡子黄拌炒）。

按语： 患者因脾胃虚弱，故厌食；营阴亏虚，故心嘈、心烦；致肝阳上逆，故见头眩、耳鸣；肝木横犯脾胃，气机失调，故见腹胀、腹泻等。王旭高临证用药加减时"便溏泄，用冬术"。此方用药仿六君子汤加减：用人参、茯苓、冬术健脾益气，半夏、陈皮、橘叶理气和中；加用麦冬滋阴清热除烦，竹茹清热除烦止呕，刺蒺藜祛风平肝；共奏健脾益气、理气和中、清热平肝之效。

案例2：脾胃虚弱，肺失所养

张。劳碌内伤脾，倦怠而无力。凛凛畏寒频，渐渐盗汗出。咳多痰带红，食少身无热。土衰金不生，卫虚营不摄。延来半载余，劳损难调适。炙甘草、当归、白芍、冬术、党参、怀山药、黄芪、麦冬、茯神、五味子、红枣。

复诊：益元气，补脾土。土旺而金自生，气足而力自足。前方去甘草，加陈皮、生熟谷芽。

按语： 本案由劳倦过度，日久伤精耗气；精气不足，脾胃运化无力，水谷精微物质不能正常输布，濡养全身，故见倦怠无力；脾气亏虚，则见纳差；土为金之母，土虚则金不生，脾虚导致肺失所养，肺气亏虚则卫表不固，故见畏寒、汗出；肺失宣降，则可见咳嗽。脾肺亏虚日久，精气元气愈亏，脾脏为后天之本，故注重补脾，使脾胃运化正常，以滋元气养精气。王旭高治疗重在补益脾土，故方中多为健脾益气之品，如黄芪、党参、冬术等。也注重滋阴养血，如当归、麦冬、红枣等。并加入五味子收敛固涩、益气补肾，也是劳损常累及肾精的缘故。甘草性平，味甘，复诊后去甘草，是恐甘草之甘味滋腻碍脾胃，加陈皮、生熟谷芽以理气健脾，消食和中。方仁渊有按云："此非劳倦伤中，乃劳损伤精也。所因不同，见证亦不同，勿得混治。"

案例3：阴血亏虚，肾虚不纳

某。失血后，咳嗽音哑，气升则欲咳。乃肾虚不纳也。熟地、阿胶、麦冬、沙参、川贝、紫石英、玄参、藕。

再诊：肾气稍纳，上气稍平。但咳尚未止，四肢无力。真阴与元气虚而不复。时当炎暑，暑湿热三气交蒸，虚体最易幻变，保养为上。用景岳保阴煎。生地、熟地、天冬、麦冬、沙参、玉竹、川贝、五味子、紫石英、阿胶、东白芍、百合煎汤代水。

按语：本案为失血后之血虚型劳损。精血同源，血虚则肾精也亏；精气不足则不能上输于肺，肺金失养，金破不鸣，故见咳嗽音哑；肾为气之根，肾虚不能纳气则气升则欲咳。初诊以滋养营阴、固摄肾气为主，运用紫石英，意在镇纳肾气，熟地黄、阿胶、麦冬、沙参皆为养血之品，同时补益肝肾。再诊时，加入五味子亦为固摄敛气之效，百合煎汤代水，更加清润肺金的作用。如柳宝诒方后按云："前方用紫石英，以镇纳肾气。此方用百合，以清保肺金。此用药谛当处，学者宜留意焉。"

以上三个病案，从脾、肺、肾三脏的治疗上，可以看出王旭高治疗劳损用药的精妙，其中用药之一加一减，亦常为后世所学习，"学者宜留意焉"。

（六）臌胀

1. 臌胀的源流

臌胀之名，最早见于《黄帝内经》，与蛊胀相同。如《灵枢·水胀》曰："臌胀何如？岐伯曰：腹胀，身皆大，大与肤胀等也。色苍黄，腹筋起，此其候也。"《素问·腹中论》曰："有病心腹满，且食则不能暮食……名为臌胀。"《金匮要略·水气病脉证并治》中，所论石水、肝水等与本病相似。如："肝水者，其腹大，不能自转侧，胁下腹痛。"朱丹溪在《格致余论·臌胀论》中解释臌胀的病名说："以其外虽坚满，中空无物，有似于鼓；其病胶固，难以治疗，又名曰蛊，若虫侵蚀，有蛊之义。"张介宾《景岳全书·肿胀》云："单腹胀者，名为鼓胀。以外虽坚满而中空无物，其象如鼓，故名鼓胀。又或以气血结聚，不可散，其毒如蛊，亦名蛊胀。且肢体无恙，胀惟在腹，故又名单腹胀，此实脾胃病也。"

2. 对臌胀的认识

王旭高在《医学刍言·臌胀》中指出："臌证，有气、血、痰、水、寒、热之分。初起但腹胀，而腹未满者谓之胀；若腹已满者，谓之胀满；若但腹胀满者，谓之臌胀；若但腹胀而四肢面容消瘦，谓之单腹胀；若初起腹胀满，四肢面目悉肿者，谓之肿胀。"王旭高认为，臌胀由"气、血、痰、水、寒、热"引起，出现气滞、血瘀、痰浊、水湿、寒凝、郁热的病变而成臌胀。又根据其先后出现的症状以及兼夹症状，将其分别归类为"胀""胀满""臌胀""单腹胀""肿胀"。王旭高将臌胀分为以下六种类型：

（1）脘腹痞胀

脘腹痞胀，"大抵观其舌苔浊厚者，因乎湿浊为多；热者口渴，小溲赤；寒者口不渴，小便清食入胀痛，或嗳腐气"等。此病因于饮食不节，或情志刺激等，以致饮食积滞，脾胃损伤，运化失司，湿浊内生，壅滞中焦，气机不畅；或肝失疏泄，气机阻滞，湿浊不化。故往往可见食后腹胀痛，嗳腐吞酸，舌苔浊厚。若湿浊郁而化热者，可见口渴；湿热下注，则见"小溲赤"。若湿困脾胃，脾气亏虚，中焦虚寒者，可见口淡不渴；脾阳亏虚及肾，肾阳不足，可见小便清长。

（2）风水

"风水，初起先面肿、咳嗽，而后腹胀、足肿者，古人谓之风水，俗名水臌。"（《医学刍言·臌胀》）此证由于在表之风邪与在里之湿邪相合为病，然风性向上，故先见咳嗽，面部浮肿；湿性重浊，与风邪相合，流注中焦而后下行，可见腹部臌胀，足部水肿。

（3）水臌

水臌，"初起先足肿，而后腹满面浮者，湿伤于下，下甚极而上也，此真水臌"（《医学刍言·臌胀》）。此证候因于饮食不节，或情志刺激，或久病等，导致脾肺肾虚，水湿内结，气机阻滞，升降失调，清浊相混，而逐渐形成臌胀。湿性重浊，先伤于下，故见足部先肿；肺主一身之气，脾虚湿甚，气机不畅，肺气愈虚；水湿不化，愈加困厄脾阳。脾为后天之本，脾气亏虚易影响先天之肾精，肾主水，肾气亏虚则水湿愈甚，可见腹胀满而面部浮肿。此证与上述"风水"皆为伤于湿邪，不同的是"风水"之湿邪与风邪相合而病，而本证则是因于脾肾亏虚，水湿内生不化。

（4）气臌

气臌，"初起先腹胀而后面足肿者，气壅极而水注也。先面足肿而后腹胀者，水上逆而气壅也"（《医学刍言·臌胀》）。此证候多因情志过极等因素，导致体内气机逆乱，肝气郁结，气机壅塞不通则肺气升降失调，脾气运化失司，气机阻滞则水液不行，水液停聚则生臌胀。

（5）单腹胀

单腹胀，"若单单腹胀满，手足反消瘦者，多由郁怒伤肝，木来克土，精神内亏，气血不足，虽有治法，百难愈一。若腹上青筋绽露，食少便泄，气急不得卧者，死期近矣"（《医学刍言·臌胀》）。此证候为饮食不节，或情志刺激，或六淫虫毒等因素，导致素体肝气横逆犯脾，肝气郁结，气机不畅，郁而化火而见腹胀满如鼓；脾气亏虚，运化失司，不能化生气血精液以濡养，可见四肢消瘦。

（6）血臌

血臌，"此外有血膨，妇女犯之为多，男亦有之。面色萎黄，有蟹爪纹，步履如常，腹渐日大，必多怒善忘，口燥便秘，胸闷胁痛"（《医学刍言·臌胀》）。此证候为因情志刺激，或久病、劳欲过度等，导致肝肾阴虚，肝阴不足则肝阳亢盛，灼伤阴液则阴液愈虚，而致口燥、便秘；血为气之母，血虚则气亦亏虚，故见面色萎黄，胸闷胁痛，脉络瘀阻而渐发生臌胀。

3. 对臌胀的治疗

（1）脘腹痞胀以理气为主

王旭高在《医学刍言·臌胀》中，提到臌胀用药时指出，此病"多因气滞，每用理气之药，如川朴、青皮、陈皮、香附之类；每兼湿浊，必参燥湿之品，如苍术、半夏、赤苓之属。挟热者为湿热，加姜汁炒川连、黄芩之类；挟寒者，加干姜、吴萸。食入胀痛，或嗳腐气，必兼食积，宜加枳实、莱菔子、砂仁。至如冬瓜皮、大腹皮、姜皮、泽泻等，证尚未虚者，皆可通用，即正气已虚，兼补药数味，而冬瓜皮等，仍可用之为佐使，以化湿通气也"。可见，王旭高在脘腹痞胀的治疗上，多以理气之药为主，同时注意辨别是否夹湿、夹热、夹寒、夹滞、夹虚等，根据证候表现及病机加减用药。

案例

某。暑湿伏邪挟积，阻滞肠胃，中州不运，大腹骤满，腹中时痛，痛则大便粘腻，色红如痢，小水短少。脉沉滑数，是积之征也。拟大橘皮汤送下木香槟榔丸四苓散加橘红、大腹皮、木香、木通、滑石、砂仁末、川朴。煎汤送木香槟榔丸三钱。（《王旭高医案·臌胀水肿》）

复诊：气与水相搏，大腹骤满，脉沉，小便不利，大便欲泄不泄。法以疏气逐水。香薷、大茴香、泽泻、莱菔子、赤苓、大戟、甘遂、枳壳、黑白丑、生姜。

按语：本案是由于饮食积滞于肠胃，阻遏气机，困厄脾胃，化生湿浊，以致湿热下注引起的一系列病证。初诊，王旭高用四苓散淡渗利湿，加用理气药，如川朴、橘红、大腹皮、木香、砂仁等，以行气化滞。如王旭高所说："脘腹痞胀，多因气滞，每用理气之药。"复诊，则重于行气利水，多用逐水药，如大戟、甘遂、黑白丑等。但此种情况下，当注意正气是否已虚，若正气亏虚则慎用攻逐。

（2）风水宜以发汗为先

在《医学刍言·臌胀》中，王旭高对于治疗风水有用药加减的论述。其曰："如兼寒热，头胀痛鼻塞，宜先发汗；重则麻黄、杏仁、射干、葶苈；轻则羌、防、紫苏、桔梗。如小便短少者，必兼渗湿，如苓、泽、苡仁、木通、车前、通草等味。"

案例

金风湿相搏，一身悉肿，咽痛发热，咳而脉浮，拟越婢法。麻杏甘石加赤苓、腹皮、通草。（《王旭高医案·臌胀水肿》）

复诊：风水者，在表之风邪与在里之水湿合而为病也。其症头面肢体浮肿，必兼咳嗽，故为风水。更兼食积，其腹必满。三焦不利，法当开上、疏中、达下，若不避风，恐其增剧。羌活、防风、枳壳、杏仁、大腹皮、川朴、茯苓、橘红、泽泻、莱菔子、桑皮、青葱、生姜。

按语：本案乃在表之风邪与在里之湿邪相合而成风水，既有外感表证之咽痛发热，咳嗽，脉浮；又有内湿得外风之助而走行全身之里证，以致全身浮肿。治疗上应运用表里两解之法。王旭高治疗臌胀，注重肺脾两脏。初诊时，运用越婢汤疏风解表，宣肺行水，用麻黄、生姜宣肺解表以行水，石膏解肌清热，大枣、甘草补益肺脾，大腹皮、通草、赤苓行气利水消肿。复诊时，用羌活、防风、杏仁开上以宣肺利水，用枳壳、泽泻、橘红、莱菔子、姜皮等疏中以理气健脾利水，用大腹皮、川朴、茯苓、桑皮、达下以利水消肿。

（3）水臌宜健脾运湿

水臌，证见腹大胀满，按之如囊裹水，甚则颜面浮肿，下肢浮肿，脘腹痞胀，肢体困重，精神困倦，畏寒，懒言，大便溏薄，舌苔白腻，脉缓等脾、肺、肾三脏虚弱的症状。王旭高《医学刍言·臌胀》中提到："水臌，宜健脾运湿，如五皮饮、五苓散、平胃散等选用之。"

（4）气臌理气行水为要

气臌，证见腹胀如鼓，按之坚，胁下胀满或疼痛，喜叹息，脘腹痞胀不舒，嗳气后可缓解，食后胀甚，舌苔白腻，脉弦等气机不畅的症状。王旭高在《医学刍言·臌胀》中在论及水臌的治疗时说："然气至水必注，水注气亦至，故必以理气行水为要也。凡利水之药，必少佐通阳之属，如桂枝、肉桂、干姜、附子，或加数分，或用一味，或二三味，观其证而酌用之可也。"王旭高治疗臌胀疾病时，都十分注重肺脾，故多运用健脾理气之药以行水。

（5）单腹胀当和平以守之

王旭高在《医学刍言·臌胀》中，对于单腹胀的治疗，按不同时期区别对待。例如："用方如逍遥散，兼六味丸、六君子之意，不宜大温，不可太寒，当和平以守之。膨胀日久，脾肾两虚者，如理中汤、肾气丸，善于调理，亦有收功者，然断不能速效，宜耐心服药乃可。"王旭高对于治疗单腹胀的方药用"和平以守之"来概括，对于已有气血亏虚以及生化之源虚损，则不适宜使用过于峻猛的药。指出疾病日久易损及肾，久病之单腹胀需注意补益脾肾。并指出饮食调理的注意事项："凡肿胀忌食咸，宜食淡，盖以咸伤血，而淡能渗湿也。"

案例

冯。产后数十日，忽发肝风，心荡不寐，继以血崩。今周身浮肿，气逆不得安卧，头眩，口不渴，病势夜重，血虚气胜，木旺土弱也。土弱不制水，水反侮土。土既受木克，又被水侮，是为重虚。欲培土，先补火，佐以泻木。肉桂、冬术、茯苓、泽泻、大腹皮、木香、陈皮、炮姜、神曲、通草、血珀。

渊按：温而不燥，补而不滞，和养肝脾之气，以招失亡之血，其胀自消。(《王旭高医案·臌胀水肿》)（渊按即为王旭高门人方仁渊在参订《王旭高医案》时所加按语，下同）

按语：本案患者因产后多虚，脾气不足，气血生化无源，气血亏虚不能敛肝阳，肝阳亢盛，而发为肝风，阳亢动血，故继之血崩。肝风内动，气机逆乱，故气逆不得卧；肝阳上亢，扰乱心神，可见头眩。本案中，用培土泻木治法，是根据《素问·三部九候论》"必先度其形之肥瘦，以调其气之虚实，实则泻之，虚则补之"之义。方中用肉桂、炮姜温中补火助阳，茯苓、泽泻淡渗利湿健脾，大腹皮、木香、陈皮行气利水健脾，冬术燥湿益气健脾，神曲健脾和胃，血珀利尿镇静安神。诸药合用，共同达到健脾益气，清泻肝火之功效。

（6）血臌当行气健脾佐以血药

王旭高在《医学刍言·臌胀》中，论及血臌用药时说："宜六君子加芎、归、干姜、延胡；或暂入大黄酒炒一二剂。盖血瘀必因气滞，脾失健运，故必运脾理气之中，而加血药。若但通瘀，致虚其气，而脾愈弱，反速其害多矣。"王旭高认为，血臌的治疗，不可直接运用血药以活血化瘀，因为活血化瘀药易耗伤气血，此时应当先理气健脾以助脾胃化生气血，而再加血药以活血化瘀。

案例

陆。经停一载有余,肝气不时横逆,胸脘胁肋疼痛,呕吐酸水,大腹日满,青筋绽露,此属血臌。盖由肝气错乱于中,脾土受困,血海凝瘀,日积月大,状如怀子,而实非也。今病已极深,药力恐难见效。川楝子、丹参、归尾、香附(盐水炒)、延胡索、五灵脂(醋炒)、陈皮、砂仁、红花、淡吴萸。(《王旭高医案·臌胀水肿》)

按语:本案为肝气郁结,气机不舒,横犯脾胃,故见胸胁疼痛,呕吐酸水。肝气郁而化火,灼伤阴液,肝阴不足,气机阻滞,而致脉络瘀阻,久病则成血臌。王旭高认为,本证已经病入膏肓,当用行气健脾佐以血药的治法。

4. 用药特色

(1)理气贯穿始终

理气药的大量使用,主要是为了达到畅达气机,流通气血,以及行气利水的效用。王旭高认为,气机失调是臌胀的主要病机。脾胃居于中焦,为气机升降之枢纽;内伤、外感之邪伤及脾胃,脾胃失和,升降失调,都会导致气机失调的病理变化;或肝失疏泄,导致脾胃气滞、升降失调。大量使用理气药,包括疏肝药,畅达中焦气机,是王旭高的基本治疗手段之一。

(2)常用补虚健脾

脾主运化,脾胃虚损则运化失司,水湿内聚,气机不畅,既可郁而化热,而致水热蕴结,亦可因湿从寒化,出现水湿困脾之候;久则气血凝滞,脉络瘀阻,瘀结水湿愈加停聚不行。因此,治疗臌胀以健脾益气药常用。

(3)善用化湿药和利水渗湿药

湿阻,是臌胀的重要病机。化湿药多辛香温燥,善芳化燥除湿浊,舒畅气机而健运脾胃,有化湿健脾、和中开胃之功。因此,巧用化湿药可收事半功倍之效。

（4）注重使用温药

注重使用温里药，表明王旭高重视寒证在臌胀发病过程中的重要性。气血"得寒则凝，得温则行"，外来寒邪以及内生之寒易犯中焦脾胃，凝滞经脉气血，导致中焦气滞或气滞血瘀的病理变化。因此，以温里药散中焦之寒，温通脾胃气血，也是治疗臌胀的常用方法。

（七）噎膈、反胃

1. 噎膈、反胃的源流

《内经》谓鬲、膈、膈中、鬲咽者，即噎膈也。宋·严用和《济生方》中始有"噎膈"之病名。反胃，首载于《金匮要略·呕吐哕下利病脉证治》，谓之"胃反"，言"朝食暮吐，暮食朝吐，完谷不化，名曰胃反"。后世或谓"翻胃"，但基本含义无多大分歧。明·赵献可对此有详细的解释。其云："噎膈、反胃、关格三者，名各不同，病原迥异，治宜区别，不可不辨也。噎膈者饥欲饮食，但噎塞迎逆于咽喉胸膈之间，但胃口之上，未曾入胃……反胃者，饮食倍常，尽入于胃矣，但朝食暮吐，暮食朝吐，或一两时而吐，或积至一日一夜，腹中胀闷不可忍而复吐，原物酸臭不化，此已入胃而反出，故曰反胃……关格者，粒米不欲食，渴欲茶水饮之，少顷即吐出，复求饮复吐，饮之以药，热药入口即出，冷药过时而出。"（《医贯·噎膈》）王旭高在《医学刍言·噎膈、反胃》中提出："食不得下，哽噎而下谓之噎。食虽入咽，仍复吐出谓之膈。朝食暮吐名反胃。"

2. 对噎膈、反胃的认识

（1）噎膈的病因病机

噎膈的病因复杂，主要与七情内伤、酒食不节、久病年老有关，致使气、痰、火、瘀交阻，耗气伤津，胃失通降而成。严用和曰："倘或寒温失宜，食饮乖度，七情伤感，气神俱扰……结于胸膈，则成噎，气流于咽噎。"(《济生方·噎膈》)朱丹溪曰："噎膈病属血虚气虚，有痰有火。"认为其发病主要在于"血液俱耗，胃脘干槁"(《丹溪心法·翻胃》)。《景岳全书·噎膈》指出："噎膈一证，必一忧愁思虑，积劳积郁，或酒色过度，损伤而成，盖忧思过则气结，气结则施化不行，酒色过度则伤阴，阴伤则精血枯涸；气不行则噎膈病于上，精血枯涸则燥结病于下。"指出本病的发生与饮食、酒色、年龄等多种原因相关。

（2）反胃的病因病机

反胃的病因亦较复杂，大致也是与外感六淫、七情内伤、饮食不节等导致脾胃亏虚，水谷运化失常，气机不畅，升降失调有关。反胃日久，又可导致肾阳亏虚，下元火衰，不能腐熟水谷。张仲景在《金匮要略·呕吐哕下利病脉证治》中说："胃气无余，朝食暮吐，变为反胃。"《诸病源候论·胃反候》中指出，"荣卫俱虚，其血气不足，停水积饮在胃脘则脏冷，脏冷则脾不磨，脾不磨则宿谷不化，其气逆而成胃反也"。《景岳全书·反胃》曰："或以酷饮无度，伤于酒湿；或以纵食生冷，败其真阳；或因七情忧郁，竭其中气。总之，无非内伤之甚，致损胃气而然。"《张氏医通》卷四《诸呕逆门·反胃》曰："反胃系真火式微，胃寒脾弱不能消谷，朝食暮吐，暮食朝吐，或一两时而吐，或积至一日一夜，腹中胀闷，不可忍而复吐，虽曰脾胃虚寒，然致病之由，必有积滞于内。"基于上述前贤认识，王旭高提出"反胃宜温"。

3. 对噎膈、反胃的治疗

（1）噎膈的治疗

王旭高在《医学刍言·噎膈反胃》中指出"噎宜清火降气化痰"，常用药："如蔗浆、梨汁、姜汁、杏仁、川贝、苏子、枇杷叶、芦根汁；或加旋覆花、蛤壳等。"所用药物多为降气化痰之药。旋覆花，《神农本草经》谓："主结气胁下满，惊悸。除水，去五脏间寒热，补中，下气。"加入此药后，更能助健脾祛湿，降气和胃之功。膈，"膈证虽有寒有热，寒者多而热者少"，选用方药"如左金丸、六君子加干姜"。此外，"又津液枯者，如苁蓉、杞子、当归、半夏、沉香、茯苓、甘草"，药中有补肾助阳之品，如苁蓉；有滋阴以助阳之药，如杞子、当归；还有理气祛湿健脾之药，如半夏、茯苓等。

关于噎膈兼夹证的加减治疗，王旭高指出"至于噎膈夹痰、夹瘀、夹虫者，如桃仁、新绛、南星、半夏、瓦楞子，及乌梅丸之意，亦可参入"（《医学刍言·噎膈、反胃》）。乌梅可安蛔，南星、半夏为化痰之要药，桃仁、新绛、瓦楞子为活血化瘀之妙药。

（2）反胃的治疗

王旭高在《医学刍言·噎膈、反胃》中说："反胃宜温，朝食暮吐，是无火也。"认为反胃之由于"无火"，即脾阳不足，肾阳亏虚。故对于反胃的治疗，要点是"反胃宜温"。具体分为以下两种：

其一，脾胃虚寒。王旭高认为，"吐带酸水者，宜温中焦"。此证由于情志内伤，或饮食不节等，导致脾胃亏虚，水谷运化失常，水湿停聚中焦，脾胃升降失调而成病。主要表现为脾胃虚弱，气血生化不足，气机逆乱等症状。

案例

秦。纳食辄呕清水涎沫米粒，病在胃也。曾经从高坠下，胁肋肩膊时痛，是兼有瘀伤留于肺胃之络，故呕有臭气。拟化瘀和胃，降逆止呕为治。旋覆花、归须、广郁金、杏仁、半夏、炒丹皮、茯苓、焦楂肉、橘红、蔻仁。（《王旭高医案·臌胀水肿》）

复诊：止呕必以和胃，气升必须降纳。半夏、茯苓、白术、蔻仁、藿香、陈皮、老桂木、神曲、干姜、沉香、伏龙肝。

按语：止呕必以和胃，气升必须降纳。然呕清水涎沫米粒者，是胃中无火，中焦腐熟不能，故用老桂木、干姜、神曲、沉香等暖胃助其腐熟。

其二，下元火衰。王旭高认为，反胃日久，"吐出白沫者，宜温下焦"。脾胃亏虚日久，气血生化无源，气机逆乱，都会导致下焦肾元损伤。肾为先天之本，有赖于后天脾胃之精气的充养。脾胃虚寒，则肾精亏虚失养。肾气亏虚，则表现出下焦虚寒，水液输布失常，元气亏虚的症状。

案例

严。噎嗝、反胃，胃脘之病也。上焦主纳，中焦司运，能纳而不能运，故复吐出。朝食暮吐，责其下焦无阳。拟化上焦之痰，运中焦之气，益下焦之火，俾得三焦各司其权，而水谷熟腐，自无反出之恙。然不易矣。旋覆花、代赭石、熟附子、茯苓、枳壳、沉香、半夏、新会皮、益智仁、淡苁蓉、地栗、陈鸡冠、海蜇。（《王旭高医案·臌胀水肿》）

按语：此即仿张仲景旋覆代赭汤意，加熟附子、沉香、苁蓉等以温下焦。其中，地栗，即荸荠也。《本草备要》中，早有"荸荠治五种噎膈"的记载。《本草汇编》亦云："荸荠入药最消癌积。"

此外，王旭高《医学刍言·噎膈、反胃》，尚附有甘蔗饭（甘蔗去皮切钱样，白米少些放瓷碗内，以水润透米，将蔗钱放米内，再用瓷碗盖定，慢火蒸熟成饭。先取蔗钱与病人徐徐嚼咽蔗汁，即食此饭，为开膈第一方。服后即食云南黑白棋子末亦可"）、反胃方（"此斗门方，出《纲目》上。取大附子一枚，以温汤泡去盐味，放于砖上，四面着火渐逼脆，焠入生姜自然汁中，再逼再焠，约尽姜汁半碗为度，然后将附子研极细末，用米汤调服一钱，不过三服效"）。

（八）痰饮

1. 痰饮的源流

"痰饮"的概念，首见于《金匮要略·痰饮咳嗽病脉证并治》。在《金匮要略》之前，《黄帝内经》已有"饮""溢饮""饮发""饮积""水饮"

等"饮"病的概念。而相对于后世所称的"痰"，《黄帝内经》多表述为"涕""唾""沫"等，《金匮要略》中则谓之为"浊唾"或"涎沫"。因此，在张仲景之前"饮"与"痰"就是两个概念。而王旭高认为痰与饮同源，故王旭高所论之"痰饮"，实际上既涵盖了"痰"和"饮"两个方面，又偏重于"饮"病。

2. 病因病机

痰饮是指体内水液输布运化失常，停积于某些部位的一类病证。在王旭高《环溪草堂医案》所载病案中，痰饮病因有感受寒邪生痰饮、饥饱劳碌生痰饮、嗜酒生痰饮、脾肾两亏生痰饮、久病正虚生痰饮等。然其病机，《医学刍言·痰饮》中明确指出："痰与饮同源，而有阴阳之别。阳盛阴虚则水气凝而为痰；阴盛阳虚则水气溢而为饮。然痰有寒痰，饮亦有热饮，又不可不辨也。"也就是说，王旭高认为，痰与饮同出一源，可以并称，病机上都有阴阳之分，寒热之别。

3. 证候分类

《金匮要略·痰饮咳嗽病脉证并治》曰："其人素盛今瘦，水走肠间，沥沥有声，谓之痰饮；饮后水流在胁下，咳唾引痛，谓之悬饮；饮水流行，归于四肢，当汗出而不汗出，身体疼重，谓之溢饮；咳逆倚息，短气不得卧，其形如肿，谓之支饮。"痰饮涉及的范围很广，通常包括痰饮、悬饮、溢饮、支饮四种。王旭高在痰饮的证候分类上，基本沿用了张仲景痰饮证治的思想，将痰饮分为寒饮、悬饮、溢饮、留饮论治。王旭高将留饮（因饮邪留而不去所致）加入，是遵《金匮要略·痰饮咳嗽病脉证并治》："夫心下有留饮，其人背寒冷如手大。"

4. 治疗方法

（1）寒饮证治

患者"某。咳嗽口不渴，当脐痛而脉细，头常眩晕。此乃手、足太阴二经，有寒饮积滞阻遏清阳之气，不能通达。故一月之中，必发寒热数次，乃郁极则欲达也。病将四月，元气渐虚，寒饮仍恋而不化，先以小青龙汤蠲除寒饮，宣通阳气"（《环溪草堂医案·痰饮》）。方用麻黄、桂枝、白芍、细辛、干姜、半夏、五味子、甘草。王旭高对于寒饮咳嗽，认为宜以温肺蠲饮为主，兼有外感则宣肺解表。若寒饮伏留于胃脘，清阳失旷于心胸，则宜通肺脾肾之阳以化饮。总之，寒饮以温药和之为主，兼通阳化饮，即张仲景"病痰饮者，当以温药和之"之旨。

（2）悬饮证治

对于悬饮，王旭高在张仲景以十枣汤攻逐水饮的基础上，加用吴茱萸、白芥子以助驱散痰饮。如《环溪草堂医案·痰饮》记载："秦。悬饮踞于胁下，疼痛，呕吐清水。用仲景法。"方用芫花、甘遂、大戟、吴茱萸、白芥子各二钱；将河水两大碗，入上药五味，煎至浓汁一碗，去渣，然后入大枣五十枚，煮烂，俟干。每朝食大枣五枚。对于芫花、甘遂、大戟三药，王旭高在《退思集类方歌注·十枣汤》中指出："悬饮者，如悬物也，水饮痰涎，久踞经络，结成窠囊。悬于胁下，惟此三味，能直达水饮窠囊隐僻之处，非他药所能及。"遵张仲景《金匮要略·痰饮咳嗽病脉证并治》："脉沉而弦者，悬饮内痛。病悬饮者，十枣汤主之。"因此，悬饮主以芫花、甘遂、大戟攻逐水饮，并用吴茱萸、白芥子。诸药合用于实证，其效如神。

（3）溢饮证治

《环溪草堂医案·痰饮》记载："单。痰饮久留，咳喘不已，痰多黏腻，脾肾两亏。脾虚则痰不化而食减，肾虚则阳气衰而水泛，以致腹满、足肿、面浮，病成溢饮。《金匮》云：病溢饮者，当发其汗，小青龙汤主之。然脉细阳衰，便难液涸，脉细阳衰，肾气久虚，何堪更投发泄、耗阴、伤阳之剂！拟进附子都气丸，裁去熟地者，以其痰多痞塞也。"此案例中，方用淡苁蓉、枸杞子（青盐炒）、茯苓、泽泻、半夏、五味子、制附子、牛膝炭、胡桃肉。王旭高认为，此案患者单某病溢饮，按张仲景法本当用小青龙汤发汗，但患者"脉细阳衰，便难液涸，肾气久虚，何堪更投发泄耗阴伤阳之剂"。故拟附子都气丸加减治之，方中用附子温阳散寒，能引诸药通行十二经。都气丸，也叫七味都气丸，从宋代儿科大家钱乙六味地黄丸化裁而来。"都"者，有盛也、聚也之义；"气"，即指肺肾之气而言。肺为一身之气的大主，肾为元气发生的根本；肺主呼气、肾主纳气。只有肺肾之气旺盛，才能维持全身气机之调畅。王旭高此方配伍，有补肾气、敛肺气之功。张仲景认为，溢饮当小青龙汤发汗兼温化里饮；而王旭高则认为溢饮，当以温阳利水为主。

（4）留饮证治

《环溪草堂医案·痰饮》记载："某。肾中之元阳不足，膻中之火用不宣。痰饮伏留于心下，故心胸如盆大一块，常觉板冷，背亦常寒。三四年来每交子后则气喘，乃阳气当至而不至，痰饮阻遏，阳微阴胜故也。天明则阳气张，故喘平。至心悸咳嗽，易于惊恐，属阴邪窃踞胸中为病。其常若伤风之状者，卫外之阳亦虚也。图治之法，当祛寒饮而逐阴邪，斡旋阳气，如离照当空，阴邪尽扫。用仲景苓桂术甘汤，先通其胸中之阳气。"王旭高以苓桂术甘汤通其胸中阳气，在《退思集类方歌注·苓桂术甘汤》中说："白术、甘草崇脾土以运津液，茯苓、桂枝利膀胱以布其化，则痰饮悉蠲矣。"因此，对于留饮阳微，治疗当以健脾通阳为主。

（5）饮去正虚证治

王旭高在《医学刍言·痰饮》中说，"虚痰加人参、都气丸、肾气丸、金水六君煎"。故他在讨论所治痰饮某案"水饮去后，中气大亏"时说："非建中不可，而胃阴枯涸，非养胃阴又不可。然则，黄芪建中但补中气而不能养其胃阴，仍非计之善也。今拟十全大补阴阳气血双调，加入麦、夏、

苏、附，即十四味建中法，并建其脾中、肾中阴阳，或者其有济乎！"复
诊记载中又说："肝虚无直补之法，补肾即所以补肝；中虚有兼补之方，补
火而更能生土。前投十四味建中，两建其脾中、肾中之阴阳。证既大虚，
药宜加峻。虚能受补，便是生机。"（《环溪草堂医案·痰饮》）故水饮去后，
中气大虚之证，王旭高认为，此时当以温肾健脾，益气养血，共济脾肾之
阴阳。

5. 用药特色

（1）温药和之

王旭高继承了张仲景"病痰饮者，当以温药和之"的治疗原则。这一
治疗原则，是张仲景为痰饮病证创立的治疗大法，也是治疗痰饮病证的总
原则。统计《环溪草堂医案·痰饮》中的医案，王旭高在所有医案中都曾
用到温药，或半夏温散寒水，或附子温阳散寒。还常用肉苁蓉，肉苁蓉功
能养命门、滋肾气、养血润燥、善滑大肠。据明·倪朱谟《本草汇言·肉
苁蓉》记载，肉苁蓉"乃平补之剂，温而不热，补而不峻，暖而不燥，滑
而不泄"。

（2）遵古方但不拘于古方

王旭高辨治痰饮确有丰富的临床经验，其于古书尤多深研，无不精心
贯串，更能融汇诸家之善，详分痰饮"新久、内外、虚实、寒热、时令及
饮食者"。如他在《医学刍言》中说："痰饮诸方，以二陈为主，余则随证
加减。"若"久嗽气短，加桂枝、白术，即合苓桂术甘汤法也"。若"四肢
肿，身体疼重，加黄芪、防己，即防己黄芪汤法"。若"咳逆倚息不得卧，
面色黑，心下痞，加防己、桂枝、人参、风化硝，即木防己法。又小青龙
汤、葶苈大枣汤选用"。若"眩晕加泽泻、白术"，即张仲景泽泻汤法。

总之，王旭高治疗痰饮，总以"温药和之"为原则，化裁古方，随证
加减。

（九）咳嗽

1. 咳嗽的源流

咳嗽病名始于《内经》，《素问·五脏生成》云："咳嗽上气，厥在胸中，过在手阳明、太阴。"《素问·阴阳应象大论》云："秋伤于湿，冬生咳嗽。"张仲景《伤寒论》但言咳，"伤寒，表不解……发热而咳……小青龙汤主之"。金·刘完素在《素问病机气宜保命集·咳嗽论》中将咳与嗽分而论之，"咳谓无痰而有声，肺气伤而不清也；嗽是无声而有痰，脾湿动而为痰也；咳嗽谓有痰而有声，盖因伤于肺气，动于脾湿，咳而为嗽也"。明·赵献可《医贯·咳嗽论》云："咳谓无痰而有声，嗽是有痰而有声。"实际上，临床很难将两种截然分开，故一般统称为"咳嗽"。

2. 病因病机

《素问·咳论》曰："五脏六腑皆令人咳，非独肺也。"《医学三字经·咳嗽》曰："咳嗽不止于肺而亦不离乎肺也。"指出咳嗽发生的病位主要在肺，但他脏病亦可累及肺，致肺的宣发肃降功能失常而导致咳嗽。《景岳全书·咳嗽》亦云："咳症虽多，无非肺病。"

对王旭高《环溪草堂医案》所载病案统计，咳嗽病因有外感邪毒致咳、饮食不节致咳、久病体弱致咳、烦劳疲极致咳等。至于咳嗽的病机，王旭高在《医学刍言·咳嗽》中说："五脏皆有咳，总不离乎肺。以余验之，外感风寒，内伤精气，皆能致咳，总不离乎痰饮，以痰饮为致咳之根也。惟虚实二字，最宜分别，不可误也。"实际上即为外感咳嗽和内伤咳嗽，皆为肺失宣降，肺气上逆所致。

3. 证候分类

在咳嗽的证候分类上，王旭高将其分为外感咳、内伤咳、肺虚咳、肾虚咳、咳嗽气急、水饮咳喘、哮喘论治。王旭高把哮喘列入咳嗽之一，应当也是受张仲景《金匮要略·肺痿肺痈咳嗽上气病脉证并治》中"咳而上气，喉中水鸡声，射干麻黄汤主之"的影响，而虞抟在《医学正传》中说"大抵哮以声响名，喘以气息言。夫喘促喉中如水鸡声者，谓之哮；气促而连续不能以息者，谓之喘"，故将哮喘列于其中。

4. 治法特点

（1）外感咳证治

王旭高在《医学刍言·咳嗽》中指出"外感风寒暴咳，必鼻塞头痛，恶寒发热，用前胡、紫苏、杏仁、橘红、桔梗、象贝、款冬花、桑叶、荆芥"；而"若苔白口腻者，必加半夏、茯苓、泽泻"。王旭高在《环溪草堂医案·咳嗽》中，就记载了这样的医案：

某。素有寒嗽，时发时止。上年岁底发时，寒热六七日方止。至春初喉痛三日，声音遂哑，而咳嗽作。总因风温袭于肺部。宜宣邪降气，冀免喘急。旋覆花、荆芥、杏仁、款冬花、前胡、苏子、枳壳、川贝、川芎、桔梗、蛤壳、枇杷叶。

按语：咳嗽有寒邪者，当以散寒疏风，宣肺止咳。如叶天士《临证指南医案·咳嗽》所云："若因风者，辛平解之；因于寒者，辛温散之；因于火者，以甘寒为主。"

（2）内伤咳证治

对于内伤咳，王旭高在《医学刍言·咳嗽》中说："内伤精气久咳，倦怠微热咽干，肺阴虽亏而脾肾未伤者，如沙参、麦冬、杏仁、川贝、玉竹、桑皮、枇杷叶。"对于其中之苔白口腻者，也同样"必加半夏、茯苓、泽泻"。内伤咳，主要为肺阴亏虚，治以养阴生津，润肺止咳，故方用沙参麦冬汤加减。其中，沙参、麦冬可滋阴润肺，生津润燥。吴鞠通《温病条辨·秋燥》中指出："燥伤肺胃阴分，或热或咳者，沙参麦冬汤主之。"

王旭高曾治"僧。咳嗽七八年，咳甚必汗出。近半年以来，痰中见血两次，肺气肾阴亏损矣。虑加内热，延成劳怯。大熟地、归身、蛤壳、北

沙参、麦冬、川贝、甜杏仁、苏子、桑白皮、炙甘草、枇杷叶"。(《环溪草堂医案·咳嗽》)

按语：本案体现了王旭高治内伤咳嗽以降为主的特点，气降咳自愈。治疗内伤咳嗽立足"降"字，兼用清热、养阴、化痰止咳等法。《景岳全书·咳嗽》曰："内伤之咳，先因伤脏，故必由脏及肺，此脏为本而肺为标也。"叶天士认为，内伤咳嗽，属肺阴不足者，"咳嗽盗汗，责之阴弱气浮"，"肺阴耗耳"，"内热咳嗽痰血，藏阴暗耗，阳动不潜使然"。治疗上，"法宜摄阴"，生津养阴，润肺止咳。可见，王旭高治内伤咳嗽，继承了张景岳、叶天士的治疗思想。

（3）肺虚咳证治

王旭高《医学刍言·咳嗽》指出，"若久咳肺虚，伤及脾胃者，必食少便溏，宜六君子加杏仁、川贝、冬花、麦冬、五味等"。

如王旭高治"张。稚龄，形瘦色黄，痰多食少，昼日微咳，夜寐则喉中嗅吼有声。病已半载，性畏服药。此脾虚湿热蒸痰阻肺也。商用药枣法。人参、炙甘草、冬术、茯苓、制川朴、苍术、宋半夏、陈皮、川贝、榧子，上药各研末，和一。用好大枣一百枚，云去核，将药末纳入枣中，以线扎好。每枣中大约纳药二分为准。再用甜葶苈一两，河水两大碗，将枣煮，候枣软熟，不可太烂，取出，晒干。候饥时，将枣细嚼一枚。一日可用五枚。余枣汤去葶苈，将汤煎浓一茶杯，分三次先温服"。《王旭高医案·咳嗽》

按语：王旭高指出："此平胃、六君子汤加川贝、榧子也。制法极好。治脾虚湿热蒸痰阻肺，喉中痰多者，从葛可久白凤膏化出，颇有巧意。服之遂愈。"(《环溪草堂医案·咳嗽》)本案中患儿羸瘦面黄，痰多食少，按原注可知为脾虚湿热，痰阻于肺，且夜发哮喘，属于中医学之"哮证""喘证"等范畴，治宜肃肺平喘、燥湿健脾，清热化痰。药用人参补脾胃之气，合冬术（即为平江白术，因产于今湖南平江县，又称平术）则益气补脾更著；茯苓健脾利水渗湿，炙甘草益气和中，调和诸药；陈皮、半夏和胃化痰，川贝化痰止咳，川朴理气燥湿健脾。然患儿病久畏药，若强行灌服，恐终不得入。于是别具一格，自创药枣法，并以甜葶苈煎汁以清化痰热，补清热之不利，兼以平喘；且大枣味甘，甘能扶阳，亦为久病劳损治法之所需也。唯榧子一味，不知其用，柳宝诒高徒邓养初评语中疑为有虫积在内。至于白凤膏，为《十药神书》的作者元代名医葛可久所创，即以大枣去核，纳入参苓白术散，置于黑嘴白鸭肚中，加酒用火煨烤，吃枣食鸭，药食同用，巧妙之极。此法时至今日，仍旧有一定的临床参考价值。

（4）肾虚咳证治

王旭高在《医学刍言·咳嗽》中指出，"若肺肾交虚，必气逆短促，阴虚必痰中带血，宜生地、阿胶、白芍、茜草炭；水饮必舌白面浮，宜人参、附子、茯苓、干姜、白术、白芍、五味；甚则黑锡丹以镇之"。肺肾阳虚，多为咳嗽日久，由肺及肾，使肺虚不能降气，肾虚不能纳气所致，主要表现为咳喘久作，呼多吸少，动则尤其，痰稀色白，畏寒肢冷，苔白而滑，脉沉细无力。当以温肾摄纳为治，或亦可选用金匮肾气丸、右归丸或人参蛤蚧散加减。

王旭高曾治"平。病起伤风咳嗽，邪留肺系。久咳伤阴，火起于肾，上冲于心，心中热痒则咳甚而肤热，迫火降则热亦退而稍平。其所以发热者，由于阴虚也。惟胃纳甚少，滋阴之药不宜过，当以金土水三脏皆调。立夏在前，冀其热减为妙。大生地（蛤粉拌捣）、阿胶（米粉拌炒）、怀山药、炙甘草、川贝、五味子、茯苓、牛蒡子、丹皮（炒焦）、橘红、紫菀、枇杷叶"。（《环溪草堂医案·咳嗽》）

按语：方中川贝、紫菀、橘红、枇杷叶、牛蒡子等治肺金，化痰降气止咳；山药、茯苓、甘草等治脾土，健脾培中；生地黄、阿胶、丹皮、五味子滋肾水清虚热，即金土水三脏皆调。

（5）咳嗽气急证治

王旭高在《医学刍言·咳嗽》中说："咳嗽气急，当以苏子降气汤为主。"苏子降气汤方，源自《太平惠民和剂局方》卷三。方中紫苏子降气平喘，祛痰止咳，为君药。半夏燥湿化痰降逆，厚朴下气宽胸除满，前胡下气祛痰止咳，三药合力，可助紫苏子降气祛痰平喘之功，共为臣药。君臣相配，以治上实。肉桂温补下元，纳气平喘；当归既治咳逆上气，又养血补肝润燥，同肉桂以增温补下虚之效；略加生姜、苏叶以散寒宣肺，共为佐药；甘草、大枣和中调药，是为使药。诸药合用，标本兼顾，上下并治，而以治上为主。

（6）水饮咳喘证治

王旭高在《医学刍言》中说："水饮浮肿咳喘者，葶苈大枣泻肺汤，加麻黄、杏仁、射干、半夏、沉香、茯苓、泽泻等味。"对于咳喘论治，王旭高指出"四时百病，不出外感内伤"，而咳喘亦然。他说"外感风寒，内伤精气，皆能致咳，总不离乎痰饮，以痰饮为致咳之根也。惟虚实两字最宜分别"，并认为"咳嗽痰多气急，其标在肺，其本在肾"。治本之法，常用肾气丸、金水六君煎化裁，用药补而勿滞、温而不燥。

（7）哮喘证治

王旭高在《医学刍言·咳嗽》中说："哮喘以定喘汤为主，只能见效，难许断根。"定喘汤方源于《扶寿精方》，又称千金定喘汤（《寿世保元》卷三），主要由白果、麻黄、款冬花、桑皮、苏子、制半夏、杏仁、黄芩、甘草等组成。王旭高在《退思集类方歌注》中说："此定喘之方也。凡病哮喘，多由寒束于表，阳气并于膈中，不得泄越，故膈间必有痰热胶固，斯气逆声而喘作矣。治之之法，表寒宜散，膈热腔清，气宜降，痰宜消，肺宜润，此方最为合度。"又指出，"白果收涩，三十枚恐太多，宜减之"。

统计王旭高《环溪草堂医案》记载的咳嗽案 28 则，共计 34 诊次，论治灵活变化，处方用药颇多化裁。其于古书尤多深研，无不精心贯串，更能融汇诸家之善而据证处方，以痰饮为治咳之根本，对后世颇有参考价值。

（十）血证

1. 血证的源流

血证，是指由多种原因引起火热熏灼或气虚不摄，致使血液不循常道，或上溢于口鼻诸窍，或下泄于前后二阴，或渗出于肌肤所形成的疾患，统称为血证。血证之名称，古今有所不同。《黄帝内经》称为"血溢""血泄""夺血""脱血""见血"等。《金匮要略·惊悸吐衄下血胸满瘀血病脉证治》称之为"吐衄下血"，并最早记载了泻心汤、柏叶汤、黄土汤等治疗吐血、便血的方剂。《诸病源候论·血病诸候》称为"血病"。《济生方·失血论治》认为，失血可由多种原因导致，"所致之由，因大虚损，或饮酒过度，或强食过饱，或饮啖辛热，或忧思恚怒"。虞抟《医学正传·血证》中，率先将各种出血病证归纳在一起，并以"血证"之名加以概括。

2. 病因病机

对王旭高《环溪草堂医案·吐血》所载病案统计，血证的病因有外感邪毒、饥饱劳伤、酒客、七情过极、先天不足或久病等。王旭高在其医案中指出"痰饮久咳，胃气逆而络伤"，并"心火乘胃，胃中瘀血上溢"（《王旭高医案·咳嗽》）。可见，王旭高论血证病机继承了叶天士的"五脏病变虽皆能致之，但总不离乎胃"的思想。此外，王旭高还遵循《素问·水热穴论》所言"肾者，胃之关也"，同时指出"凡血病五脏六腑皆有"，但胃居中土，殊途同归，五脏病邪无不犯中损胃，终致胃宫络动而血溢。故采用叶天士之说"脾胃有心之脾胃，肺之脾胃，肝之脾胃，肾之脾胃，认清门路，寒热温凉以治"，既明确了胃与五脏的病机联系，又指明了血证治胃的辨治方向。所以，他在《医学刍言·血证》中指出："一切血证属热者多，属寒者少。"由此可见，王旭高认为，火热熏灼，损伤脉络，是血证最常见的病机。

3. 证候分类

从《医学刍言·血证》来看，王旭高将血证分为：外感吐血、瘀伤吐血、温邪吐血及内伤吐血（按病因分类），舌衄、牙衄、鼻血、血淋尿血、房劳出血、便血、汗血、诸窍出血（按出血部位分类），和血崩（根据出血量和出血速度分）等。王旭高对血证的证候分类源于《内经》，但又不同于《内经》。

4. 治法特点

《环溪草堂医案》中记载血证 30 余案，详细介绍了王旭高治疗血证的过程，并确立了"实火吐血，宜清宜降；虚火吐血，宜补宜和"和"从胃论治"的大法。

（1）实火吐血，宜清宜降；虚火吐血，宜补宜和

"一切血证属热者多，属寒者少"，故火热熏灼，损伤脉络，是血证最常见的病机。治疗时还应根据证候虚实之不同，实火当宜清宜降，虚火当以补以和；并应结合受病脏腑之不同，分别选用适当的方药。

案例 1

叶。血止咳不已，脉沉带数，其根犹未去也。盖气犹风也，血犹水也，咳则气逆不顺，血亦逆而不顺矣。经络不和，血不宁静，必降其气而后血不复升，亦必充其阴而后火乃退耳。大生地、紫菀、丹皮、川贝、赤苓、元精石、甜杏仁、沙参、赤芍、枇杷叶。（《环溪草堂医案·吐血咯血鼻血》）

按语： 本案属血证之"咳血"，是多种原因导致肺络受损，肺气上逆，血溢气道。咳为肺气上逆，"盖气犹风也，血犹水也，咳则气逆不顺，血亦逆而不顺矣。经络不和，血不宁静，必降其气而后血不复升，亦必充其阴而后火乃退耳"。患者血止咳不已，说明邪未祛尽，仍有余邪；脉沉带数为实热之象。故此火为实火，实火宜清宜降；王旭高选用紫菀、川贝、元精石、杏仁、枇杷叶、沙参止咳降气润肺；大生地、丹皮、赤芍、赤苓清热凉血，使火清使气降，咳则止，血亦自然流于脉中。

案例 2

张。阴虚内热，咳嗽痰红，脉数无神，渐延劳损。沙参、白芍、川贝、丹皮、白扁豆、麦冬、甜杏仁、茯神、丹参、茜草炭、百合（一两，煎汤代水）。（《环溪草堂医案·吐血咯血鼻血》）

按语：本案患者咳嗽痰红，脉数无神，为阴虚内热，辨证属虚。虚火宜补宜和，方中用白芍补血，沙参、麦冬、百合补阴，白扁豆和中以治本，辅以其他止血止咳药以治标，则可以痊愈。

（2）从胃论治

王旭高认识到，"胃为气血之乡，土为万物之母"，"胃气一虚则百病丛生"，治"久病以胃气为本，经云有胃则生"，并指出"营卫并出中焦，总以治脾胃为主"。王旭高采用李东垣、张仲景之学说，明确指出"思虑伤脾之营，劳碌耗脾之气，归脾汤补脾之营也，补中益气汤补脾之气也"，并采用叶天士"脾胃有心之脾胃，肺之脾胃，肝之脾胃，肾之脾胃，认清门路，寒热温凉以治"之论。

案例 1

薛。吐血鼻血，牙血发斑，斑中出血，阳明之火极炽。而腹满濡软，少阴之气不运。病已三月，血有间断，有瘀血在腹中故也。食少，身热，脉数，其阴已虚。拟养阴化瘀，清胃和中。大生地、五灵脂（醋炒）、归身炭、犀角、白芍、炮姜炭、茜草炭、茯苓、丹皮炭、焦山栀、荆芥炭、延胡索（醋炒）、陈皮（盐水炒）、鲜藕。

复诊：血上下溢，责之中虚，而邪复扰之。血去既多，余热上炽，鼻血时流，便血时下，中州之扰犹未已也。安中州，清热邪，理中汤加味治之。西洋参（元米炒）、白术炭、牛膝炭、黄芩、炙甘草、茜草炭、丹皮炭、炮姜炭、赤苓、百草霜、伏龙肝。(《环溪草堂医案·吐血咯血鼻血》)

按语： 吐血、鼻血、牙血、发斑、便血，七窍并出，王旭高独取治胃。初诊"阳明之火极炽"，故方投犀角地黄汤加味，并多药采炭制，以养阴化瘀为主，兼以清胃和中。服后血仍不止，再三思之，悟及"血上下溢，责之中虚"，故改用理中汤加牛膝炭、黄芩、茜草炭、百草霜、伏龙肝，共奏"安中州，清热邪"之功而取效。可见，对于多窍同时出血，王旭高认为此时病情虽更为复杂，"宜血余炭、棕炭、莲房炭为末服之"，但治中焦仍为其重点。

案例 2

侯。脉数血涌，胃气大虚。胸中痞塞，大便带溏，是痞为虚痞，数为虚数。咳血三月，今忽冲溢，唇白面青，断非实火。大凡实火吐血，宜清宜降；虚火吐血，宜补宜和。古人谓见痰休治痰，见血休治血。血久不止，宜胃药收功。今援引此例。人参（一钱）、白扁豆（一两）、川贝（三钱）、茯苓（三钱）、藕汁（一杯，冲）、好墨汁（三匙，冲）。(《环溪草堂医案·吐血咯血鼻血》)

按语： 患者咳血三月，久病必虚；今忽冲溢，失血过多，气亦随血而去；唇白面青，一派虚弱之象。故脉数血涌，是胃气大虚，"至虚有盛候"的表现；胸中痞塞亦是虚痞。"古人谓见痰休治痰，见血休治血，血久不止，宜胃药收功。"故治疗时从胃入手。

案例 3

殷。肝胃不和，脘痛呕酸，兼以酒湿熏蒸于胃，胃为多气多血之乡，故吐出瘀血甚多。血止之后，仍脘中作胀，呕吐酸水。法宜调和肝胃，切戒寒凉。制半夏、陈皮、郁金、乌药、桃仁泥、炮姜炭、延胡、茯苓、香附、鸡距子、苏梗。(《环溪草堂医案·吐血咯血鼻血》)

按语： 患者吐血前就有脘痛呕酸，证属肝胃不和，复加酒食伤胃。方用二陈加香附、苏梗、桃仁、台乌、郁金、延胡索等和胃理气。其中，鸡距子，又名枳具子，善解酒毒，元·朱丹溪《本草衍义补遗》中记载："一男子年三十余，因饮酒发热，又兼房劳虚乏。乃服补气血之药，加葛根以解酒毒。微汗出，人反懈怠，热如故。此乃气血虚，不禁葛根之散也。必须鸡距子解其毒，遂煎药中加而服之，乃愈。"

（十一）心腹痛

1. 心腹痛的源流

王旭高在《医学刍言·心腹痛》中说："心不可痛，皆胃脘痛耳。"故王旭高所指的心腹痛，实际上是指以腹部包括胃脘部疼痛为主的病证。

早在《内经》中，就已提出寒邪、热邪客于肠胃可引起腹痛。如《素问·举痛论》曰："寒气客于肠胃之间，膜原之下，血不得散，小络引急，故痛……热气留于小肠，肠中痛，瘅热焦渴，则坚干不得出，故痛而闭不通矣。"《金匮要略·腹满寒疝宿食病脉证治》，提出了虚证和实证的辨证要点："病者腹满，按之不痛为虚，痛者为实，可下之。舌黄未下者，下之黄自去。"《诸病源候论·腹痛病诸候》中，首次将腹痛作为单独证候进行论述，并有急慢腹痛之论。李东垣《医学发明》，明确提出了"痛则不通"的理论，并在治疗上确立了"痛随利减，当通其经络，则疼痛去矣"的治疗大法。

2. 病因病机

对王旭高《环溪草堂医案·脘腹痛》所载病案统计，心腹痛的病因有外感时邪、饮食不节、忧思郁结、蛔虫侵犯、中气不足等。从医案中可以看出，其病机为"不通则痛"，其治则多体现"法当温通"，继承了李东垣的"通则不痛""痛随利减"的观点。腹痛宜辨寒热虚实，大抵寒多热少，虚多实少；热者多实，虚者多寒。

3. 证候分类

在心腹痛的证候分类上，王旭高基本沿用了孙思邈《备急千金要方》中的九种病名（以病因分类）及清·高士宗《医学真传》的分类（以部位分类）。王旭高将虚痛也列入心腹痛之一，应当是受张仲景《金匮要略·腹满寒疝宿食病脉证治》之"寒疝腹中痛，及胁痛里急者，当归生姜羊肉汤主之"，以及"心胸中大寒痛，呕不能饮食，腹中寒，上冲皮起，出见有头足，上下痛而不可触近，大建中汤主之"的影响。

（1）沿用孙思邈的病因病机分类

气痛：其证脉沉且涩，治疗用四七汤。

血痛：其证痛如刀刺，或大便黑，治疗用失笑散，即生蒲黄、五灵脂二味。

痰痛：其证脉滑咳嗽，或痛连胁下，治疗可用二陈汤为主，加瓜蒌、白芥子等；甚则礞石滚痰丸。

火痛：其脉数实，口渴面赤，身热便秘，其痛或作或止，治疗宜金铃子、延胡、姜汁炒川连、炒吴萸、黑山栀、半夏、茯苓、淡芩等味。

冷痛：其证脉迟细，手足冷，其痛绵绵不休，治疗宜附子理中汤，加当归、肉桂、吴萸。

虚痛：其证心下悸而痛，脉虚细涩，喜按，得食稍安，二便清利，治疗宜归脾汤加石菖蒲；或当归肉桂建中汤或黄芪建中汤加吴萸、川椒。

注痛：注痛者，感阴气或异气而痛。其证语言错乱，其脉乍大乍小，两手之脉若出两人，治疗宜平胃散加藿香、石菖蒲、麝香少许；或送下苏合香丸，以辟邪魅阴气。

虫痛：其证脉平，其痛忽来忽去，闻肥甘之味更痛，按摩稍止，唇红，舌上有白花点者，治疗宜附子理中丸加川连、乌梅、川椒、黄柏、肉桂、当归；或乌梅丸。

食痛：其证脉实滑，嗳腐吞酸，恶食腹胀。其痛或有一条扛起，治疗宜平胃散加谷麦芽、山楂、半夏、莱菔子；如初起食在膈间，即以指探吐之；如腹胀满拒按，大便不通，可以用承气汤加消导药下之。

（2）采纳高士宗的身体各部分类

心包络痛：当心口而痛，乃心包络痛，非真心痛也。宜紫苏、细辛、香附、延胡、陈皮、甘草、川桂枝、木通、当归，即香苏饮合当归四逆汤法也。

胸痹痛：心上之胸膈痛，即胸痹痛也，宜瓜蒌、川贝、薤白、肉豆蔻、百合汤煎（即百合、乌梅二味）。

胸膺痛：胸膈下两乳中间名胸膺也。胸膺痛，乃肝血内虚。宜丹参、当归、白芍、红花、川断、檀香、砂仁等，即丹参饮加味也。

中脘痛：胸膺之下，即为中脘。中脘痛，手不可近，寒痰积气为多。实者宜五积散；虚者宜加味香苏饮：如紫苏、橘皮、半夏、吴萸、桂枝、当归、白芍、香附、木通、甘草、生姜等。

脘下痛：中脘之下，时痛时止，乃中虚而胃气不和。若已服破气消伐之药，便宜温补。但以手按之，痛稍止者，此中虚有寒之验也。宜香砂六君子汤加干姜，或合入黄芪建中汤。

乳下两旁痛：乳下两旁胸骨尽处痛者，乃少阳枢机不利也，宜逍遥散加生姜。

大腹痛：大腹者，乃太阳脾土也。如痛在内而缓，中土虚寒也，宜理中汤倍人参；若痛兼内外而急，脾络不通也。理中汤倍干姜，不应加肉桂。

脐旁痛：脐旁左右痛者，乃冲脉病也，当用血分之药，若用气药无益也。宜当归四逆汤加吴茱萸、生姜。又四物汤去地黄，加肉桂、黄芪、生姜、甘草、红花。

脐中痛：脐中痛不可忍，喜按者，肾气虚寒也。宜通脉四逆汤加白芍；

或脉沉实，口渴、腹满、便秘，是有燥矢，宜承气下之。

脐下痛：脐下寒痛乃肾阳虚而阴寒凝结，宜真武汤，或桂枝茯苓汤。又有火痛者，必小便不利，或小便点滴胀痛，宜五苓散送下通关丸；大便不通者，宜下之。

少腹痛：少腹两旁属厥阴肝部，实者宜香苏饮加归、芍、柴胡、橘叶；虚者宜乌梅丸法。

两胁上痛：两胁之上痛者，少阳不和也。宜小柴胡汤加青皮，合左金丸。

季胁痛：两旁季胁痛者，属肝气虚也。当归四逆汤加阿胶、枸杞、乌药；或四君子去白术，加当归、粳米，送下乌梅丸。一属肝血虚，一属肝气虚。

4. 用药特色

（1）对药的使用

王旭高在治疗心腹痛时，多使用对药。例如：高良姜配香附、白芍配甘草等。高良姜配香附，名为良附丸，出自《良方集腋》，高良姜味辛，性温，归脾、胃经，能温中散寒，行气止痛；香附味辛、微苦、微甘，性平，归肝、脾、三焦经，能疏肝理气、行气止痛，为理气之良药，能通行三焦，疏肝解郁，善行血中之气而理气活血，通经止痛。二药配合，相得益彰，更增温中散寒、理气止痛之效。而芍药配甘草，出自《伤寒论》的芍药甘草汤，白芍入血分，能柔肝止痛，养血敛阴，偏补阴血；甘草味甘，性平，归脾、胃、肺经，入气分，能和中缓急，温中下气，解毒止痛，调和诸药，偏补阳气。二药伍用，酸甘化阴，以白芍敛阴柔肝配伍甘草和逆补脾，肝脾同治，气血双调，共奏缓肝和脾，养血益阴，缓急止痛之功。用于治疗肝脾不和、气血失调的胃脘拘急疼痛。

（2）善用经方

王旭高治疗心腹诸痛，善于使用张仲景经方。例如：口中热，腹胀，大便秘者，或兼热者，"宜厚朴七物汤"；腹兼胁痛，恶寒，大便秘，"宜大黄附子汤"；或但胀而便不秘者，是实中之虚，"宜厚朴生姜半夏人参甘草汤"；腹痛甚而手不可触近，呕吐涎水，"宜大建中汤"；腹中雷鸣切痛呕吐者，"附子粳米汤"；腹痛下利，四肢厥逆者，"通脉四逆汤"；腹痛吐泻者，"理中汤"；绕脐痛，名寒疝，"当归生姜羊肉汤"。这些方剂，"皆出《金匮》"。（《医学刍言·心腹痛》）

（十二）痛风、痹、腰痛

1. 痛风、痹、腰痛的源流

（1）痛风的源流

最早记录"痛风"一词的，是梁代陶弘景的《名医别录·上品》："独活，微温，无毒。主治诸贼风，百节痛风无久新者。"张仲景《金匮要略·中风历节病脉证并治》中，称之为历节。"盛人脉涩小，短气，自汗出，历节痛不可屈伸，此皆饮酒汗出当风所致。诸肢节疼痛，身体尪羸，脚肿如脱，头眩短气，温温欲吐，桂枝芍药知母汤主之。"又"病历节，不可屈伸，疼痛，乌头汤主之"。朱丹溪认为，白虎历节就是痛风。如他在《丹溪心法·痛风》中说："四肢百节走痛是也，他方谓之白虎历节风证。"虞抟《医学正传·痛风》中指出："夫古之所谓痛痹者，即今之痛风也。诸方书谓之白虎历节风，以其走痛于四肢骨节，如虎咬之状，而以其名命之耳。"张景岳《景岳全书·风痹》中，认为痛风是风痹，明言"风痹一证，即今人所谓痛风也"。必须注意的是，中医的痛风与现代医学由于螵呤代谢紊乱，血液中尿酸增高导致尿酸结晶沉积在关节引起的痛风性关节炎，并不是同一概念。

（2）痹证的源流

痹证在文献上有许多名称，如风痹、寒痹、风湿、行痹、痛痹、着痹、历节、白虎历节、痛风等。《内经》最早提出了痹证之名，如《素问·痹论》曰："所谓痹者，各以其时，重感于风寒湿之气也。"又曰："其风气甚者为行痹；寒气甚者为痛痹；湿气甚者为着痹也。"张仲景在《金匮要略·中风历节病脉证并治》中记载："夫风之为病，当半身不遂，或但臂不遂者，此为痹。"巢元方《诸病源候论·风病诸候》中，不仅对痹病的多种临床表现进行了描述，而且在病因学上提出"由血气虚，则受风湿，而成此病"。清·叶天士提出"久病入络"之说，认为"风寒湿三气合而为痹，经年累月，外邪留著"（《临证指南医案·痹》），指出对顽痹、久痹需用虫类搜剔。

（3）腰痛的源流

《素问·脉要精微论》曰："腰者，肾之府，转摇不能，肾将惫矣。"说明了肾虚腰痛的特点。《素问·刺腰痛论》认为，腰痛主要属于足六经之病，并分别阐述了足三阳、足三阴及奇经八脉经络病变时发生腰痛的特征和相应的针灸治疗方法。《金匮要略》已开始对腰痛进行辨证论治，创肾虚腰痛用肾气丸、寒湿腰痛用干姜苓术汤治疗。金元时期，《丹溪心法·腰痛》指出，腰痛病因有"湿热、肾虚、瘀血、挫闪、痰积"。时至清代，《七松岩集·腰痛》指出："然痛有虚实之分，所谓虚者，是两肾之精神气血虚也，凡言虚证，皆两肾自病耳。所谓实者，非肾家自实，是两腰经络血脉之中，为风寒湿之所侵，闪肭挫气之所碍，腰内空腔之中，为湿痰瘀血凝滞不通而为痛，当依据脉证辨析而分治之。"《证治汇补·腰痛》指出："唯补肾为先，而后随邪之所见者以施治，标急则治标，本急则治本，初痛宜疏邪滞，理经隧，久痛宜补真元，养血气。"

2. 病因病机

王旭高认为，痛风、痹、腰痛的病因，主要是风寒湿三邪所致。如王旭高在《医学刍言·痛风、痹、腰痛》中指出："痛风，肢节走痛也，不外风寒湿三气所致。"又说："痹证与痛风相似，痹则着而不行，风则走痛无定。《内经》云：风胜为行痹，即痛风也；寒胜为痛痹；湿胜为着痹。是则痹证属寒湿也。"此论实则是宗《内经》之旨。《素问·痹论》中说："风寒湿三气杂至，合而为痹。"痛风、痹、腰痛三者共同的病机，主要是风、寒、湿邪乘虚侵袭人体，邪气痹阻经脉，留于关节，引起气血运行不畅，不通则痛。

3. 证候分类

按王旭高《医学刍言·痛风、痹、腰痛》中所说："《内经》云：风胜为行痹，即痛风也；寒胜为痛痹；湿胜为着痹。是则痹证属寒湿也。"可见王旭高把痹证分为行痹（即痛风）、痛痹、着痹；腰痛则分为实证寒痛、肾虚久痛、瘀伤刺痛、湿着重痛。

4. 治法特点

（1）痛风证治

王旭高指出，"痛风头痛恶寒发热者宜温散，如五积散之类。轻者宜防风、当归、秦艽、羌活、独活、桂枝、片姜黄、牛膝、川断、桑枝"。如果"痛而夜重者，属血分，四物汤加生黄芪、防风、桂枝、秦艽、桑枝、红花、炙草"。这也是明·李中梓"治风先治血，血行风自灭"思想的体现。如果"痛久不愈，宜大补气血，十全大补汤加虎骨、桑寄生、附子、防风、竹沥、姜汁"。这种久病不愈的病证，王旭高认为切不可徒用风药，宜补血益气。如果"温补不效者，邪入经络也，方中加金银藤、木通、红花、钩藤、刺蒺藜、羚羊角"，又"久痛则郁，郁而生热，热则生痰，必加入制南星、半夏、栝蒌根、黄柏、贝母、竹沥、姜汁；或桑寄生、虎骨"。若"久服辛温药不效，宜玉竹、黑芝麻、黄芪、甘草、阿胶、蒺藜、甘菊、归须、僵蚕，乃柔肝息风"。即如果痛风之证服辛温之药仍无效者，则可能风邪入肝经，需使用柔肝息风之药治疗。

王旭高在《环溪草堂医案·痿证脚气痹证》中就记载了以下医案：

某。风、寒、湿三气伏留于骨。骨节酸痛，自冬而起，所谓骨痹也。骨痹不已，内舍于肾，则发热奄缠，即成劳损。秦艽、杜仲、五加皮、生地、地骨皮、当归、续断、牛膝、草薢、茯苓。

诒按：邪郁化热，则伤及阴血，故易入损。方内可加丹皮、桂枝，更觉周到。

（2）痹证证治

王旭高认为，"痹证与痛风相似，痹则着而不行，风则走痛无定……是则痹证属寒湿也。治法不外温通以祛寒湿，宜五积散、黄芪桂枝五物汤"。

痛痹者，受风寒湿三气之中，寒邪偏盛所致，故可见肢体关节或筋骨肌肉等处疼痛，痛处固定，见寒加重，得温则减等症；治法散寒为主，辅以疏风、祛湿。着痹者，为风寒湿三气杂至但湿邪最多所致，故可见身体疼痛和沉重，活动不利，有游走性但不如行痹之明显。清·徐大椿云："五积散，此温中散寒之剂，为寒中经腑之方。"（《医略六书·杂病证治》）《金匮要略·血痹虚劳病脉证并治第六》指出："血痹阴阳俱微，寸口关上微，尺中小紧，外证身体不仁，如风痹状，黄芪桂枝五物汤主之。"王旭高以五积散、黄芪桂枝五物汤为主治，因为二方皆以温药为主，辅以祛湿、疏风之药。

（3）腰痛证治

王旭高把腰痛分为实证寒痛、肾虚久痛、瘀伤刺痛、湿着重痛。

①实证寒痛

"暴痛实者，宜温散，如羌活、秦艽、桂枝、白术、杜仲、当归、干姜、茯苓、防风。"(《医学刍言·痛风、痹、腰痛》)实证寒痛者,以风寒着腰,可见腰痛,拘急,暴痛,或连脊,或见寒热,腰间觉冷,得温痛减,脉浮紧,治以疏风散寒。如辛温的羌活、桂枝、防风温通经脉、散寒止痛,秦艽祛风湿、通络止痛,白术、茯苓祛湿,佐以杜仲补肾中阳。

②肾虚久痛

"腰久痛虚者,宜补肾,六味丸或八味丸加鹿角胶、杜仲、牛膝、补骨脂。"(《医学刍言·痛风、痹、腰痛》)腰为肾之府,肾主骨生髓,故肾虚多致腰痛。然肾又有肾阴肾阳之别,故临床应辨清属肾阴虚还是肾阳虚。《脉因证治·腰痛》说:"房劳者,精血不足,无以荣养。经曰:转摇不得,肾将惫矣。"腰痛久病者,易肾阴阳俱虚,故治宜滋阴降火,补肾活血,兼以温补肾阳,方用六味丸或八味丸治肾阴虚,加入鹿角胶、杜仲、牛膝、补骨脂温补肾阳兼活血。

③瘀伤刺痛

"瘀伤腰痛,痛如刺,轻者鹿角磨冲酒服;重者桃仁承气汤。"(《医学刍言·痛风、痹、腰痛》)瘀伤刺痛,多由闪挫跌打,气滞血凝,阻滞经脉,而致腰痛。或久痛不愈,血脉凝泣所致。《脉因证治·腰痛》说:"瘀血,因用力过多,堕坠闪折,瘀血不行。"证可见腰痛连腹胁胀滞,其痛如棘,或痛处走注不定,忽聚忽散,不能久立行走,脉沉弦或长,治宜行气疏滞。轻者可用鹿角磨冲酒服以行血化瘀,兼以补肾;重者则用桃仁承气汤以荡实通瘀,方中取大黄之苦寒荡实除热,芒硝之咸寒入血软坚,桃仁之辛润破血消瘀,甘草之甘缓缓和药势,合用成为理血之缓下剂。

④湿着重痛

"腰重痛者,湿也,苓姜术桂汤。"(《医学刍言·痛风、痹、腰痛》)王旭高指出,"腰重痛者,湿也"。此以寒湿为主,风寒湿邪,留着肌肉经络,阻遏气血,不通则痛。证可见腰部疼痛,重着发冷,得热则缓,遇冷则剧,口不渴，小便清，苔白滑，脉沉迟或细迟。故以苓姜术桂汤宣通阳气，祛湿运脾胃。方中茯苓渗湿利水，白术健脾益气、燥湿利水，桂枝温通经脉，生姜温中散寒。《汤液本草·东垣先生用药心法·木部》云："茯苓，淡能利窍，甘以助阳，除湿之圣药也。味甘平补阳，益脾逐水，生津导气。"茯苓既能益脾又能逐水，为"除湿之圣药"，它的运用正是王旭高治病，时时兼顾脾胃的最好体现。

⑤痰亦致腰痛

王旭高说，他曾"治一腰痛，其人咳嗽，大便秘，或时痛甚不可行动，诸药不效，用滚痰丸而愈。是痰亦有腰痛者"（《医学刍言·痛风、痹、腰痛》）。该患者风寒湿三气日久则郁，郁而化热，热则煎津成痰，故见咳嗽、大便秘，治疗用滚痰丸而愈，说明临床确实存在痰热凝聚导致腰痛的情况。

（十三）癫、狂、痫

1. 癫、狂、痫的源流

早在《内经》中，即有关于"癫、狂、痫"的描述。如《灵枢·癫狂》有"得之忧饥""大怒""有所大喜"等记载，其症状有"痫疾始生，先不乐，头重痛，视举，目赤，甚作极，已而烦心"。《素问·脉解》又说："阳尽在上，而阴气从下，下虚上实，故狂颠疾也。"《难经·二十难》提出"重阴者癫""重阳者狂"，对癫病与狂病加以鉴别。但直至金元时期，癫、狂、痫大多并称，混而不清。明·王肯堂《证治准绳·癫狂痫总论》说道"癫者或狂或愚，或歌或笑，或悲或泣，如醉如痴，言语有头无尾，秽洁不知，积年累月不愈"；指出"狂者病之发时猖狂刚暴，如伤寒阳明大实发狂，骂詈不避亲疏，甚则登高而歌，弃衣而走"；又言"痫病发则昏不知人，眩仆倒地，不省高下，甚而瘛疭抽掣，目上视，或口眼喝斜，或口作六畜之声"，始将三者进行了分辨。清·王清任《医林改错·癫狂梦醒汤》说"癫狂乃气血凝滞脑气"，并创癫狂梦醒汤等方，用活血化瘀法治疗癫病及狂病。

2. 病因病机

王旭高在《医学刍言·癫、狂、痫》中指出："癫者，痴呆之状，哭笑无时，语言无序，其人常静。狂者，骂詈不避亲疏，其人当动。痫者，卒倒无知，口角流涎，手足抽掣，数刻即醒，或数日，或数月再发，皆属痰火。"癫病，以精神抑郁，表情淡漠，沉默痴呆，语无伦次，静而多喜为特征。狂病，以精神亢奋，狂躁不安，喧扰不宁，骂詈毁物，动而多怒为特征。痫病，以发作性神识恍惚，或突然昏仆、口吐涎沫、两目上视、四肢抽搐，或口中如有猪羊叫声等为临床特征。癫、狂、痫，均属神志异常疾病。癫、狂常见的病因有七情内伤、饮食失节，禀赋不足；痫证的病因，有先天遗传、七情失调以及脑部外伤等。癫狂的病机，是阴阳失调，神机逆乱；痫病的病机，为肝肾精血不足而脏气失调，清窍无主。

3. 证候分类

王旭高在《医学刍言·癫、狂、痫》中，把癫、狂、痫统分为实证和虚证，并指出"脉实者吉，沉细者凶"。

4. 治法特点

（1）实证论治

朱丹溪在《丹溪心法·癫狂》中说："癫属阴，狂属阳……大率多因痰结于心胸间"，提出癫、狂都与"痰"有密切关系。叶天士在《临证指南医案·癫》中说："狂由大惊大恐，病在肝胆胃经，三阳并而上升，故火炽则痰涌，心窍为之闭塞。癫由积忧积郁，病在心脾包络，三阴蔽而不宣，故郁则痰迷，神志为之混淆。"陈修园认为，"所以名痫也，皆痰火为病。而痫病多由胎中受惊，一触而发也。治宜调中，服补北泻南不必过求奇险"。故若为实证则需清火化痰以通窍，方用滚痰丸，"通治痰为百病"。或治以当归龙荟丸。对此，陈修园指出"肝火之为害，非泛常之药所可疗，时贤叶天士独得其秘，急用当归芦荟丸"。故王旭高在《医学刍言》中指出，癫、狂、痫三者，"脉实者吉，用药清火化痰：实证滚痰丸，当归龙荟丸"。

（2）虚证论治

王旭高在《医学刍言·癫、狂、痫》中指出，癫、狂、痫三者，"虚证磁朱丸，桂枝龙骨牡蛎汤去桂加阿胶，朱砂安神丸"。清·柯琴曾说："磁朱丸，治癫痫之圣剂。盖狂痫是心、肾、脾三脏之病……心法离而属火，真水藏其中；若天一之真水不足，地二之虚火妄行，所谓天气者蔽塞，地气者昌明，日月不明，邪害空窍，故目多妄见，而作此奇疾也。非金石之重剂以镇之，狂必不止。朱砂禀南方之赤色，入通于心，能降无根之火而安神明。磁石禀北方之黑色，入通于肾，吸肺金之气以生精，坠炎上之火以定志。二石体重而主降，性寒而滋阴，志同道合，奏功可立俟矣。神曲推陈致新，上交心神，下达肾志，以生意智；且食入于阴，长气于阳，夺其食则已。此《内经》治狂法也，食消则意智明而精神治，是用神曲之旨乎！炼蜜和丸，又甘以缓之矣。"（《古今名医方论》卷四《磁朱丸》）朱砂安神丸，是著名的养血镇静安神药，是金元时期著名医家李东垣《内外伤辨惑论》卷中方剂，为心火上炎，耗灼阴血所致的心火内扰证而设。李东垣在《医学发明》中论述此方时说："热淫所胜，治以甘寒，以苦泻之。以黄连之苦寒，去心烦，除湿热为君；以甘草、生地黄之甘寒泻火补气，滋生阴血为臣；以当归补其血不足，朱砂纳浮溜之火，而安神明也。"

（十四）消渴

消渴病，是由于先天禀赋不足，复因情志失调、饮食不节等原因所导致的以阴虚燥热为基本病机，以多尿、多饮、多食、乏力、消瘦，或尿有甜味为典型临床表现的一种疾病。王旭高论治消渴，虽以三消分治，又随证而变，其中多有可师法处。

1. 消渴的源流

对消渴的认识，最早可以追溯到《内经》。《素问·奇病论》曰："有病口甘者……名曰脾瘅……此肥美之所发也，此人必数食甘美而多肥也，肥者令人内热，甘者令人中满，故其气上溢，转为消渴，治之以兰，除陈气也。"《灵枢·五变》曰："五脏皆柔弱者，善病消瘅……怒则气上逆，胸中蓄积，血气逆流……血脉不行，转而为热，热则消肌肤，故为消瘅。"《金匮要略》中立"消渴"专篇——消渴小便不利淋病脉证并治，提出胃热、肺胃津伤、肾虚等病机，所创方药为后世三消的治疗奠定了基础。《诸病源候论·消渴病诸候》论述其并发症，指出"其病变多发痈疽"。此后医家，在《内经》《金匮要略》基础上，大多以三消分论。明代《证治准绳·杂病》对三消分类作了规范，指出"渴而多饮为上消，消谷善饥为中消，渴而便数有膏为下消"。

2. 病因病机

王旭高在《医学刍言·消渴》中，总结消渴的病机曰："消渴，火证也。"

3. 证候分类

消渴有上、中、下消之分，"此古法也"，王旭高将其总结为"口渴不止为上消"，"食入即饥为中消"，"饮一溲一为下消"。但在实际临床上，从王旭高治三消的医案来看，不仅三消症状往往同时存在，而且兼夹其他症状，证候表现复杂。如有兼肝气、肝郁者，有兼中焦、下焦湿热者。即使属火证，也有阴虚之火、阳明之火、心肝之火、少阳胆火等之分。故其治法也应随机而变。

4. 治法特点

（1）壮水以制亢阳法

王旭高认为，三消的主要病机就是火证，即"一水不能胜五火之气，燔灼而成三消，上渴，中饥，下则溲多"。对此"法当壮水以制亢阳"。其一再强调："夫三消，火病也，火能消水，一身津液皆干，惟水可以胜火。"在补水养阴的同时，可兼以清火，认为"大养其阴，大清其火，乃治本之图"(《王旭高医案·三消》)。养阴多用大生地、麦冬、沙参、五味子之类，清火多用天花粉、石膏、知母、黄连之属。

（2）寓清泻于补正法

消渴的病因和病机较为复杂，除火证以外，血虚气郁也可以导致消渴病的发生。血虚气郁，口渴消饮，又会进一步引起"血日干而火日炽"，故其治应当"寓清泻于补正之中"。血虚补正用四物汤法，气郁清泄用淡芩、川连、黑山栀等。至于兼有血瘀，清·唐容川在《血证论》中分析病机说："瘀血在里则渴，所以然者，血与气本不相离，内有瘀血，故气不得通，不能载水津上升，是以为渴，名曰血渴，瘀去则不渴也。"对此，王旭高处以另服"大黄䗪虫丸，早晚各服五丸"(《环溪草堂医案·消渴》)。

（3）养气血化湿热法

虽然三消为火病，火有余，由水不足，但如果是兼夹湿热的病人，治疗效果则往往不佳。王旭高曾治一人，"十余年来常服滋阴降火，虽不加甚，终莫能除。然年逾六旬，得久延已幸。今就舌苔黄腻而论，中焦必有湿热。近加手足麻木，气血不能灌溉四末，暗藏类中之机"。对于这种气血亏虚，夹有湿热的病人，王旭高认为，当"疏一方培养气血之虚，另立一法以化湿热之气"，如此标本兼顾，才有希望获效。

（4）清火化湿并用法

对于心肝之火极炽，而又久有脚气，湿热蕴于下焦之证，王旭高认为应当"清心肝之火，而化肾与膀胱之湿"。其中化湿热之法，王旭常在书方之外，配猪肚丸另服。猪肚丸，王旭高在《医方歌括》中写道："猪肚丸著刘松石，牡蛎白术苦参益。猪为水畜肚属土，厚胃泄水功偏捷，咸寒清热苦坚阴，甘温健脾而胜湿。湿热遗精用因灵，瘦劳服此亦肥白。"猪肚，味甘，微温。《本草经疏》说："猪肚，为补脾之要品。脾胃得补，则中气益。"以五行配五畜，猪属水，故称"猪为水畜肚为土"。《世医得效方·消渴》亦载有用猪肚治消渴方，可与王旭高用法互参，即"治消渴，日夜饮水数斗，小便数，瘦弱：猪肚一枚，净洗，以水五升，煮令烂熟，谰二升已来，去肚，著少豉，渴即饮之，肉亦可吃"。

（5）清胃凉胆润肠法

《素问·气厥论》记载了一种叫"食亦"的消渴病证。"大肠移热于胃，善食而瘦，以谓之食亦。胃移热于胆，亦曰食亦"。王冰注曰："食亦者，谓食入移易而过，不生肌肤也。亦，易也。"明·吴昆所著《素问吴注》云："谓之食亦者，虽食而亦瘦也。"此即以多食而消瘦为临床表现特点的消渴。王旭高认为，这种称为"食亦"的消渴病证，常伴有大便"坚结而不通，胃移热于大肠也"。或因"胆移热于心"，又有"心跳、头昏"等证，故治疗时，"拟清胃凉胆为主，安神润肠佐之"。方仁渊在王旭高此案后加按曰："此似消非消之证。胆腑郁热移胃，传所不胜，故用苦寒直泻胆火。"

（6）补不足而不可泻有余

自《素问·调经论》提出"有余泻之，不足补之"之后，即成为中医重要的治疗原则。但王旭高针对"脾阴虚而善饥；肾阴虚而溲数。肝气不舒，则腹中耕痛；胃气不降，则脘中痞窒"的"二有余二不足"之消渴病证，提出了"有余不可泻，不足则宜补"（《环溪草堂医案·消渴》）的观点。因为"肾充则肝自平，脾升则胃自降"，也就是说肝木虽有余，不必伐之，伐之则肝阴受伤，相火越炽，而肾水充足则肝木自平；胃气不降，缘于脾气不升，不必降胃，降胃则胃液受伤，胃火越张，而脾升则胃自降。这也正是王旭高反复强调的"三消为火病，火有余，由水不足"观点的体现。

总之，王旭高临证严谨认真，不仅在肝病证治方面，其在消渴病的治疗方面，也是在前人基础上既有继承，又有发挥，形成了自身的特色，他制订的对消渴病证的治疗法则及所选择药物，对现代的糖尿病防治仍有值得学习和借鉴之处。

（十五）伤食

伤食，又名食伤、积食、宿食。是因饮食不慎，进食过饱，或因脾胃不健，感受风寒，再加饮食失调，使食积胃肠，运化不及所致。伤食，是以恶心厌食，嗳腐吐馊，脘腹胀痛等为主要表现的胃肠积滞性疾病。小儿因喂养不当，又脾胃虚弱多见此病。王旭高在《医学刍言》中，专列"伤食"并加以论述。

1. 伤食的源流

张仲景在《金匮要略·腹满寒疝宿食病脉证治》中就曾说："下利，不饮食者，有宿食也，当下之，宜大承气汤……宿食在上脘，当吐之，宜瓜蒂散。"《丹溪心法·伤食》说："治疗伤食须辨虚实。若停滞中焦或胀或痛，为实证，当先去其食，大和中饮主之。若食停上焦，宜用吐法；若食停下焦，痛极兼胀者，须下而去之，宜神佑丸或备急丸。"张从正《儒门事亲》卷三说："食积，酸心腹满，大黄、牵牛之类，甚者礞石、巴豆。"《杂病源流犀烛·积聚症瘕痃癖痞源流》说："食积，食物不能消化，成积痞闷也，宜青礞石、鸡内金、枳实、巴豆、香附，方用保和丸，连萝丸、佐脾丸。"

2. 病因病机

伤食既是病名，又是病因，并非一种独立的疾病。在呕吐、泄泻等疾病中，伤食可作为其中的一种证候出现。王旭高在《医学刍言·伤食》中说："伤食证必见胸闷、吞酸、嗳腐，腹胀痛等证。"伤食常由喂养不当，伤及脾胃；或脾胃虚损，复伤乳食所致，其病变脏腑在脾胃。脾主运化，胃主受纳，二者运化、受纳功能正常，饮食物才可得以消化。若脾胃失司，纳化失常，气机不行，饮食物停滞不消，形成积滞。

3. 伤食辨证

王旭高认为，伤食其证，"必见胸闷、吞酸、嗳腐，腹胀痛等证"，而如果没有嗳腐，胸满，"但见头痛，恶寒发热"，则不是伤食，而是外感证。王旭高谆谆告诫；外感证，"切不可使用消食药，反致表邪陷入，切记！切记！"伤食之脉，"滑而实者，食积也"。若伤食初起，则可见"舌上苔厚而黄白色"，"必有食也"。

4. 伤食治法

乳食内积者，为伤食之实证，治用山楂、神曲、莱菔子消食导积。脾虚夹积者，为伤食虚证；脾虚为本，食积为标，治疗宜健脾消食。故一般伤食，王旭高认为，"故宜以山楂、神曲、莱菔子、槟榔、枳实等"。

5. 用药特点

伤食的治疗用药，以消食药为主，常加槟榔、枳实、厚朴等理气药，调理中焦脾胃之气机。一方面是因为积滞内停，每使气机运行不畅；而积滞不化，又可导致气机阻滞。另外，治脾虚夹积证时，在补气健脾消食药中加用少量理气药，可补而不滞，消不伤正。

（十六）黄疸

黄疸，是以目黄、身黄、小便黄为主要临床表现的病证，其中以目睛黄染为本病特征。

1. 黄疸的源流

《内经》已有黄疸之名，如《素问·平人气象论》云："溺黄赤，安卧者，黄疸；目黄者曰黄疸。"《素问·六元正纪大论》云："溽暑湿热相薄，争于左之上，民病黄瘅而为胕肿。"《灵枢·经脉》云："是主脾所生病者……黄疸，不能卧。"《金匮要略·黄疸病脉证并治》，将其分为黄疸、谷疸、酒疸、女劳疸和黑疸等五疸。《伤寒论》还提出了阳明发黄和太阴发黄。《诸病源候论·黄病诸候》,提出了一种卒然发黄,命在顷刻的"急黄"。《外台秘要·温病及黄疸》引《必效方》曰:"每夜小便中浸白帛片,取色退为验。"《景岳全书·黄疸》中载有胆黄证,"皆因伤胆,盖胆伤则胆气败而胆液泄,故为此证"。

2. 病因病机

从王旭高《环溪草堂医案》所载病案统计,黄疸病因有风邪久恋发疸、酒客发疸、脾肾阳微发疸、伏暑发疸、女劳发疸、疟后发疸、脱力发疸数种。然其病机,王旭高在《医门要诀·黄疸》中明确指出,"黄疸,湿热郁蒸而成",又有"阴阳虚实邪正之分",实际上包括了湿热、寒湿二大类,总不离乎"湿",是对张仲景"黄家所得,从湿得之"(《金匮要略·黄疸病脉证并治》)的很好继承。

3. 证候分类

在黄疸的证候分类上,王旭高基本沿用了张仲景的黄疸证治思想,把黄疸分为阳黄、阴黄、虚黄、表邪黄疸、谷疸、酒疸、黑疸等分别论治。王旭高把虚黄列入黄疸之一,应当也是受张仲景《金匮要略·黄疸病脉证并治》中"男子黄,小便自利,当与虚劳小建中汤"的影响。此证"属脾虚,非湿热也"。故柳宝诒按云:"此疸病中另自一种。以小便清利为据,证不多见,录之以备一格。"(《环溪草堂医案·黄疸》)

4. 治法特点

(1)阳黄证治

"面目身肤如橘色红黄者,阳黄也。"(《医门要诀·黄疸》)对于阳黄证,以清热利湿为主,视二便情况以分清,如小溲不利,"宜茵陈、山栀、陈皮、厚朴、二苓、泽泻、神曲、麦芽";如兼口干便秘者,"加黄芩、黄连、大黄"。其中神曲、麦芽,俱是健脾消食之品,体现了王旭高治病时时兼顾脾胃的思想,尤其是"神曲,系蒸窨而成,其辛温之性,能消酒食陈腐之积"（《成方便读》），对于酒劳谷疸之候，更为切合。

（2）阴黄证治

"若黄色淡白不华，神倦口不渴，腹微满，手足冷，此为阴黄"，多属"脾肾阳微，不能化湿"，"法当补中温下，佐以清上"（《环溪草堂医案·黄疸》），"宜附子、干姜、茵陈、茯苓、白术、厚朴等"（《医门要诀·黄疸》）。

（3）酒疸证治

相较于张仲景的"酒黄疸，心中懊憹或热痛，栀子大黄汤主之"，王旭高的经验是，"酒疸，嗜酒伤湿所致，分消药中加葛花、鸡距子（即枳椇子）"。葛花最早见载于《名医别录》："气味甘、平，无毒，主治：消酒。"《本经逢原》认为，"葛花，能解酒毒，葛花解醒汤用之"。枳椇子，《新修本草》《滇南本草》中都记载有解酒功效。

（4）谷疸证治

在张仲景论谷疸主症"食谷则眩"的基础上，王旭高认为还有"吞酸嗳气"的症状，故其治法"宜兼消导"。所选消导药物与阳黄中用"陈皮、厚朴、二苓、泽泻、神曲、麦芽"略有不同的是，选用"如枳实、谷芽、茯苓、泽泻、神曲、大腹皮等"，不用麦芽而用谷芽，不用厚朴而用枳实，并加大腹皮。其中深意，也许可以在明·萧京《轩岐救正论·药性微蕴》中找到答案。萧京曰："夫伤米食者，谷芽消之；伤面食者，麦芽、神曲消之；伤肉食者，砂仁、山楂消之；伤果食者，青皮、官桂消之；上焦伤者，主枳壳，中下焦伤者，主枳实；伤滞气腹痛，则主以浓朴、乌药、大腹皮。"

（5）表邪黄疸证治

"若初起头痛发热，而后发黄者，有表邪也，用豆豉、葛根、柴胡、黄芩、连翘、栀子、杏仁、滑石。"在《环溪草堂医案·黄疸》中，即记载了这样的医案："某，风邪久恋，郁蒸化热，热不得越，蕴而为黄，目黄面黄，胸闷转满，身仍发热，用柴胡栀豉合茵陈汤：柴胡、淡黄芩、赤苓、黑山栀、通草、茵陈、枳实、飞滑石、豆豉、川朴。"

按语： 黄疸有表邪者，宜用汗法，即《素问·阴阳应象大论》所谓"其在皮者，汗而发之"。汗法可使表里宣通，湿热蕴结之邪得以外泄，其疸可愈。

（6）黑疸证治

张仲景《金匮要略》中首次提出黑疸病名，以硝石矾石散主之，但论述过于简略。清·吴谦《医宗金鉴·上册》中指出"此方治标固宜，非图本之治"。王旭高认为，黑疸的特征是"额上黑，面黄带灰色"，病程长，"此脾传肾也"，预后不良，"若腹满者难治"。在医案中提出治法"姑拟泄肾热以去脾湿，仿《金匮》法"，药用冬瓜皮、桑白皮、地骨皮、生姜皮、黄柏、川朴、茵陈，陈大麦柴煎汤代水。

（7）虚黄证治

张仲景《金匮要略·黄疸病脉证并治》中，论及虚黄证治："男子黄，小便自利，当与虚劳小建中汤。"王旭高《医门要诀》提出，虚黄除小便自利外，还兼有四肢无力，腹微满，不思食等，病机是脾虚，而不是湿热，故治当调补，"宜黄芪建中汤"。而在《环溪草堂医案·黄疸》虚黄医案中，处方为：黄芪四两、白芍三两、茯苓二两、地肤子二两，酒浸服。

按语： 地肤子，虽然《本经》谓其补中，益精气。但《本草正义》指出："地肤子，苦寒泄热，止有清导湿热，通泄小便之用。"本案既非湿热而是脾虚，何以加地肤子二两？清·刘若金《本草述》记载："地肤之味，始微甘而后纯苦，且其气寒，应属清热之剂。每见用之者或假酒力，或不须酒。愚谓清热则酒可不用，如用之起阴达阳，则宜以火酒浸一日夜，于饭上蒸透，晒干以去其寒性，乃为得之。"可见，地肤子的作用，在此并非起清热之功，故须用酒浸，以收起阴达阳之功，方能有《本经》所谓"补中，益精气"之效。

5. 用药特色

（1）专病专方专药

自张仲景创茵陈蒿汤后，茵陈蒿汤一直是治疗湿热黄疸的专病专方。王旭高宗张仲景方，但实际方中主要用茵陈为主，很少用大黄。统计《环溪草堂医案·黄疸》医案，除4案是因或脾虚或阴黄或"脱力伤脾"外，都用到了茵陈，山栀运用则有4案，而大黄只有1案。王旭高在《医门要诀·黄疸》阳黄治法中说："口干便秘者，加黄芩、黄连、大黄。"可见，在王旭高看来，大黄并非治黄疸之专药，其意盖如张仲景茵陈蒿汤方后云："一宿腹减，黄从小便而去。"

（2）师其意而不用其方

王旭高治黄疸，除将茵陈作为专药外，已很难看出张仲景的原方，"师其意而不用其方"，成为王旭高的另一特色。如他治疗女劳黑疸医案，"姑拟泄肾热以去脾湿，仿《金匮》法"，药用冬瓜皮、桑白皮、地骨皮、生姜皮、黄柏、川朴、茵陈，陈大麦柴煎汤代水。正如有研究者所言，明清以后，张仲景治疗黄疸的传统方剂，运用越来越少，辨证施治已经非常普遍，"对应辨病的是重方，对应辨证的则是重法"。重法不重方的结果，是富有特色的黄疸治疗方剂越来越少用，或者被加入的药物所掩盖。同样是利湿，同样是通便，明清时期所用药物已经与汉代有很大的不同。

（3）时时兼顾脾胃

无论阳黄、阴黄，还是谷疸、酒疸，当有胸闷痞满、口腻舌苔等症状时，王旭高都会选用调理脾胃气机之品，如茯苓、陈皮、白术、厚朴、神曲、谷芽、麦芽等。尤其是利湿之品，王旭高最常用的药物是茯苓。其黄疸医案中出现频次最高的药物就是茯苓，占所有黄疸医案90%。李东垣云："茯苓，淡能利窍，甘以助阳，除湿之圣药也。味甘平补阳，益脾逐水，生津导气。"(《汤液本草·东垣先生用药心法·木部》)茯苓既能益脾又能逐水，为"除湿之圣药"，正是王旭高治黄疸时时兼顾脾胃的体现。

（十七）头痛、耳聋

1.头痛

（1）头痛的源流

头痛，中医又名"首风""脑风""头风"。《素问·风论》认为其病因乃外在风邪寒气犯于头脑。《素问·五脏生成》还提出"是以头痛巅疾，下虚上实"的病机。张仲景将头痛按六经命名，分别见于太阳病、阳明病、少阳病、厥阴病等，并详细列举了各经头痛的辨证论治。宋·陈无择《三因极一病证方论》对内伤头痛已有较充分的认识，指出"有气血食厥而疼者，有五脏气郁厥而疼者"。李东垣将头痛分为内伤、外感，指出"内证头痛有时而作，有时而止；外感头痛，常常有之，直须传入里实方罢"（《东垣十书·内外伤辨》）。明·徐春甫《古今医统大全·头痛大法分内外之因》总结说："头痛自内而致者，气血痰饮、五脏气郁之病，东垣论气虚、血虚、痰厥头痛之类是也；自外而致者，风寒暑湿之病，仲景伤寒、东垣六经之类是也。"

（2）病因病机

王旭高认为，头痛之病因多端，但不外乎外感与内伤两大类，外感头痛的治疗"宜随六经表证治之"。王旭高对此没有多加论述，而主要详述了内伤头痛的治疗。因"头为清阳之府"，"诸阳之会"，位居人体最高处，脏腑清阳之气皆上注于头，故"阳顺于上而不逆，则无头痛之患。"若郁怒伤肝，肝失调达，气郁化火，火气循经上扰清空可致头痛；饮食不节，使脾失健运，聚湿生痰，阻遏清阳，可致头痛；先天禀赋不足，或久病肾虚，使脑髓失于濡养，而致头痛；另外，外伤瘀血痹阻脉络，亦可见头痛。

（3）证候分类

王旭高认为，久痛多为虚证，但仍有少数"久病为邪所缠，新病因虚而发者"，辨证时当仔细审查脉象而明辨之。王旭高在《医学刍言·头痛、耳聋》中，将内伤头痛分为火头痛、偏头痛、气虚头痛、血虚头痛、眉棱骨痛、真头痛、肾虚头痛等。

（4）治法特点

①火头痛

《医学六要·头痛》曰："火头痛，寸口脉洪而大，证兼口干目赤等火证者，上焦实火也。"此多由阳明胃火上冲所致，证见头部跳痛或胀痛，或痛连颊齿，或自耳前后痛连耳内，烦热口渴，便秘，脉洪大。王旭高用石膏、竹叶、黄芩等清热泻火止痛。郁火头痛者，可见肝郁化火之证，治疗宜用逍遥散加葛根、酒炒黄芩、薄荷，或用清空膏（方源自李东垣《兰室秘藏》：川芎、柴胡、炙甘草、黄连、防风、羌活、黄芩，王旭高认为此方亦治郁火头痛之圣方）（《医学刍言·头痛、耳聋》）。翁藻《医钞类编》谓："因痰火者，痰生热、热生风故也。痰火上升，壅于气道，兼乎风化，则自然有声。轻如蝉鸣，重如雷声。"对于痰火头痛者，王旭高认为属气实有痰，证见头重眩晕，治疗上宜化痰泻火，用"大黄酒炒三次为末，清茶调服三钱"。

②偏头痛

偏头痛，又称偏头风，其痛暴发，痛势甚剧，或左或右，或连及眼、齿，痛止则如常人，多系肝经风火所致。王旭高认为，偏头痛多夹有痰火，治疗上用二陈汤为主方。头痛偏右者，加沙参、芩、连、川芎、防风、胆星之类；痛偏左者，加归、芍、芎、柴、白芷之类。

③气虚、血虚、肾虚头痛

气虚、血虚及肾虚引起的头痛，均以空痛为主，使脑髓失养，"不荣则痛"。其中，气虚头痛属脾，治疗以补中益气汤加川芎、蔓荆，健脾行气活血，补而不滞。血虚头痛者，痛连眼梢角。其目涩者，宜四物汤倍川芎，加知、柏、蔓荆；或当归补血汤加鹿茸五钱（另研冲），水、酒各半煎服。肾虚头痛，又分肾阴虚和肾阳虚，前者用六味地黄丸加枸杞、甘草、苁蓉、川芎、细辛，后者用八味丸温补下元。

④眉棱骨痛

眼眶上缘眉棱骨疼痛，称为眉棱骨痛。主要表现为眉棱骨部疼痛或伴有额痛，眉棱骨压痛，怕光喜暗，常欲闭目。《审视瑶函·眉骨痛》中说："眉棱骨痛有二：眼属肝，有肝虚而痛，才见光明则眉骨痛甚，宜服生地黄丸；有眉棱骨痛，目不能开，昼夜剧，宜导痰丸汤之类，加入芽茶二陈汤吞青州白丸子亦效。甫见眉棱骨痛者，多是肝火上炎，怒气甚者，多有此病。其谓风证，亦火之所致，热甚生风是也。大抵抑肝火，有风痰则兼而治之。"王旭高在《医学刍言·头痛、耳聋》中指出，眉棱骨痛者宜用荆芥、防风、羌活、白术、半夏之类。

⑤真头痛

真头痛为头痛危症。证见剧烈头痛，连脑户尽痛，手足逆冷至肘膝关节。《灵枢·厥病》曰："真头痛，头痛甚，脑心痛，手足寒至节。"王旭高认为，此乃急症重症，是阳气外脱之证，用黑锡丹温壮下元，镇纳浮阳。

对于各种头痛，王旭高在用内服药治疗的同时，还指出了外治的方法。其中，"熏法最效，方用川芎五钱，晚蚕沙二两，姜蚕如患者之年岁之数（如人年三十岁，可用三十条，毋多用），以水五碗，煎至三碗，就砂锅上以厚纸糊满，中间开钱大一孔，取药气熏蒸痛处，每日一次，熏三五日见效"。

2. 耳聋

耳聋，是指不同程度的听觉减退，甚至消失。耳鸣可伴有耳聋，耳聋亦可由耳鸣发展而来。本病的病因病机，外有风热上受，客邪蒙窍；内有肝火、痰热，蒸动浊气上壅；或因体虚肾亏，或因脾胃虚弱，清阳不升，不能上奉清窍。治疗上先辨其暴聋、久聋。王旭高认为，暴聋多为肝火旺所致，治疗以泻肝为主，用龙胆泻肝汤、当归龙荟丸；久聋乃属肾虚，《灵枢·脉度》曰："肾气通于耳，肾和则耳能闻五音矣。"治疗以补肾为主，方用用六味丸加石菖蒲、磁石、牛膝、五味，再用磁朱丸。如果"又有耳中溃脓，或流臭水，属肝火，须外科另看"（《医学刍言·头痛、耳聋》）。

（十八）疝证

疝证，指以阴囊、小腹疼痛肿起，涉及腰、胁、背以及心窝部、脐周，伴有四肢厥冷，冷气抢心，止作无时为主要表现的病证。

1. 疝证的源流

历代论疝，名目繁多，众说不一。有以病态立名者，如狐疝、癫疝；有以病机立名者，如寒疝、水疝；有以病位立名者，如气疝、血疝、筋疝。《素问·骨空论》提出七疝之名，记载冲疝、狐疝、癫疝、厥疝、瘕疝、癀疝、癃疝等七种疝气。《诸病源候论·疝病诸候》云："诸疝者，阴气积于内，复为寒气所加，使荣卫不调，血气虚弱，故风冷入其腹内而成疝也。疝者，痛也。或少腹痛，不得大小便；或手足厥冷，绕脐痛，白汗出；或冷气逆上抢心腹，令心痛；或里急而腹痛。此诸候非一，故云诸疝也。"金·张子和《儒门事亲》分为狐疝、癀疝、寒疝、气疝、水疝、筋疝、血疝，较前代之论述更加确切。清·吴谦《医宗金鉴·疝证门》："诸疝厥阴，任脉病，外因风寒邪聚凝，内因湿热为寒郁，证皆牵睾引腹疼，胎疝多因禀赋病，总审热纵寒痛疼，血左不移气右动，湿则坠重虚坠轻。"

2. 病因病机

疝气，睾丸肿大，牵引小腹而痛。朱丹溪云：专属肝经。王旭高也认为，"疝有七种，多属肝经为病"。但疝气其命名不同，病因病机不一。寒疝因坐卧湿地，或寒月涉水，或冒雨雪，或卧坐砖石，或风冷处使内过劳，而致寒湿之邪凝聚，侵犯肝经。筋疝，则主要因房劳所伤，血疝因重感，气血流溢，渗入胕囊。气疝，病机为气机郁滞。狐疝，多因肝失疏泄所致。

3. 证候分类

王旭高吸收前贤经验，将疝证分为寒疝、水疝、筋疝、血疝、气疝、狐疝、癩疝等七种。

4. 治法特点

（1）寒疝

《医学刍言·疝证》曰："一曰寒疝，睾丸冷硬而痛。"其症状表现为阴囊冷结硬如石，阴茎不举，或控睾丸而痛，张从正《儒门事亲》卷二中说："寒疝，其状囊冷，结硬如石，阴茎不举，或控睾丸而痛。得于坐卧湿地，或寒月涉水，或冒雨雪，或卧坐砖石，或风冷处使内过劳。宜以温剂下之。"王旭高也认为治疗"宜温之"，可用：吴茱萸、小茴香、川楝子、胡芦巴，甚则肉桂、附子类温经散寒。

（2）水疝

《医学刍言·疝证》曰："一曰水疝，囊肿出水。"其证阴囊肿痛而状如水晶，阴汗时出，痒瘙而出黄水，小腹按之而作水声。明·陈实功《外科正宗》云："又有一种水疝，皮色光亮，无红无热，肿痛有时，内有聚水。"治疗宜清热利湿兼以理气。王旭高认为，水疝治疗"宜萆薢、茯苓、半夏、橘皮、薏仁等"。

（3）筋疝

《医学刍言·疝证》曰："一曰筋疝，不在阴囊，而在阴茎；阴茎肿大，或碎流脓水，此属湿火，宜龙胆泻肝汤。近世名下疳，不名筋疝。筋疝之疝，在胯凹，有筋一条，肿胀是也。"筋疝，以阴茎肿痛、阴痒为主症，是肝经湿热循足厥阴肝经下注所络阴器而致。《儒门事亲》卷二记载："筋疝，其状阴茎肿胀，或溃或脓，或痛而里急筋缩；或茎中痛，痛极则痒；或挺纵不收，或白物如精，随溲而下，久而得于房室劳伤。"王旭高认为，治疗宜用龙胆泻肝汤清泻肝胆经之湿热。

（4）血疝

《医学刍言·疝证》曰："一曰血疝，即世俗夹痈、鱼口、便毒之类。"状如黄瓜，在于小腹两旁，横骨两端。王旭高认为，血疝即"世俗夹痈、鱼口、便毒之类"，属外科疾病。对此并未多议。

（5）气疝

《医学刍言·疝证》曰"一曰气疝，忿怒劳碌，则囊肿而痛，气平则安"，上连肾区，下及阴囊，或号哭忿怒，气郁急迫而胀痛。此为气机郁滞，不通则痛。治疗上以理气为主，气平则安，用"乌药、木香、吴茱萸、山栀"等。

（6）狐疝

《医学刍言·疝证》曰："一曰狐疝，卧则入少腹，行立则出少腹而下注。"张景岳说："狐之昼伏夜出，阴兽也。疝在厥阴，其出入上下不常，与狐相类，故曰狐疝。"（《景岳全书·疝气》）治疗宜用温通之法。

（7）癫疝

《医学刍言·疝证》曰："一曰癫疝，囊大如斗，不能痊愈，亦不害命。"王旭高对此未多论述。张从正《儒门事亲》卷二中又说："癫疝，其状阴囊肿缒，如升如斗，不痒之痛者是也。得之地气卑湿所生，故江淮之间，湫溏之处，多感此疾。宜以去湿之药下之。"

5. 用药特色

张景岳云："病名疝气，以治疝必先治气也。"（《景岳全书·疝气》）王旭高在治疗疝证时，也兼用理气药以调理气机。正如方仁渊在《王旭高医案·疝气》后按语所说："若治疝都用辛通温散入方者，不独散其寒，亦所以通其气耳。通则不痛，痛则不通，是之谓乎！"王旭高在《医学刍言·疝气》中，介绍了陈修园的七疝统治法："以二陈为主，加猪苓、泽泻、白术、桂枝、小茴香、木通、川楝子。二陈加味外，如寒甚，再加干姜、附子；热甚者，加知柏；小溺如膏者，加菖蒲、萆薢；气上冲者，去白术，加肉桂、吴萸、当归；囊肿如水晶者，加苡仁、桑皮；痛不可忍，恐瘀血为脓致溃，加桃仁、红花、乳香；筋疝加苡仁、木瓜；顽麻木不痛者，加川芎、槟榔；痒者加刺蒺藜。"随后，又记载了疝证的外治方法：一是《千金翼方》之洗方：雄黄末一两，生矾二两，甘草七钱，水五碗煎二碗，洗疝；二是针灸法："于关元穴两旁，相去各三寸，青脉上灸七壮，左灸左，右灸右。又灸外陵穴，在脐左右各开一寸半，灸疝亦效。"

（十九）痿证

痿证，是指肢体筋脉弛缓，手足痿软无力，肌肉萎缩，不能随意运动的一种病证，是临床常见的一类疑难病证。此即王旭高在《医门要诀》中，所谓"痿者，两足不能行也"。

1. 痿证的源流

《素问·痿论》，是论述痿证最早的文献，提出"五脏因肺热叶焦，发为痿躄"，将痿证分为脉痿、筋痿、肉痿、骨痿等；提出了"治痿者，独取阳明"的治痿原则。《素问·生气通天论》中，提出"湿热不攘，大筋软弱，小筋弛长，软短为拘，弛长为痿"。金元时期，张子和《儒门事亲·指风痹痿厥近世差玄说》指出："夫四末之疾，动而或痉者，为风；不仁或痛者，为痹；弱而不用者，为痿；逆而寒热者，为厥；此其状未尝同也。故其本源，又复大异。"李东垣《脾胃论·脾胃虚弱随时为病随病制方》指出："夫痿者，湿热乘肾肝也，当急去之，不然则下焦元气竭尽而成软瘫。"朱丹溪《丹溪治法心要·痿》中，不但立专篇论述痿病，而且指出病因"有热、湿痰、血虚、气虚"等，明确提出痿证"不可作风治"。还提出了

"泻南方、补北方"的治痿法则。张景岳《景岳全书·痿证》中，强调"非尽为火证……而败伤元气者亦有之"，并认为精血亏虚致痿："元气败伤，则精虚不能灌溉，血虚不能营养者亦不少。"叶天士《临证指南医案·痿》，指出本病为"肝肾肺胃四经之病"。

2. 病因病机

王旭高在《环溪草堂医案》中，虽只记载了三则痿证医案，但字里行间非常推崇《素问·生气通天论》的"湿热不攘"，及《素问·痿论》"肺热叶焦"则生"痿躄"之论。

3. 治疗方法

关于痿证的治疗，《素问·痿论》提出"治痿独取阳明"，以及"各补其荥而通其俞，调其虚实，和其顺逆，筋、脉、骨、肉各以其时受月，则病已矣"。这一治疗原则，成为后世痿证治疗的主要指导原则。王旭高认为，痿证的治疗"宜补养气血筋骨"。方用《丹溪心法》之虎潜丸（虎骨、龟甲、黄柏、知母、当归、牛膝、锁阳、陈皮、白芍、羊肉为丸）和加减四斤丸（苁蓉、牛膝、木瓜、鹿茸、熟地、五味、菟丝子、枸杞为蜜丸）。若气虚多痰者，宜六君子汤加黄柏、苍术、紫菀。紫菀润肺下气，消痰止咳。用于痰多喘咳、新久咳嗽、劳嗽咳血。《神农本草经》认为，紫菀有治痿躄的作用，"主咳逆上气，胸中寒热结气，去蛊毒、痿躄，安五藏"。王旭高认为，"瘦黑人血虚多火"，在治疗痿证时"宜六味丸加黄柏、苍术"；"肥白人痰多气虚"，治疗时"宜间服当归补血汤，加竹沥、姜汁"。而且，还在医案中立外洗方一则：独活三钱，当归五钱，红花一钱，陈酒糟二两，猪后脚骨二只，葱白头三个；煎汤日洗一次。

（二十）泄泻

泄泻也称"腹泻"，是指粪质稀薄，或完谷不化，甚至泻出如水样，并伴有排便次数增多为特征的一类病证。其中，大便溏薄而势缓者称为

"泄"，大便清稀如水而直下者称为"泻"。

1. 泄泻的源流

《内经》称本病证为"鹜溏""飧泄""濡泄""洞泄""注下""后泄"等。如《素问·生气通天论》曰："因于露风，乃生寒热，是以春伤于风，邪气留连，乃为洞泄。"《素问·阴阳应象大论》曰"清气在下，则生飧泄"；"湿胜则濡泻"。《素问·举痛论》曰："寒气客于小肠，小肠不得成聚，故后泄腹痛矣。"《素问·至真要大论》曰："诸呕吐酸，暴注下迫，皆属于热。"《素问·举痛论》指出："怒则气逆，甚则呕血及飧泄。"另外《素问·脉要精微论》曰："胃脉实则胀，虚则泄。"《素问·脏气法时论》曰："脾病者……虚则腹满肠鸣，飧泄食不化。"《金匮要略·呕吐哕下利病脉证治》中，将泄泻分为虚寒、实热积滞和湿阻气滞，并且提出"下利清谷，里寒外热，汗出而厥者，通脉四逆汤主之"及"气利，诃梨勒散主之"。又说"下利三部脉皆平，按之心下坚者，急下之，宜大承气汤"；"下利谵语，有燥屎也，小承气汤主之"。《景岳全书·泄泻》说："凡泄泻之病，多由水谷不分，故以利水为上策。"李中梓《医宗必读·泄泻》在总结前人治泄经验的基础上，提出了著名的治泻九法，即淡渗、升提、清凉、疏利、甘缓、酸收、燥脾、温肾、固涩。

2. 病因病机

泄泻多由外邪侵袭、脏腑功能失调、情志影响以及饮食内伤等原因，致小肠清浊不分、水谷混杂，病及大肠而成。《杂病源流犀烛·泄泻源流》说："湿盛则飧泄，乃独由于湿耳？不知风寒热虚虽皆能为病，苟脾强无湿，四者均不得而干之，何自成泻？是泄虽有风寒热虚之不同，要未有不源于湿也。"可见，泄泻病机首重于"湿"，脾虚则生湿，湿盛则伤脾，脾虚湿盛是泄泻最主要的病机特点。

3. 证候分类

王旭高根据泄泻的病因病机及症状，将其分为湿热泻、寒湿泻、食积泻、脾虚泻、肾虚泻、吐泻暴脱、暑湿泻、气虚泻、飧泄、痼冷、木贼土、久泻十二种。其中，又将湿热泻、寒湿泻、食积泻、脾虚泻、肾虚泻，归入《内经》"湿胜则濡泻"范畴。

4. 治疗方法

健脾化湿为泄泻总的治疗原则。李中梓在《医宗必读·泄泻》中提出治泻九法，"治泻有淡渗、升提、清凉、疏利、甘缓、酸收、燥脾、温肾、固涩"之法，基本涵盖中医治疗泄泻的大法。王旭高治疗泄泻所用方法亦无外乎此。

（1）濡泻

《素问·阴阳应象大论》曰："湿胜则濡泻。"又称濡泄、湿泄、洞泄，指湿盛伤脾的泄泻。脾喜燥而恶湿，湿气偏胜，则脾阳不脉，运化水湿的功能障碍，就会产生"濡泻"。张仲景在《伤寒论》159条赤石脂禹余粮汤证后，提及淡渗治泻的治则，言"利复不止者，当利其小便"。王旭高认为，濡泻的治疗宜淡渗利湿法。故在《医学刍言·泄泻》中指出："宜胃苓汤统治之，如苍白术、赤苓、泽泻、川朴、甘草、桂枝、陈皮等。"

（2）湿热泻

《医学刍言·泄泻》曰："口中热，溺赤，下泻肠垢，为湿热，去桂加防风、川连。"此处加用防风取其升散之性，能散风胜湿，升清止泻。吴鞠通取补中益气汤加防风，升清阳以止泻；孙一奎治泻取苍术防风汤，亦以防风能升脾阳而止泻。临床常见因脾胃之虚，急惰嗜卧、肢体酸疼、大便溏泄、小溲频数者，用升阳益胃汤（《脾胃论》），每奏捷效。若因外伤风邪，肝木乘脾，完谷不化，而泄泻者，用痛泻要方（《医方集解》引刘草窗方），取防风舒脾泻肝胜湿，为引经之要药。加黄连清泻里热，厚肠止利。

（3）寒湿泻

《医学刍言·泄泻》曰："溺清，口和不渴，下利清谷，为寒湿。"治疗时可加干姜温中散寒燥湿。

（4）食积泻

《丹溪心法·泄泻》曰："伤食泻，因饮食过多，有伤脾气，遂成泄泻。"证见饱闷恶食，嗳腐吞酸，腹痛则泻，泻后痛减，泻下不畅，黏而秽臭，苔腻，脉滑或弦紧。王旭高认为，治疗食积泄泻，需在胃苓汤基础上加山楂、麦芽健胃消食。

（5）脾虚泻

脾虚泻，是由脾胃虚弱，清阳不升，运化失职所致，故大便稀溏，色淡不臭，时轻时重。脾胃虚弱，运纳无权，故多于食后作泻。泄泻较久，脾虚不运，精微不布，生化乏源，气血不足，故面色萎黄、形体消瘦、神疲倦怠、舌淡苔白、脉缓弱。治疗上胃苓汤去川朴，加人参、干姜健脾补虚。

（6）肾虚泻

肾虚泻，是肾虚闭藏失职所致的泄泻。其证每于黎明时即腹痛、肠鸣、泄泻，又名五更泄、五更泻。《证因脉治·肾虚五更泄泻》曰："肾虚泻之症，每至五更，即连次而泻，或当脐作痛，痛连腰背，腹冷膝冷。"治宜温肾，临床常用四神丸、八味肾气丸、五味子丸等方。王旭高在胃苓汤基础上去陈皮、厚朴，加附子、四神丸，以温肾散寒，涩肠止泻。

（7）吐泻暴脱

《医学刍言·泄泻》曰："忽然大泻不止，大汗大喘，手足厥冷，兼吐者，须防脾肾之气暴脱。夏月伏阴在内，多此证。"治"宜附子理中汤大剂量与之，不可服香薷、藿香等"。因津液已伤，故不用香薷、藿香，以免继续损伤津液。

（8）暑热泻

《医学刍言·泄泻》曰："吸受暑湿作泻，宜六一散、香连丸。"

（9）气虚泻

脾胃气虚、中气下陷所致泄泻，即气虚泻，治疗"宜补中益气汤去当归加木香、葛根"（《医学刍言·泄泻》）。李东垣《脾胃论·饮食劳倦所伤始为热中论》指出："内伤脾胃，乃伤其气，外感风寒，乃伤其形。伤其外为有余，有余者泻之，伤其内为不足，不足者补之。"王旭高治疗气虚泻，以补中益气汤补益中气，升举阳气。因本病无涉及营血虚，故去当归；脾胃虚弱，饮食不化，气机不行，加用木香行气止痛，调中导滞；同时，葛根可增强升阳止泻的作用。

（10）飧泄

脾虚不运，致完谷不化者，即飧泄，《素问·风论》云："久风入中，则为肠风飧泄。"《医宗金鉴·杂病心法要诀·诸泄总括》曰："湿泻……完谷不化名飧泻，土衰木盛不升清。"对于这种久风飧泄，王旭高认为治宜神术汤，或《圣济》附子汤。如王旭高《退思集类方歌注》中说：神术汤海藏，"并治脾泄肠风"，方用苍术、防风、甘草、生姜、葱白。

（11）痼冷

《古今医鉴》卷七曰："痼者，固也；冷者，寒之甚也……其病多由真阳虚弱，胃气不实，复啖生冷冰雪、水酪诸寒之物，或坐卧阴寒久湿之地，以致脏腑久痼而冷。"痼冷在于肠间，见"久泻止而又发，泻时腹痛"。治疗上，王旭高认为宜先除去痼冷，再行调治，可以用温脾汤，或平胃散去苍术，加干姜、附子、肉桂。

（12）土败木贼

脾胃虚弱，肝木乘脾土者，即发痛泻。王旭高将之归为土败木贼，治以痛泻要方，并编歌诀曰："痛泻要方陈皮芍，防风白术煎汤酌。补土泻木理肝脾，若作食伤医便错。"

（13）久泻

王旭高认为，泄泻日久不愈，诸药不效者，需辨其为脏热肠寒、肠热脏寒。若为肠热脏寒之证，用乌梅丸温脏散寒止泻，或者用肉苁蓉、鹿角霜、当归须等法，或者用芩、连、甘、葛，或者用阿胶、羊脂、乳酥、黄连末、蜂蜜熬膏等法。

5. 用药特色

王旭高治疗泄泻的特色，是善于健脾祛湿。王旭高认为，"湿胜则濡泻"，脾虚则生湿，湿盛则伤脾。故其《环溪草堂医案》中所载的六则泄泻医案，常用白术、茯苓，白术健脾益气，燥湿利水，去脾胃中湿；茯苓利水渗湿，健脾宁心，用于脾虚食少，便溏泄泻。

（二十一）呕、吐、哕、呃

有声有物谓之呕；有物无声谓之吐；有声无物谓之哕，即为干呕；而呃为气逆上冲，喉间呃呃连声，声短而频，不能自制。临床上常呕与吐并见，故合称呕吐。

1. 呕、吐、哕、呃的源流

《东垣试效方》曰："夫呕吐者，俱属于胃。胃者，总司也，以其气血多少为异耳。如呕者，阳明也。阳明多血多气，故有声有物，血气俱病也……吐者，太阳也。太阳多血少气，故有物无声，为血病也……哕者，少阳也，少阳多气少血，故有声无物，乃气病也。"

2. 病因病机

胃居中焦，主受纳腐熟水谷，其气以降为顺，当外邪、饮食、情志、脏腑失和，犯及胃腑，导致胃失和降，均可发生呕、吐、哕、呃。呕、吐、哕、呃病位在胃，病变脏腑除胃以外，尚与肝脾相关，胃气之和降，有赖于脾气的升清运化以及肝气的疏泄条达，若脾失健运，则胃气失和，升降失职；肝失疏泄，则气机逆乱，胃失和降，均可致以上四证。

3. 治疗方法

王旭高认为"以上四证皆属气逆"，治疗上"有统治法：用二陈汤随症加减"。

（1）寒气客胃

《素问·举痛论》曰："寒气客于肠胃，厥逆上出，故痛而呕也。"王旭高认为，寒气客胃，故见"脉迟畏寒"，治疗上，在二陈汤基础上，加干姜、藿香、砂仁，以加强温中化湿之效。

（2）肝气犯胃

王旭高治疗肝气犯胃所致呕吐时，见"干呕吐涎沫"者，在二陈汤统治的基础上加入人参、吴茱萸、大枣，倍用生姜。亦即合入吴茱萸汤全方，是对《伤寒论》厥阴篇378条"干呕，吐涎沫，头痛者，吴茱萸汤主之"的很好运用。

（3）饮食停滞

《重订严氏济生方·呕吐翻胃噎膈门》曰："饮食失节，温凉不调，或喜餐腥乳酪，或贪食生冷肥腻……动扰于胃，胃既病矣，则脾气停滞，清浊不分，中焦为之痞塞遂成呕吐之患焉。"王旭高认为，"饮食所伤，吞酸嗳腐"，治疗时加用苍术、藿香、砂仁、麦芽、山楂、神曲，以增加芳香醒脾、化食消积之功。

（4）干呕

"有声无物即干呕"。《诸病源候论·呕哕病诸候》曰："干呕者，胃气逆故也。但呕而欲吐，吐而无所出。"故王旭高认为，治疗时可加竹茹、人参、旋覆花、代赭石、大枣降逆化痰、益气和胃，此正合张仲景"旋覆代赭汤""橘皮竹茹汤"之意。

（5）吐酸水

凡酸水由胃中上泛，若随即咽下者，称为吞酸；不咽下而吐出者，则称吐酸。《寿世保元·吞酸》曰："夫酸者肝木之味也，由火盛制金，不能平木，则肝木自甚，故为酸也。"说明吐酸与肝木有关，多由肝火犯胃所致，故王旭高加吴萸、川连治之，即《丹溪心法》左金丸也。

（6）食已即吐

《金匮要略·呕吐哕下利病脉证治》云："食已即吐者，大黄甘草汤主之。"王旭高认为，食已即吐属"胃中有热，食入则两热相冲，不得停留而吐，若大便秘结，可加大黄"，并言治疗时，可"用蔗汁一杯，姜汁一匙，冲和服之效"。

（7）少阳呕吐

王旭高指出，"寒热往来，胁痛而呕吐者，属少阳"，加人参、柴胡、黄芩、大枣，寓张仲景小柴胡汤意。

（8）发呃

《景岳全书·呃逆》中论呃有三种："一曰寒呃，二曰热呃，三曰虚脱之呃。寒呃可温可散，寒去则气自舒；热呃可降可清，火静而气自平；惟虚脱之呃，则诚危矣。"王旭高将发呃分为骤然发呃和久病发呃，认为骤然发呃的病机为胃火，宜清热降逆，治疗上加石斛、麦冬、扁豆、枇杷叶、竹茹。久病发呃，又有脾虚、肾虚之分："脾虚加参、术、丁香、柿蒂，肾虚加参、附、干姜、沉香、巴戟肉。"如有吐虫者，去甘草，加川连、川椒、人参、吴萸、金铃子、乌梅、粳米。

4. 用药特色

"和胃降逆为其旨"，王旭高认为，呕、吐、哕、呃是因气逆所致，病位在胃，所以治疗上始终围绕"胃失和降，胃气上逆"这一基本病机展开。他在《环溪草堂医案》中说"止呕必以和胃，气升必须降纳"，故治疗呕、吐、哕、呃四证时，常使用苏子、半夏、旋覆花、陈皮、柿蒂等降气和胃之品。胃主受纳和腐熟水谷，其气主降，以下行为顺，故和胃降逆为其治疗主旨。

（二十二）积聚

积聚，是腹内结块，或痛或胀的病证。分别言之，积属有形，结块固定不移，痛有定处，病在血分，是为脏病；聚属无形，包块聚散无常，痛无定处，病在气分，是为腑病。因积与聚关系密切，故两者往往合称积聚。

1. 积聚的源流

积聚之名，首见于《灵枢·五变》："人之善肠中积聚者……皮肤薄而不泽，肉不坚而淖泽。如此，则肠胃弱，恶则邪气留止，积聚乃伤。"《难经·五十五难》曰："病有积有聚，何以别之？然。积者，阴气也，聚者，阳气也，故阴沉而伏，阳浮而动。气之所积名曰积，气之所聚名曰聚，故积者五藏所生，聚者六府所成也。积者阴气也，其始发有常处，其痛不离其部，上下有所终始，左右有所穷处；聚者阳气也，其始发无根本，上下无所留止，其痛无常处，谓之聚。"《金匮要略·疟病脉证并治》，将疟疾引起的癥瘕称为疟母，并以鳖甲煎丸治之。《圣济总录·积聚门》曰："癥瘕癖结者，积聚之异名也，症状不一，原其病本大略相似。"《杂病源流犀烛·积聚癥瘕痃癖源流》曰："痃癖见于胸膈间，是上焦之病；痃积聚滞见于腹内，是中焦之病；癥瘕见于脐下，是下焦之病。"

2. 病因病机

《灵枢·五变》曰："黄帝问于少俞曰：余闻百疾之始期也，必生于风雨寒暑，循毫毛而入腠理，或复还，或留止，或为风肿汗出，或为消瘅，或为寒热，或为留痹，或为积聚。"提出了积聚形成的病因病机，认为积聚是由于外感风雨寒暑等外邪留而不去，内传变化所致。《难经·五十五难》曰："积者，阴气也。聚者，阳气也。故阴沉而伏，阳浮而动。气之所积名曰积，气之所聚名曰聚，故积者五藏所生，聚者六府所成也。"《金匮要略·五脏风寒积聚病脉证并治》进一步指出："积者，脏病也，终不移；聚者，腑病也，发作有时。"

3. 证候分类及治疗方法

（1）遵《内经》之旨，分清新久虚实

《素问·六元正纪大论》提出："大积大聚，其可犯也，衰其大半而止，过则死。"王旭高在治疗积聚时，也强调"当辨新久虚实而治"。他认为，"积聚，新病不虚，宜用五积散；大实者，宜用备急丸，即大黄、干姜、巴豆"（《医学刍言·积聚》）。还指出，久病虚人，治疗时"不可迳用前药，或先服补药而后攻之，或攻药去病之半，而即补之；或服攻药二日，进补药一剂，愈后必补脾胃收功，如六君子汤、附子理中汤。此二方若脐下有动气，去白术加肉桂"。可见其在治疗久病、虚病之积聚时，是十分慎重的。

（2）循《难经》之论，按脏腑分治

王旭高按照《难经·五十六难》中五脏之积聚部位，将积聚分为肝之积、肺之积、心之积、脾之积、肾之积，进行辨证治疗。治疗时用阴阳攻积丸（即平胃散加蒿蓄、瞿麦、麦芽、川芎各五钱，沉香、木香各一钱，大黄二两酒浸，为末）加减统治。如"肝之积在左肋下，名肥气"，治疗时去苍术，加柴胡、鳖甲、青皮、莪术等药以软坚散结，破气导滞；"肺之积在右胁下，名息贲"，治疗时加白蔻、桑皮、郁金等药以理气泻肺；"心之积起脐上，至心下，大如臂，名伏梁"，治疗用阴阳攻积丸去苍术，加肉桂、黄连、石菖蒲、莪术等药水火并用，开窍活血；"脾之积在胃脘"，症见"腹大如盘"，名为痞气，治疗用阴阳攻积丸原方即可；"肾之积在脐下，发于少腹，上冲而痛，名奔豚"，治疗时去苍术、陈皮、大黄、麦芽、蒿蓄，加茯苓、桂、附、当归、吴茱萸、川楝子、李根白皮等药，和为蜜丸，

就淡盐汤送服。

4. 用药特色

（1）实证积聚祛邪为主

王旭高治疗实证积聚时以祛邪为主，用五积散、备急丸等攻邪为主的方剂。其中，五积散出自《太平惠民和剂局方》，由白芷、川芎、炙甘草、茯苓、当归、肉桂、芍药、半夏、陈皮、炒枳壳、麻黄、苍术、干姜、桔梗、厚朴等药组成。汪讱庵在《医方集解》中，将五积散归入表里之剂，称其为"解表温中除湿之剂，去痰消痞调经之方"，因而"能散寒积，食积，气积，血积，痰积，故名五积"。备急丸的配伍中，以巴豆峻下去积、开用闭塞；干姜温中散结，大黄荡涤肠胃。三味合用，可攻逐实证寒积。

（2）久病则补攻兼顾

在治疗久病虚人时，王旭高强调治不可一味祛邪，注意补与攻的结合。治疗时先服用补养之剂扶其正气，再行攻邪之法；或者用攻泻之法至病去一半时，行补药以养正气；或者服用攻泻之药二日，服用补药一日，这样交替施行攻补兼施之法，更加有利于疾病的治疗。在积聚之病愈后，再继续服用补药来补益脾胃，厚其后天之本以缓收其功。指出在治疗积聚过程中，若攻伐过度，会导致"自汗不止，气弱不转"之亡阳证，应急进参附汤以回元救逆；或选用当归补血汤加附子回阳救逆。

（3）视所致之由灵活加减

王旭高在治疗时，还根据积聚的具体成因，灵活加减用药。其曰："凡热积加黄芩、黄连；寒积加姜、桂、附子；酒积加葛花；痰积加半夏；水积加桑白皮、赤小豆；血积加桃仁、红花；肉积加阿魏、山楂；果积加麝香、草果。"（《医学刍言·积聚》）

（二十三）五淋、癃闭

淋证，以小便频急，滴沥不尽，尿道涩痛，小腹拘急，痛引腰腹为特征。癃闭，以排尿困难，全日总尿量明显减少，点滴而出，甚则小便闭塞不通为特征。二者有相似之处，故王旭高放在一起论述，均有小便短涩量少，排尿困难之证。但淋证排尿时疼痛，每日小便总量基本正常；而癃闭排尿时不痛，每日小便总量远远低于正常，甚至无尿排出。

1. 五淋、癃闭的源流

淋之名称，始见于《内经》，《素问·六元正纪大论》称为"淋閟"，并有"甚则淋""其病淋"等记载。《金匮要略·五脏风寒积聚病脉证并治》称"淋秘"，指出淋秘为"热在下焦"。《金匮要略·消渴小便不利淋病脉证并治》描述了淋证的症状："淋之为病，小便如粟状，小腹弦急，痛引脐中。"《诸病源候论·淋病诸候》中，对淋的病机作了高度明确的概括："诸淋者，由肾虚而膀胱热故也。"并把淋证分为石、劳、气、血、膏、寒、热七种。《备急千金要方·淋闭》提出"五淋"之名，《外台秘要·淋并大小便难病》具体指出五淋之名，言"《集验》论五淋者，石淋、气淋、膏淋、劳淋、热淋也"。《丹溪心法·淋》曰："淋有五，皆属乎热。"

癃闭之名，首见于《内经》。如《素问·宣明五气》谓"膀胱不利为癃，不约为遗溺"；《素问·标本病传论》谓"膀胱病，小便闭"；《灵枢·本输》云"三焦者……实则闭癃，虚则遗溺，遗溺则补之，闭癃则泻之"。因东汉殇帝姓刘名癃，出于避讳，将癃改为"淋"，或改为"闭"，所以《伤寒论》和《金匮要略》都没有癃闭的名称，只有淋病和小便不利的记载。宋·陈无择《三因极一病证方论·淋闭叙论》说："淋，古谓之癃，名称不同也。"《诸病源候论·便病诸候》提出："小便不通，由膀胱与肾俱有热故也。又云：小便难者，此是肾与膀胱热故也。"《备急千金要方·膀胱腑》已有了导尿术的记载。《丹溪心法·小便不通》认为，病有"气虚、血虚、有痰、风闭、实热"等。李中梓的《医宗必读·小便闭癃》曰："闭与癃两证也，新病为尿闭，盖点滴难通也；久病为尿癃，盖屡出而短少也。"

2. 证候分类

王旭高在《医学刍言·五淋癃闭》中指出："淋病，小便滴沥涩痛，欲去不去，欲止不止。分为五种：石淋下如沙石，膏淋下如膏脂，劳淋从劳役而得，气淋气滞不通，脐下闷痛；血淋，茎中刺痛出血。皆属热结膀胱所致。"癃闭，是指小便量少，点滴而出，甚则小便闭塞不通。其中，以小便不利，点滴而少，病势较缓者称癃；以小便闭塞不通，病势较急者称闭。

3. 治疗方法

王旭高在治疗淋病方面有自己的原则。如："治三焦与膀胱之正法，五淋散（歌曰：五淋散用草栀仁，归芍茯苓与灯芯）。清心滋肾，如导赤散。泻肝，龙胆泻肝汤。补肾，知柏八味丸。升清，补中益气汤。分清泄浊固精，萆薢分清饮。"其治不重膀胱，而重在三焦。陈修园在其所著《时方妙用》中说："经云：膀胱者，州都之官，津液藏焉，气化则能出矣。又云：三焦者，决渎之官，水道出焉。此数语，数百年来注家俱误。不知津液为汗之源，膀胱气化则能出汗，故仲景发汗法，必取之太阳也。水道为行水之道，三焦得职，则小水通调，须知外出为膀胱之津液，下出为三焦之水道也。又有清心之法，以心与小肠相表里也。又有清肝之法，以肝主疏泄也。又有补肾之法，以肾为司水之脏也。"王旭高治法，与陈修园所论相通。

至于癃闭，小便点滴不通，甚则胀闷欲死。王旭高认为，其病源亦同前述淋病，其治法更进一步，有用八味丸，倍桂附，蒸动肾气以开关；有用滋肾丸，滋养肾阴以化阳气。王旭高在治疗淋病时，常常使用五淋散加减。如气淋，加荆芥、香附、生麦芽；血淋，加牛膝、桃仁、红花、生地黄，入麝香少许；石淋，送下六一散三钱；膏淋，合萆薢分清饮；劳淋，合补中益气汤；如过服金石药，与老人阳已痿，思色以降其精，致精内败而为淋，加草薢、石菖蒲、菟丝子以导之。

4. 医案选录

案例1

王。病起膏淋，变为石淋，今又成血淋矣。盖肾虚精不藏聚，湿热相火蒸灼，致精化为浊，浊凝成块；阴伤日久，血亦下注，故见血块也。填补阴髓以化湿热，法当滑涩兼施。大熟地、阿胶、龟甲、天冬、血余炭、芡实、秋石、沙苑子、冬葵子、韭菜子（炒）、湘莲肉。

案例2

萧。据述病情多系情怀郁勃，肝肾下虚。小溲频数澄脚（原文即作澄脚，但意不可解—编者注），遍体机关骨节不利，头面觉麻。此由阴液内亏，风阳绕络，源泉不足，膀胱不化使然。养阴液以息风阳，救源泉以通气化，又须怡情安养，庶几可瘳。大生地、二冬、龟甲、沙苑子、五味子、川断、茯神、沙参、覆盆子、家韭子。

渊按：既从七情郁结而来，乃心火不能下交于肾水，致肾关不固，似宜心肾兼治。(《王旭高医案·遗精淋浊》)

案例3

张。寒气客于下焦，瘀凝停于小腹中央，乃膀胱之部也。寒气瘀凝，阻塞胞门，膀胱阳气失化，以致癃闭。产后八日而小溲不通，脉细，肢寒，腹中觉冷，恐其气逆上攻发厥。法以温通下焦，化瘀利水。全当归（八钱）、川芎（四钱）、山楂炭（五钱）、炮姜（五分）、桃仁（三钱）、车前子（五钱）。益母草汤、陈酒各一碗煎药。另研桂心五分，血珀五分，甘遂三分，为末，药汁调下。

诒按：末药方甚佳，煎方中拟加泽兰、牛膝、吴萸。此证甚急，用药能丝丝入扣，迥异肤浮之家。

复诊：小溲癃闭已通，恶露瘀凝未下，少腹板痛。再以温通。肉桂、延胡索、红花、桃仁、丹参、归尾、山楂炭、牛膝、炮姜炭、冬葵子、两头尖、车前子。

以上三案，俱系王旭高《环溪草堂医案·五淋癃闭》中的医案。可见王旭高治病，既有一定规矩可以效法，也能够随证治之而善于灵活变通。

（二十四）遗精

精液自遗现象，称遗精或失精。有梦而遗者名为"梦遗"，无梦而遗，甚至清醒时精液自行滑出者为"滑精"。多由肾虚精关不固，或心肾不交，或湿热下注所致。

1. 遗精的源流

遗精的记载，始见于《内经》。《灵枢·本神》云："恐惧而不解则伤精，精伤则骨酸痿厥，精时自下。"《金匮要略·血痹虚劳病脉证并治》中称为"失精"和"梦失精"，并提出了治疗的方药。《诸病源候论·虚劳病诸候》曰："肾气虚弱，故精溢也。见闻感触，则动肾气，肾藏精，今虚弱不能制于精，故因见闻而精溢出也。"宋·许叔微《普济本事方·膀胱疝气小肠精漏》，载有治遗精方四首，该书正式提出了遗精和梦遗的名称。《丹溪心法·遗精》认为，遗精的病因在肾虚之外，还有湿热。指出"精滑专主湿热，黄柏、知母降火，牡蛎粉、蛤粉燥湿"。明·李中梓《医宗必读·遗精》曰："苟一脏不得其正，甚则必害心肾之主精者焉。"

2. 证候分类

王旭高对遗精的论述不多，他根据前人的临床诊治经验，认为遗精与心、肝、肾三脏关系密切。肝有肝火盛者，但也有"肝虚，魂不藏守"，容易为人疏忽。心有心脾虚者，也有心火盛者。肾有阴虚相火炽者，也有心肾虚者。正如方仁渊在《王旭高医案·遗精淋浊》中所说："遗精乃精关之病，少年者多起于意淫，或色欲过度；中年者，或由用心太过，心火不能下交，致肾精下溜，不梦而泄，甚则不寐亦泄；亦有湿热阻中，致肝木升阳之气不能上达，郁陷于至阴之下，蒸煽精关而病。古人以有梦、无梦分虚实，未必尽然。大抵从湿热来者多实，从意淫多欲、用心太过来者多虚。惟同一虚也，须分阴虚、阳虚、阴阳两虚、虚中夹实等。今世医治此多不效者，由未辨明阴阳虚实，一味以补肾固精了事，及病者未能养心寡欲耳。盖相火妄动致遗精，肾阳不能固摄亦致遗精。"

3. 治疗经验

王旭高在《医学刍言·遗精》中说："梦而遗者，相火之炽也，陈修园以封髓丹治之，即砂仁、黄柏、甘草；程钟龄以清心丸治之，即生地、丹参。无梦而遗者，心肾虚也，金锁固精丸。"如果肝主疏泄，肝火大盛，王旭高则认为宜暂用龙胆泻肝汤；如果肝虚，魂不藏守，宜龙骨、牡蛎、龟甲等；如果是肝热胆寒，宜温胆汤，加参、茯神、枣仁、莲肉。精之蓄泄，无非听命于心，痰火扰心致遗，则用威喜丸（黄腊、茯苓）；补益心脾，四君子汤加远志，亦补养得法；"若徒用补肾、固涩，无益也"（《医学刍言·遗精》）。但是遗精一证必须清心寡欲，注意摄生调养，药石并不足依赖。

对遗精的调养，王旭高还推荐了王荆公妙香散（见于《太平惠民和剂局方》），"治惊悸郁结梦遗，其方奇妙"。还有沈金鳌（《沈氏尊生书》）用的黄连清心饮，王旭高认为"方用生地、黄连、当归、人参、茯苓、枣仁、远志、建莲肉，亦大法中之稳法也"（《医学刍言·遗精》）。

4. 医案选录

案例 1

张案：男子十四，发身太早，保真不固，究竟外丰内亏，不时内热，身倦乏力，恐其延成劳损。培补先天，兼理后天，尤宜自知爱惜为上。党参、大熟地、怀山药、丹皮、茯苓、陈皮、沙苑子、苡仁、杜仲、金狗脊。

案例 2

薛案：左尺极细，寸关微而似数；右三部俱弦滑。下有遗精暗疾，肛门痒而出水；上则头眩耳鸣，舌苔粉白。以脉合症，肾阴下亏，湿热相火下淫上混，清窍为之蒙闭。法当补肾之阴而清相火，清金和胃，分利膀胱以化湿热。草薢、大生地（蛤粉炒）、知母、泽泻、龟板、麦冬、黄柏、赤苓、半夏、丹皮、牡蛎、怀山药。又丸方：大生地（砂仁、陈酒拌蒸）、冬术（土炒）、黄连（盐水炒）、苦参、天麻、怀山药、丹皮（盐水炒）、川芎、芡实、龟板（酥炙）、牡蛎（煅）、泽泻（盐水炒）、黄柏（盐水炒）、知母（盐水炒）、半夏、草薢（盐水炒）、赤苓、麦冬（元米炒），上药为末，用建莲粉四两，神曲四两，煮糊捣丸。

渊按：此方治肾虚湿热遗精极妙，然须胃纳尚旺者。若谷食式微，连、柏等苦寒宜斟酌。

（二十五）赤白浊

赤白浊，指以小便混浊不清而溲时并无尿道淋漓涩痛为主要特征的疾患。尿浊而色白如泔浆者为"白浊"，溺色混浊而带赤者为"赤浊"，合称"赤白浊"。

1. 赤白浊的源流

赤白浊，《内经》称"溺白"。如《素问·至真要大论》曰："少阳在泉，客胜则腰腹痛而反恶寒，甚则下白溺白。"《诸病源候论·虚劳小便白浊候》曰："劳伤于肾，肾气虚冷故也。肾主水而开窍在阴，阴为溲便之道。胞冷肾损，故小便白而浊。"危亦林《世医得效方·漩浊》有"心浊""脾浊""肾浊"的记载。《丹溪心法·赤白浊》曰："赤浊是心虚有热，因思虑得之。白浊肾虚有寒，过于淫欲而得之。"《证治要诀·白浊》曰："如白浊甚，下淀如泥，或稠粘如胶，频逆而涩痛异常，此非是热淋，此是精浊窒塞窍道而结。"清·郑钦安《医法圆通·赤白浊》曰："予亦常见患浊证之人，精神不衰者亦多，可知其非败精也明矣。予细维此证，总缘二气不调，中宫运化机关失职。"《杂病广要·赤白浊》曰："赤浊者，心虚有热也，多因思虑而得之，白浊者，肾虚有寒也，过于嗜欲而得之。"

2. 病因病机

本病之病因病机，多因过食肥甘，中焦酿湿生绕，下渗膀胱；或病后湿热余邪未清，蕴结下焦，清浊不分，而成尿浊；若湿热灼络，络损血溢，则尿浊夹血；或劳倦思虑太过，损伤脾气，脾虚中气下陷，则谷气精微下流，而成尿浊；若脾不统血，可形成尿浊夹血；或病延日久，或劳欲过度，或年老体弱，肾元亏虚，固摄无权，则脂液下流，而成尿浊；若肾阴亏损，虚火伤络，也可见赤浊。王旭高认为病初多属湿热，病久则肾虚精关不固，气不摄精，并指出，"浊出精窍，与淋出溺窍不同，病久宜固肾，不宜分利，是要旨也"。

3. 证候分类

浊者，小水不清也。方书皆责之肾，今则求之于脾，脾土之湿热下注，则为浊病。湿胜于热则白，热胜于湿则赤。浊色黄浓为虚热，色白而清为虚寒。小便清通，但短数，时时欲便，亦属肾气虚寒。

4. 治疗方法

治疗赤白浊，王旭高认为，不外导其湿热，湿热去，则浊者清矣。王旭高根据赤白浊的病程分析治法如下：浊病初起，宜导其湿热，宜二陈汤加苍术、白术、黄柏、萆薢，如赤浊加丹参；浊病稍久，当固其精道，利其水治，宜萆薢分清饮；若中气虚者，宜四君子汤，或补中益气汤；如命门火衰，气不摄精，而致败精为浊，则宜桂附八味丸加菟丝子、车前子，以导败精。"浊出精窍。与淋出溺窍者不同，病之稍久，宜固肾，不宜利水，是要旨也。"（《医学刍言·赤白浊》）

5. 病案选录

丁。水窍精窍，异路同门，二窍不并开。水窍开则湿热常泄，相火常宁，精窍常闭。若水窍为败精瘀浊阻塞不通，则湿热不泄。病已二载，颇服滋补，使湿热败浊漫无出路，致下焦浊气上攻及胃，时时嗳气，腹中不和，二便不爽，失下行为顺之理。诊脉细肢寒，肾阳与胃阳不布。法宜通阳渗湿，益肾化浊。破故纸、韭菜子、茯苓、草薢、小茴香、菟丝子。

复诊：症势仍然，前方加减。照前方加桂枝、白芍、龙齿、牡蛎。

三诊：杂药乱投，诸病不除，中气早戕，故腹中不和，大便不畅。至于本病清浊淆混，亦脾虚湿热所致。草薢、益智仁、半夏、陈皮、党参、黄柏、石菖蒲、乌药、砂仁。

四诊：九窍不和，肠胃病也。胃以下行为顺，肠以传导为职。肠胃失司，则嗳气，肠鸣，头眩，大便难，小溲混浊，肛门溺窍皆痒。白术、苦参、茯苓、陈皮、香附、泽泻、六神曲、桃仁、火麻仁、槟榔、青皮、茵陈草。

五诊：湿热浊邪，混入清气之中，无路可出，外则肌肤生瘰，如粟且痒；上则头眩；下则溺窍后阴俱痒，精浊时流，大便艰涩。三焦俱受其邪，虚实混淆之病也。疏泄浊邪从下而出，复入交济坎离，虚实同治。朝服控涎丹十四粒，陈皮汤送下。暮服磁朱丸三钱，沙苑子汤下。

渊按：借控涎丹以泻中焦湿热痰浊，磁朱丸以交济坎离，可谓善于腾挪。

（二十六）自汗、盗汗

自汗、盗汗，是由于阴阳失调，腠理不固，而致汗液外泄失常的病证。不因外界环境因素影响，而白昼时汗出，动辄益甚者称为自汗。寐中汗出，醒来自止者，称为盗汗。《明医指掌·自汗盗汗心汗证》中，对自汗、盗汗的名称作了如下恰当的说明："夫自汗者，朝夕汗自出也。盗汗者，睡而出，觉而收，如寇盗然，故以名之。"

1. 自汗、盗汗的源流

《内经》对汗已有一定的认识。如《灵枢·五癃津液别》曰："天暑衣厚则腠理开，故汗出……天寒则腠理闭，气湿不行，水下留于膀胱，则为尿与气。"《金匮要略·水气病脉证并治》曰："身常暮盗汗出者，此劳气也。"首先记载了盗汗的名称。《三因极一病证方论·自汗论治》曰："无论昏醒，浸浸自出者，名曰自汗；或睡著汗出，即名盗汗，或云寝汗。若其饮食劳役，负重涉远，登顿疾走，因动汗出，非自汗也。"《临证指南医案·汗》谓："阳虚自汗，治宜补气以卫外；阴虚盗汗，治当补阴以营内。"《医林改错·血府逐瘀汤所治之症目》说："竟有用补气、固表、滋阴、降火，服之不效，而反加重者，不知血瘀亦令人自汗、盗汗，用血府逐瘀汤。"

2. 病因病机

《景岳全书·汗证》对汗证有系统的论述，指出一般情况下，自汗属阳虚，盗汗属阴虚。但"自汗盗汗亦各有阴阳之证，不得谓自汗必属阳虚，盗汗必属阴虚也"。

3. 证候分类

王旭高对自汗、盗汗的证候分类，首分伤寒与杂病。"伤寒门，以自汗为伤风，盗汗为少阳"；"杂病自汗属阳虚，盗汗属阴虚"。然阴阳互为其根，自汗亦有阴虚者，盗汗亦阳虚者，宜辨而治之。

4. 治疗经验

叶天士《临证指南医案·汗》曰："阳虚自汗，治宜补气以卫外；阴虚盗汗，治当补阴以营内。"王旭高继承叶天士的认识，指出阳虚自汗，其人常畏寒，"宜参、芪、术、附"；阴虚盗汗，其人常发热，"宜当归六黄汤"；若阴阳两虚，不寐烦躁，宜"归脾汤加五味、麦冬或人参养营汤"；"自汗发热，为前此伤风，医不得法所致，玉屏风散"。

5. 医案选录

某。汗出不休，气短而喘，是气血阴阳并弱也。足常冷为阳虚，手心热为阴虚。营不安则汗出，气不纳则喘乏。法当兼顾。大熟地（附子三分，拌炒）、黄芪（防风一钱，拌炒）、归身、白芍、五味子、紫石英、茯苓、党参、冬术、浮麦、红枣。

复诊：汗出减半，气尚短喘。今当大剂滋阴，再参重以镇怯。人参固本丸：龟胶、磁石、紫石英、白芍、五味子、胡桃肉。

三诊：周身之汗已收，头汗之多未敛。气喘较前觉重，交午愈甚。掌心觉热，脉形细数，饮食减少。阴津大亏，肺气伤戕。兹当炎暑，水衰火旺，金受其灼。咳嗽痰黄，渐延损症。拟清金丽水，冀其应手为妙。沙参、麦冬、大生地、龟板、川贝母、五味子、知母、西洋参、川黄柏。

（二十七）怔忡、惊悸、失眠、健忘、奔豚

心悸，因惊恐、劳累而发，时作时止，不发时如常人，病情较轻者为惊悸；若终日悸动，稍劳尤甚，全身情况差，病情较重者为怔忡。怔忡，多伴惊悸，惊悸日久不愈者亦可转为怔忡。失眠，以睡眠时间不足、睡眠深度不够及不能消除疲劳、恢复体力与精力为主要证候特征。健忘，是指记忆力减退，遇事善忘的一种病证，亦称"喜忘""善忘"。奔豚，《金匮要略》称之为"奔豚气"。豚，即小猪。奔豚一是由于肾脏寒气上冲，一是由于肝脏气火上逆，临床特点为发作性下腹气上冲胸，直达咽喉，腹部绞痛，胸闷气急，头昏目眩，心悸易凉，烦躁不安，发作过后如常，有的夹杂寒热往来或吐脓症状。因其发作时胸腹如有小豚奔闯，故名。

1. 怔忡、惊悸、失眠、健忘、奔豚的源流

《内经》无心悸或惊悸、怔忡之病名，但有类似症状记载。如《素问·举痛论》曰："惊则心无所依，神无所归，虑无所定，故气乱矣。"《素

问·三部九候论》曰："参伍不调者病。"此最早记载脉律不齐是疾病的表现。《素问·平人气象论》曰："脉绝不至曰死，乍疏乍数曰死。"心悸的病名，首见于《金匮要略》和《伤寒论》，称之为"心动悸""心下悸""心中悸"及"惊悸"等。宋·严用和《济生方·惊悸怔忡健忘门》，率先提出怔忡之病名，对惊悸、怔忡的病因病机、辨证、治法作了较为详细的记述。《丹溪心法·惊悸怔忡》中，提出心悸当"责之虚与痰"。《景岳全书·怔忡惊恐》认为，怔忡由阴虚劳损所致，且"虚微动亦微，虚甚动亦甚"，在治疗上主张"速宜节欲节劳，切戒酒色"；"速宜养气养精，滋培根本"。《医林改错》论述了瘀血内阻导致心悸怔忡，记载了用血府逐瘀汤治疗心悸。

失眠在《内经》中，称为"目不瞑""不得眠""不得卧"。如《素问·病能论》曰："人有卧而有所不安者，何也……脏有所伤及，精有所寄，则安，故人不能悬其病也。"《素问·逆调论》曰："胃不和则卧不安。"《难经》最早提出"不寐"这一病名。《难经·四十六难》曰："血气衰，肌肉不滑，荣卫之道涩，故昼日不能精，夜不得寐也。"张仲景在《伤寒论》及《金匮要略》中，记载了用黄连阿胶汤及酸枣仁汤治疗失眠。张景岳《景岳全书·不寐》曰："寐本乎阴，神其主也，神安则寐，神不安则不寐。其所以不安者，一由邪气之扰，广由营气之不足耳。"《景岳全书·不寐·论治》中指出"无邪而不寐者……宜以养营气为主治……即有微痰微火皆不必顾，只宜培养气血，血气复则诸症自退，若兼顾而杂治之，则十曝一寒，病必难愈，渐至元神俱竭而不可救者有矣"；"有邪而不寐者，去其邪而神自安也"。《医宗必读·不得卧》中，将失眠的原因概括为："一曰气盛，一曰阴虚，一曰痰滞，一曰水停，一曰胃不和。"

"健忘"一词，最早见于《太平圣惠方·补心益智及治健忘诸方》："夫心者，精神之本，意智之根……气浊则神乱，神乱则血脉不荣，精神离散，故令心智不利而健忘也。"在此之前,《黄帝内经》称之为"善忘""喜忘"。如《灵枢·大惑论》曰:"黄帝曰:人之善忘者,何气使然? 岐伯曰:上气不足,下气有余,肠胃实而心肺虚。虚则营卫留于下,久之不以时上,故善忘也。"《素问·五常政大论》曰:"太阳司天,寒气下临,心气上从……善忘,甚则心痛。"《备急千金要方·好忘》中,有"开心散方,善治好忘"。《圣济总录·心健忘》曰:"健忘之病,本于心,血气衰少,精神昏愦,故志动乱而多忘也。盖心者,君主之官,神明出焉。苟为怵惕思虑所伤,或愁忧过损,惊惧失志,皆致是疾。故曰愁忧思虑则伤心,心伤则喜忘。"

2. 证候分类

王旭高认为,怔忡、惊悸、不眠、健忘四证可归于一类,治疗大致相同。"高鼓峰曰:怔忡,血少也。其原于肾水不足不能上升,以致心火不能下降。按一症之治,只此数语,缘读书临症之多,故能片言居要。胡念斋又补出胃络不能上通症,脾脉不能入心症,宗气虚而虚里穴动症,水气凌心症,奔豚上乘症,治法不甚相远。"(《时方妙用》卷四《怔忡》)

3. 治疗经验

怔忡,血少也。其原于肾水不足不能上升,以致心火不能下降。大剂归脾汤去木香,加麦冬、五味、枸杞,吞都气丸。如怔忡而实,夹包络一种有余之火兼痰者,则加生地黄、黄连、川贝之类以清之。

唯水气与奔豚,当另法治之。若水气凌心,必舌白不渴,轻则用小半夏汤,倍加茯苓以泄之,重则用茯苓桂枝甘草大枣汤以安之,再重则用真武汤以镇之。奔豚病,气从少腹上冲心而痛,发作欲死,则用肉桂、茯苓为主药;有寒热者,李根白皮、葛根、当归、芍药、黄芩、甘草、吴萸。

4. 病案选录

徐。昔立斋治病,每定一方,令人服数十剂,非心精识果,乌能如此！然非病家信之真，任之专，亦乌能如此！林也不才，何敢妄希前哲。然审病既的，药当不谬。从此加鞭，以图进益。天冬、麦冬、生地、熟地、怀山药、沙参、茯神、枣仁、牡蛎、白芍、洋参、阿胶、红枣、浮麦。（原注：此妇年三十四五，从未生育，因惊恐患怔忡头昏，耳鸣火升，发热汗出，食少便坚，将及百日。服此方三十帖，见效。即将此方加重，煎膏常服，几及一年，痊愈。后生一子。）（《环溪草堂医案·妇人》）

二、外科临证经验

（一）外科辨证总论

《外科证治秘要》，是王旭高外科著作经典之作，内容概括了中医外科临床辨证论治的常用法则，语言简洁，叙证扼要，用方平妥。其在总论部分，论阳和汤，论用药，区区两千余字，简而不繁，易于理解和掌握。本书原为王旭高课徒之书，所以对初学者来说，大有助益，熟读此书，辨证可得其要领，论治可明其常法，临床施治则可有方可循，为进一步深入学习开辟门径。

在总论论疮疡部分，王旭高指出，"外疡名目虽多，以痈疽为提纲，疽属阴痈属阳也。痈疽之外，有疔有疖，疔与疽同类，疔形小而疽形大：疽与痈有别，疽形小而痈形大也"。《素问·至真要大论》所载病机19条，论及"诸痛痒疮，皆属于心"。故王旭高认为，"外疡多火症，然每每兼风兼湿，若真正阴寒之症，百中仅二三耳"（《外科证治秘要·辨证总论》）。

在论阳和汤时，王旭高指出："《外科证治全生集》阳和汤治一切阴寒外疡，真好方也。凡阴寒凝结，自经入骨而发外疡，皮色不变，漫肿酸痛，身无寒热；或微有热，但口中不渴，疡处喜暖恶冷者，服之必效。其方用肉桂暖下焦，去筋骨之沉寒；炮姜暖中焦，去脾胃之寒湿；白芥子通经络，消皮里膜外之寒痰；熟地黄补益精血；鹿角胶温养精髓；再复麻黄一味，妙不可言。夫麻黄中空外直，气味辛温散寒，无微不入，既能透出肌肤毛窍之外，又能深入积痰凝血之中。凡药力所不到，唯此能达之。掣领桂、姜、芥、地、鹿角，温之、化之、通之。譬如阳春一至，寒咸转为温和，此和之义也。或云：熟地黄得麻黄，则不腻膈；麻黄得熟地，则不发表。不知此方之义，正取其通里发表也。"（《外科证治秘要·辨证总论》）

王旭高论用药时指出，湿证宜燥药，然过燥恐动火而劫津，故："湿而兼热者，如苍术与黄柏同用。湿既结毒为疡，血络必受其伤，故必佐之当归，辅之独活。以此四味作骨子，如证重者，加萆薢、苡仁佐苍术；加连翘、山栀佐黄柏；加丹参、泽兰佐当归；加防风、防己佐独活，此扩而充之之法也。湿兼寒者，用苍术，肉桂或桂枝，亦必用当归、独活。若推而广之，加五加皮佐苍术；磨鹿角佐桂枝；加川断、牛膝佐当归；加桑枝、桑寄生佐独活。此治寒湿之法，与上湿火，皆下部足膝之疾。凡风热风火之证，多在于上部，如头颈项等处，用牛蒡、薄荷、荆芥辛凉散风，大贝消肿，银花、甘草解毒。如火重，加羚羊角、鲜地、犀角（现用代用品，编注）、石斛；如去风痰，加僵蚕；通络，加钩藤；咽喉证，加元参、桔梗、山豆根；便秘不通，加大黄、元明粉。治疗疽实证，亦不外此。疽发项背，初起用防风、鲜首乌、皂角刺、羌活，当归、连翘、银花、甘草等。十余日后，脓不透，加黄芪；脓溃后，去皂角刺、羌活，加广皮、谷芽，此疽门之治法也。若阴疽脓不透，宜温补托毒，如肉桂、鹿角、人参皆可加入。乳痈必用蒲公英、香附；囊痈必用橘核、山楂；肛门痈必用槐米、黄芩；下疳必用龙胆草、木通；喉证必用桔梗、玄参、山豆根；痈肿坚硬，必用川山甲；鱼口必用全虫；胸腹必用苏梗、桔壳；手臂痛而不红，必用片姜黄、威灵仙；脚、膝、腿必用牛膝，皆随证部位而加之。"（《外科证治秘要·辨证总论》）

（二）施治纲要

王旭高指出，外疡以"寒、热、虚、实"四字为提纲，治法以"温、清、攻、补"四字为要领。

治外科火证、阳证、实证之方，当先别肿疡溃与未溃。未溃时，可用银花、丹皮、连翘、黑栀、大贝、花粉等清解消散，即热则清之，实则攻之之法。兼证用药，可随证加减，如肿疡多因血瘀，可选用当归、泽兰、丹参、延胡；如肿疡兼有身热，可用解散之法，用防风、秦艽、荆芥等。病位不同，用药也有不同，如肿疡发于上部，多兼风，疏风散热可用牛蒡、薄荷；如发于下部，湿性趋下，故多兼湿，可选萆薢、苡仁；发于中部多兼气，利气宽胸，可选苏梗、枳壳。也可遵照"古法：上部加川芎；下部加牛膝；中部加木香。上焦火用黄芩；中焦火用黄连；下焦火用黄柏"（《外科证治秘要·施治纲要》）。

寒疡阴证，多因气血两虚，"用药必兼温带补，如十全大补汤，是补其气血而温通之也。寒甚者，热药要加重，附子、炮姜皆可也"（《外科证治秘要·施治纲要》）。寒湿证，主要是因为阴寒凝结入骨而发外疡，肿痛酸楚，患处喜暖恶寒。可用阳和汤治疗，肉桂暖下焦，去筋骨之沉寒；炮姜暖中焦，去脾胃之寒湿；白芥子通经络，清皮里膜外之寒痰；熟地补益精血；鹿角胶温养精髓；麻黄辛温散寒，能达药力所不到之处。

（三）病证治疗举例

1.乳癖、乳痰、乳岩、乳痈、乳疽、内吹、乳头风

乳癖、乳痰、乳岩、乳痈、乳疽、内吹、乳头风，是妇人哺乳期的多发病，属中医外科常见病证。王旭高对乳癖、乳痰、乳岩、乳痈、乳疽、内吹、乳头风，有独特的见解。

（1）病因病机

乳房疾病的发生，主要由于肝气郁结，或胃热壅滞，或肝肾不足，或

痰瘀凝结，或乳汁蓄积，或外邪侵袭等，影响肝肾、脾胃的功能而产生的病变。故王旭高认为，"乳头属肝，乳房属胃"。一般而言，乳痈、乳疽、内吹、乳头风，多由乳头破碎，感染毒邪，或嗜食厚味、脾胃积热，或情志内伤、肝气不舒，以致乳汁郁滞，排泄障碍，久而化热，热腐而成脓肿。乳岩，则是因忧思郁怒，肝脾受损，气滞血瘀痰凝而成。

（2）乳癖、乳痰、乳岩、乳痈、乳疽、内吹、乳头风辨

乳癖，指"乳中结核不痛，无寒热，皮色不变，其喜怒为消长者"，大致相当于现代所言乳腺组织既非炎症亦非肿瘤的良性增生性疾病；乳痰，"即乳癖之大者。初起不痛，后渐痛疼发热，成脓穿破。此名乳痰，即乳岩之根也"。乳岩，"初起与乳痰、乳癖大略相同。或半载一年，或两二载，渐长渐大，始生疼痛。日后肿如堆粟，或如覆杯，色紫气秽，渐渐溃烂，疼痛连心，出血腥臭，并无脓水"，相当于乳房部的恶性肿瘤；乳痈，"属肝郁湿热为多。初起疼痛坚硬，乳房㿠肿，寒热往来，则痈成而脓作矣"。结合现代医学认识，乳痈相当于由热毒入侵乳房而引起的急性化脓性疾病；乳疽，"初起硬肿，即有白头一粒，后复旁生数头，头中有脓不多"；内吹，指"孕妇二三个月或八九个月，乳中有核，成脓穿溃，必俟分娩后方收口"；乳头风，"乳头干燥裂痛。或出血，或流水"。

（3）治疗方法

乳癖、乳痰，用逍遥散疏肝解郁。乳岩，初起用逍遥散疏肝解郁，后用归脾汤、益气养营汤补益扶正。乳痈、乳疽、内吹、乳头风，治法大致相同，用苏梗、生石膏、牛蒡子、黄芩、银花、连翘等清热解毒。王旭高按曰："乳痈、乳疽、乳痰等证，多生于妇人；若男子间或有之，治法大致相同。古谓妇人乳房属胃，男子乳房属肾，恐未必。"

（4）医案选录

徐。乳房结核坚硬，虽皮色不红，而推之松动。此非乳痰，仍必乳痈，

肝郁所致。身微寒热，防滋蔓难治。柴胡（五分，盐水炒）、当归（三钱）、白芍（二钱）、黑栀（钱半）、川贝（三钱）、香附（二钱）、瓜蒌皮（三钱）。另，金针菜炙脆三钱、射干炙三钱、皂荚子炙三钱，研末，分三服，饮酒下。否则砂仁汤下。

诒按：煎方用逍遥散，亦通套方也。好在要末药以佐之。

再诊：乳痈已溃，寒热亦止，第余块未化。惟和其气血，调其部结而已民。当归、白芍、香附、川贝、远志、砂仁、丹参。

2. 大肠痈、小肠痈

肠痈，痈疽之发于肠部者，出自《素问·厥论》，即"少阳厥逆，机关不利；机关不利者，腰不可以行，项不可以顾，发肠痈"。肠痈，即肠内发生痈肿的急性腹部疾患，多因饮食不节，湿热内阻，导致败血浊气壅，遏于阑门而成。肠痈有"大肠痈"和"小肠痈"之分，以大肠痈最为多见。中医认为，小肠下口即大肠上口，曰"阑门"。此处屈曲变化之处，最易壅塞，肠痈生此处者为多。

（1）病因病机

外感六淫邪毒，或皮肤受外来伤害而感染毒邪，或过食膏粱厚味，聚湿生浊，邪毒湿浊留阻肌肤，郁结不散，可使营卫不和，气血凝滞，经络壅遏，化火成毒而成肠痈。

（2）大肠痈、小肠痈辨

大肠痈，由饥饱劳役负重，气血凝聚，湿热郁蒸而发，初起寒热脉数，腹急渐肿，按之急痛，右足屈而不伸，大便重坠，小便涩滞如淋。小肠痈，由瘀凝气滞而成，亦有寒热凝结而成者，少腹肿硬，按之左足曲而不伸，小便数如淋。

（3）治疗方法

《金匮要略·疮痈肠痈浸淫病脉证并治》云："肠痈者，少腹肿痞，按之即痛，如淋，小便自调，时时发热，自汗出，复恶寒，其脉迟紧者脓未成，可下之，当有血；脉洪数者，脓已成，不可下也。"王旭高治肠痈法，亦遵循张仲景之旨。

大肠痈治法：未成脓者，大黄、桃仁、归尾、延胡、红花、丹皮、甲片；如体虚脉细，不敢下者，用归尾、丹参、延胡、泽兰、桃仁、薏苡仁等味；已成脓者，用薏苡仁、当归、黄芪、红花、丹参等；溃后宜大补气血，如十全大补汤，八珍汤等类。

小肠痈治法：因寒者，用肉桂、吴萸、当归、延胡、车前、香附、丹参、桃仁；因热者，用大黄、丹皮、桃仁、薏苡仁；瘀血者，用旋覆花、新绛、葱管；气滞者，用香附、木香、乌药；溃后宜十全大补汤。

（4）医案选录

案例 1

某。盘肠痈腹痛已久。二三日来，骤然胀满，连及腰胁，小便茎中亦痛，势已有脓。拟用牡丹汤排脓逐毒，从大肠导下之。所虑饮食极少，胃气不克支持耳。丹皮、桃仁、皂角刺、冬瓜子、红花、大黄（制）、延胡索、广橘皮、山楂肉、赤苓、归尾。

复诊：盘肠痈已成脓，不得不从大肠导下之法。生黄芪、皂角刺、归尾、桃仁、红花、土贝母、金银花、甘草、丹皮、山甲片、冬瓜子、广皮。

三诊：肠内痈脓将足，脉细食少。治以托里，冀其外溃为妙。黄芪、银花、穿山甲、肉桂、当归、赤苓、泽泻、皂角刺、苡仁、广皮。另血珀屑五分，通草汤下。

案例 2

许。寒气入于厥阴，湿热随经下注。睾丸肿胀，少腹结硬肿痛。防成缩脚小肠痈重症。川楝子、吴茱萸、枳壳、归尾、焦楂肉、橘核、小茴香、草薢、焦黑栀、葱白头。

3. 肠风、脏毒

肠风、脏毒，大致相当于现代医学所称痔疮、痔漏、结肠炎，乃至直肠癌等具有大便下血症状的病变，多属风热，或湿热邪毒，壅遏肠道，损伤脉络者。属中医外科常见病证。

（1）病因病机

对肠风、脏毒的病因认识，最早可以追溯到《灵枢·百病始生》所云："卒然多食饮则肠满，起居不节，用力过度，则络脉伤……阴络伤则血内溢，血内溢则后血。"王旭高的舅父高秉钧在《疡科心得集·辨肠风脏毒论》中进一步指出："夫大肠之下血也，一曰肠风，一曰脏毒。肠风者，邪气外入，随感随见，所以色清而鲜；脏毒者，蕴积毒久而始见，所以色浊而黯。经云：阴络伤，则血内溢而便血。人惟醉饱房劳，坐卧风湿，生冷停寒，酒面积热，使阴络受伤，脾胃虚损，外邪得而乘之，以致营血失道，渗入大肠而下，久则元气愈陷，湿热愈深，而变为脏毒矣。"王旭高受此影响，对肠风脏毒病机，简而言之曰："皆湿热而成。"

（2）肠风脏毒辨

肠风与脏毒的区分，在病程上有新久之分。肠风者，"邪气外入，随感随见"，病程较短；脏毒者，"蕴积毒久而始见"，病程较久，且多由肠风日久而来。在程度上，"轻曰肠风，甚则脏毒"，脏毒重于肠风。症状上，肠风具有"直射四出"的特点。与大便的先后关系上，"肠风皆由便前而来"，脏毒则"多在粪后"。（《医学入门》卷五）而王旭高在继承前人观点的基础上，主要以血色作为分辨肠风与脏毒的依据，认为"血色清鲜，谓之肠风；血色污黯，谓之脏毒"。

（3）治疗方法

①诸便血通用药

王旭高治肠风脏毒，常以棉子肉炙炭、柿饼炙炭共研末服，配合治疗大便出血，并注明："此方治诸便血皆效。"其中，"棉子肉，内具生气，温少阳之阳也……柿饼灰性凉而涩大肠之血也"（《环溪草堂医案·便血》）。据考：棉子肉，味辛性热；有毒，功能温肾、通乳、活血止血，清·王玷桂《不药良方》即载有棉子与柿子同用以治"治肠风下血：生柿子二个，竹刀切去蒂核，以棉花子塞入柿内，仍盖好，瓦上煅存性，研细末，米饮热调服，重者三服"。柿饼，《本草纲目》云："柿乃脾、肺血分之果也。其味甘而气平，性涩而能收，故有健脾涩肠，治嗽止血之功。盖大肠者，肺之合而胃之子也。按：方勺《泊宅编》云：刘掾云：病脏毒下血凡半月，自分必死，得一方，只以干柿烧灰，饮服二钱遂愈。又王《百一方》云：曾通判子病下血十年，亦用此方一服而愈，为散为丸皆可。"可见渊源有自，王旭高以棉子与柿子炙炭同用，共成"治诸便血皆效"之功。

②证分虚实，常用槐花地榆

肠风脏毒，虽列入中医外科病证，但一般治疗多以药物内服为主。《圣济总录·肠风下血》治肠风脏毒下血，方用：枳壳（去瓤，麸炒令黑）、无纹炭各一两。上二味捣为细散，每服一钱匕，用荆芥米饮调下。《丹溪心法》卷二《肠风脏毒二十五》曰："治法大要，先当解散肠胃风邪；热则用败毒散热者，加茯苓、槐花；冷者加茯苓、木香。此则自根自本之论也。"王旭高舅父高秉钧《疡科心得集·辨肠风脏毒论》，在此基础上进一步指出："治法大要，先当解散脾胃风邪，热则败毒散，冷则不换金正气散加川芎、当归，后随其冷热治之。其或内伤阳气不足，下焦之阴无元阳以维之而下血者，宜补中益气汤、六君子及参苓白术散加芎、归、枳壳、地榆、槐花等。盖血气出于谷气，故必赖补中升阳，以胃药收功，胃气一回，血自循经络矣。"王旭高继承高秉钧之说，在《外科证治秘要》中又有发挥，他将肠风脏毒分为实证和虚证论治；实证，"槐花散、地榆散；虚者，补中益气汤加川芎、地榆、槐花"，可谓"证分虚实，常用槐花地榆"。槐花散，可见于《普济本事方·肠风泻血痔漏脏毒》中，以槐花、荆芥穗、侧柏叶、枳壳等药组成理血之剂；与地榆散同名之方剂较多，如《太平惠民和剂局方》卷六中载有地榆散方，由石榴皮、莲蓬（去茎）、甘草（炒）、罂粟壳（去瓤，蜜涂炙）各等分组成，方名"地榆散"，但此方中并无地榆，疑脱。二方均是后世主治肠风脏毒属血热便血之常用方，槐花、地榆也成为王旭高治肠风脏毒的专用药。

（4）医案选录

蒋。便血如射，此属肠风。荆芥炭一钱五分、白术三钱、淡芩三钱（醋炒）、槐花三钱（炒）、细生地四钱、党参三钱、归身炭一钱五分、阿胶一钱五分（蒲黄炒）、地榆炭一钱五分、荷叶蒂二个。另用棉子肉炙炭四钱，柿饼炙炭一两，共研和，每服三钱。此方治诸便血皆效。(《环溪草堂医案·便血》)

按语：《环溪草堂医案》治便血案凡八例，唯此一例直言"此属肠风"，症见"便血如射"也。方中槐花、地榆，为王旭高治肠风脏毒之专药，加荆芥炭、淡芩、荷叶蒂清肠止血，寓"清肠则便血自止"之意；党参、白术补气，"补气则清阳自升"，更加当归炭、阿胶（蒲黄炒），补血活血更能止血。另用治便血皆效方，棉子肉、柿饼二药俱炙炭，取其"炭用止血"之功。如此标本兼治，则肠风得清，便血得止。这个病案很好地体现了王旭高对肠风脏毒的治疗，既有继承又有发挥的特色。

4.鼻渊、鼻痔、鼻衄

鼻为肺系，是肺系之外窍，呼吸气体之要道，突出于面部正中，常易遭外力所伤，以致鼻渊、鼻痔、鼻衄；又易为外淫之邪直接侵犯，内传脏腑，发生各种病变。外犯六淫之邪，多属风、热、寒、湿；脏腑病变，以肺、脾、胆、肾、心等为多。

（1）病因病机

鼻为头面清窍，居头面正中。五脏精华之血，六腑清阳之气，皆上达于头面清窍，以维持正常的呼吸、嗅觉功能。若脏腑功能失调，气血失和，鼻窍失养，则可致各种鼻病。病因有外感时邪、七情内伤、饮食不节、痰饮瘀血、外伤外力等。病机分为脏腑病机和气血病机。脏腑病机包括：肺脏失调、脾脏失调、肝脏失调、肾脏失调；气血病机包括：气虚、气滞、血瘀、血虚。

（2）鼻渊、鼻痔、鼻衄辨

鼻渊一词，最早见于《内经·素问气厥论》："鼻渊者，浊涕下不止也。"王旭高曰："鼻流浊涕，或黄，或白，或带血如脓状。久而不愈，即名脑漏。"临床常伴见头痛、鼻塞、嗅觉减退等症状。本病有虚证与实证之分，实证起病急，病程短；虚证病程长，缠绵难愈。鼻痔，是指"鼻内息肉，结如瘤子，渐大下垂"（《外科证治秘要·施治纲要》）。此病可继发于鼻渊，首见于《灵枢·邪气脏腑病形》："若鼻息肉不通。"此系鼻腔内赘生物，可影响呼吸。鼻衄，即鼻出血，是因热伤血络，或脏腑虚损，气不摄血所致血不循经，溢于脉外的病证，最早见于《内经》，始称"衄"。

（3）治疗特色

鼻渊初起，"宜清肺宣壅"，可用苍耳子、薄荷、辛夷、淡芩、桑白皮、白芷、山栀等，疏风散邪、宣肺通窍；久则"宜补肾滋阴"，药用大生地、丹皮、茯苓、山药、麦冬、五味子、沙参。鼻痔用煎方：苍耳子、白芷、辛夷、黄芩、羚羊角、松罗茶，清化湿热；且用外治法："外以硇砂点之。如无硇砂，用碱水点之亦效。"（《外科证治秘要·鼻渊鼻痔鼻衄》）鼻衄初起，宜用清法：犀角、羚羊角、黑山栀、鲜生地、黑栀、川石斛、玄参、丹皮、茅根，清热泻火，凉血止血；日久不愈，屡屡复发，则用大生地、龟甲、阿胶、天冬、麦冬、玄参、人中白滋阴养血。鼻衄之外治法，有鼻血不止，或大蒜捣烂涂足心，或黑山栀末吹鼻，或以陈酒洗足，或以冷水将布浸湿贴头顶心。另有，新产妇人，口鼻有黑色，鼻出血者，不治，血脱而阴阳并亡也。

（4）医案选录

案例 1

尤。胆热移脑为鼻渊，肝热移肺为鼻痔。病根日久，难以卒效。羚羊角（三钱）、丹皮（钱半）、黑栀（三钱）、甘菊（钱半）、元参（二钱）、辛夷（二钱）、苍耳子（三钱）、石决明（一两）。另，用雄黄、月石、冰片、研末，搐鼻。

诒按：耳菌、鼻痔，均属外症，须另用专方治之。先生长于外科。故用药自然丝丝入扣。

案例 2

丁。血热妄行，鼻痔而兼鼻渊，大补阴丸治其本，四生丸治其标。鲜生地、侧柏叶、荷叶、芦根。另，大补阴丸。

附：鼻痔方：藜芦（三钱）、细辛（三钱）、皂矾（三分，面包煨）、轻粉（三分）、大方八（即木鳖子，一粒炙）、生矾（三分）、皂荚子（一粒炙）、杏仁（三钱另研）、雄黄（三分）、甘遂（三分，面包煨）、桃仁（二粒另研）。上药共研细末，用蜜杵和，捻作条子，塞鼻孔内。

三、医案赏析

（一）内科杂病医案

王旭高治病，起初从事外科，后来致力于内科杂病，其在《环溪草堂医案》一书中记载最多的便是内科杂病。其医案丰富，论治详细，见解独到。如方仁渊在《王旭高医案·序》中，比较叶天士与王旭高医案时说：

"叶氏《临证指南》，海内风行。然叶案语意高深，方多平淡，学人践其迹，未必入其室。因叶负一时重名，所视者非富贵膏粱，即病深气竭，贫贱初病者寥寥焉。盖气体不同，方法即异，读其书而得其用者鲜矣！余旧得无锡王泰林旭高先生方案二卷，爱而藏之，以篇页无多，未梓。更求二十余年，不可得。客春游梁溪访老友刘君石香，石香出十卷示余，云新得于李氏者。亟假归读之，其心思之敏，见识之超，清华而不高深，灵变而有矩，视叶案易于学步。且复诊甚多，前后推究，考其得失，尤足以资助学人。"

1. 温邪

温邪一证，前人每与伤寒混同论治。自喻嘉言始力辩其非，然犹不能跳出。至叶天士乃别开生面，吴鞠通继之，温热之治始大昌明。

案例1：温邪阴虚欲脱案

张。久患便血，阴气先伤于下。今感温邪挟积，肺胃之气阻窒。上喘下泄，发热口渴，舌绛如朱，额汗不止，遍体无汗，脉小数疾。厥脱险象，勉拟一方备正。葛根（一钱）、黄芩（钱半）、石膏（三钱，薄荷同研）、赤苓（三钱）、黄连（四分）、杏仁（三钱）、牛蒡（元米炒，三钱）、生甘草（四分）、枇杷叶（三片）。上药用水两盏，煎至一盏。另用人参（一钱）、麦冬（钱半）、五味子（五分，炒）、生地（四钱）、阿胶（二钱，蛤粉炒），用水两盏，另煎，煎至半盏，冲和前煎，徐徐服下。此为复方法。病系温邪，而阴虚欲脱，故立此法。凡暴喘多实，而壮热舌干，宜从清解。惟久患便血，今更下泄不止，所谓喘而不休，泻痢不止，水浆不入者不治。故不得不救其阴，希图万一。

渊按：阴血既耗于下，脾气复伤于中，故一感温邪而上喘下泄。泄为脾陷，喘为肾逆，两脏不守，厥脱易易。头汗者，阴不守而阳越也。身无汗者，阴液虚而气不能化也。舌绛如朱，胃阴亏而心火炽。脉小数疾，阴血虚而邪火伏。两方颇有心思，惟葛根嫌升发，牛蒡嫌泄肺。盖阴阳两虚，中气不守，气虽陷，不可升，汗虽无，不可发，急急顾虑中气阴液，犹恐不及。然肯用心如此，敬服之至。

案例 2：温邪袭肺宜清肃案

孙。温邪袭肺，肺失清肃，湿挟热而生痰，火载气而逆上。喘息痰嘶，舌干口腻。昨日之脉，据云弦硬，现诊脉象小而涩数，阴津暗伤，元气渐馁，颇有喘汗厥脱之虑。夫温邪为病，隶乎手经，肺胃位高，治宜清肃。痰随气涌，化痰以降气为先；气因火逆，降气以清肃为要。姑拟一方，备候高明酌夺。鲜石斛、射干、杏仁、象贝、沙参、苏子、桑皮、沉香、芦根、竹油（冲服）、冬瓜子、枇杷叶、姜汁。

渊按： 议论明晰，最宜学步。方中沉香易黄芩则善矣。盖热化肺清，不患不降。凡诸清肺药皆能降气，沉香属木，降肝不降肺耳。（《王旭高医案·温邪》）

案例 3：湿温挟积不可下案

胡。素有肝胃病，适挟湿温，七日汗解，八日复热。舌灰唇焦，齿板口渴，欲得热饮。右脉洪大数疾，左亦弦数。脘中仍痛，经事适来。静思其故，请明析之。夫肝胃乃腹中一脏一腑，木乘土则气郁而痛。若不挟邪，安得寒热？即有寒热，断无大热，以此为辨也。又询大便坚硬而黑，是肠胃有实热，所谓燥屎也。考胃气痛门，无燥屎症，惟瘀血痛门有便血，然此症无发狂妄喜之状，则断乎非蓄血，此又一辨也。渴喜热饮，疑其为寒，似矣。不知湿与热合，热处湿中，湿居热外，必饮热汤而湿乃开，胸中乃快，与阴寒假热不同，再合脉与唇，其属湿温挟积无疑。《伤寒大白》云：唇焦为食积。此言诸书不载，可云高出前古。豆豉、郁金、延胡、山栀、香附、赤苓、连翘、竹茹、蒌皮。外用葱头十四个，盐一杯，炒热，熨痛处。

王旭高按： 病本湿温挟食，交候战汗而解，少顷复热为一忌。汗出而脉躁疾者，又一忌。适值经来，恐热邪陷入血室，从此滋变，亦一忌。故用豆豉以解肌，黑栀以清里，一宣一泄，祛表里之客邪。延胡索通血中气滞、气中血滞，兼治上下诸痛。郁金苦泄以散肝郁，香附辛散以利诸气，二味合治妇人经脉之逆行，即可杜热入血室之大患。瓜蒌通府，赤苓利湿。加竹茹、连翘，一以开胃气之郁，一以治上焦之烦。外用葱、盐热熨，即古人摩按之法，相赞成功。(《王旭高医案·温邪》)

渊按：此虽有食积，亦不可下。以胸痞脘痛，渴喜热饮，中焦湿饮郁遏不开，寒热错杂，阳明之气失于顺降。若遽下之，轻则痞膈，重即结胸矣。同一湿温夹滞，其不同有如此者。(《王旭高医案·温邪》)

复诊：服药后大便一次，色黑如栗者数枚，兼带溏粪。脘痛大减，舌霉、唇焦俱少退，原为美事。惟脉数大者变为虚小无力，心中觉空，是邪减正虚之象，防神糊痉厥等变。今方九日，延过两候乃吉。香豉、青蒿、沙参、赤芍、川贝、郁金、黑栀、竹茹、稻叶、金橘饼。

渊按：大便通而痛减，乃葱盐按摩之功也。葱能通气，咸能顺下，阳明之气得通，胃气自然下降；胃气通降，大便无有不通者。夫便犹舟也，气犹水也，水流顺畅，舟无停滞之理。若但知苦寒攻下，不明中气之逆顺，是塞流以行舟耳！(《王旭高医案·温邪》)

2. 暑邪

《素问·热论》曰："先夏至日者为病温，后夏至日者为病暑。"方仁渊《王旭高医案·暑邪》论云：两日相合而成暑字，暑为阳邪，受天地炎热之气而病者，名曰伤暑。至于飧凉袭冷，乘风露卧，皆因避暑而感受寒风冷湿之邪，虽病在暑天，名曰暑湿，其与伤炎热之暑不同，不得以暑邪名之。

案例 1：暑邪湿遏热伏案

丁。暑乃郁蒸之热，湿为濡滞之邪。暑雨地湿，湿淫热郁，惟虚者受其邪，亦维素有湿热者感其气。如体肥多湿之人，暑即寓于湿之内；劳心气虚之体，热即伏于气之中。于是气逆不达，三焦失宣，身热不扬，小溲不利，头额独热，心胸痞闷，舌苔黄腻，底绛尖红，种种皆为湿遏热伏之征。邪蕴于中，不能外达，亦不下行，颇虑内闭之变。拟以栀豉上下宣泄之，鸡苏表里分消之，二陈从中以和之，芳香宣窍以达之，冀其三焦宣畅，未识能奏功否。淡豆豉、黑山栀、通草、半夏、菖蒲、鲜荷叶、六一散、薄荷、赤苓、竹茹、蔻仁（研，后下）。

案例2：暑邪暑湿热秽案

吴。劳碌之人，中气必虚。暑湿热秽浊之气，自口鼻吸入气道，满布三焦，虽舌苔满布，而胸无痞闷，非邪伏膜原之比。重浊之药，徒伤中气，与湿热弥漫之邪无益。今交五日，神气似清而浑，恐其过候有耳聋、神迷、呃逆等变。为治之法，且以芳香理气逐秽再议。刀豆子、郁金、泽泻、石菖蒲、杏仁、瓜蒌仁、陈皮、滑石、香薷、桔梗、北沙参、赤苓、藿香、佛手、鲜荷叶、鲜佩兰叶。

案例3：暑邪咳呛痰血案

蒋。三疟日久，又感暑风，咳呛痰血，热势变乱。且以解暑，清肃肺胃。香薷（一钱）、北沙参（五钱）、冬瓜皮（三钱）、六一散（四钱）、神曲（三钱）、青蒿（钱半）、杏仁（三钱）、丹皮（钱半）、桑叶（钱半）、白扁豆（三钱）、枇杷叶（二片）。

渊按： 咳呛痰血，肺阴、肺气已伤，虽有表邪，香薷用宜斟酌。（《王旭高医案·温邪》）

案例4：暑邪伤气归心案

安。连日烦劳忧虑深，暑邪伤气易归心。神昏脉数细而沉，病危甚！邪闭心包，如火如焚。舌色干黄唇齿燥，耳聋便泄津枯了！三焦皆病须分晓，究治疗，河间热论宜参考。鲜石斛、天竺黄、连翘、菖蒲、赤苓、北沙参、通草、益元散、茉莉花、竹茹、薄荷叶、芦根、鲜荷叶、紫雪丹

（另调服）。

方仁渊在《王旭高医案·暑邪》医案后总结说："试思夏令用药，不外芳香、辛淡、苦泄，虽有治心，治肺，治肝胆、膀胱，用寒、用热之不侔，莫不为中焦脾胃开脱，不但湿土司令主气使然，以脾胃属土，喜燥恶湿，暑天之病，无有不夹湿耳。"

3. 伏暑

《素问·生气通天论》指出"夏伤于暑，秋必痎疟"，是暑邪伏而后发的最早记载。明·王肯堂《证治准绳》中，首立伏暑定义："暑邪久伏而发者，名曰伏暑。"吴鞠通《温病条辨》卷一曰："长夏受暑，过夏而发者，名曰伏暑。霜未降而发者少轻，霜既降而发者则重，冬日发者尤重。"王旭高指出，暑邪与温邪有异，伏暑亦然。当暑感而即发者，为暑邪。暑天受暑湿之邪，不即发，秋后复感凉风，闭其汗孔，欲发不能速发，外则形寒，内则发热，寒热起伏无已，有类乎疟，为伏暑。（《王旭高医案·伏暑》）

案例1：三焦表里同病案

陆。外有寒热起伏之势，里有热结痞痛之形；上为烦懊呕恶，下则便泄溏臭。此新邪伏邪，湿热积滞，表里三焦同病也。易至昏呃变端。拟从表里两解，佐以芳香逐秽。柴胡、生大黄、淡芩、枳实、半夏、川连、瓜蒌皮、赤苓、郁金、菖蒲、蔻仁。

复诊：投两解法，得汗得便，竟安两日。昨以起床照镜，开窗看菊，渐渐发热，热甚神糊，两目上视，几乎厥脱。逮黄昏，神渐清，热渐减，脉沉不起。据述热时舌色干红，热退舌色黄腻。此乃湿遏热炽，将燥未燥，将陷未陷，但阳证阴脉，相反可虞。勉拟河间甘露饮，涤热燥湿之中，更借桂以通阳，苓以通阴，复入草果祛太阴湿土之寒，知母清阳明燥金之热。甘露饮去滑石、白术，加茅术、草果、知母、姜汁、葱白头。

案例 2：湿热阴虚并有案

某。伏暑为病，湿热居多，阴虚之体，邪不易达，此其常也。然阴虚大有轻重之分，须知此症虚亦不甚，邪亦不多。耳鸣眩悸，口渴胸痞，微寒微热，脉形弦数。未便大补，亦不可重剂攻邪。但得脉情无变，可保无虞。洋参、半夏、茯神、甘菊花、蔻仁、青蒿、陈皮、钩藤、刺蒺藜、秫米、豆卷、竹茹。

案例 3：中虚浊恋神糊案

胡。伏暑三候，神糊，呃逆，手肢微痉，痰多舌白，渴不多饮，音低，脉大而虚，殊属棘手。今日忽周身干燥而痒，烦躁不安。细询病原，从未得汗。按仲景云：汗出不彻，身痒如虫行皮肤中，久虚故也。吴又可云：发根燥痒，心烦如灼，名曰药烦，中气虚也。《金匮》云：声如从瓮中出，是中气之湿也。又按《内经》：言微音低，谓之夺气。由此推之，明是中虚浊恋，液涸痰蒙，势极凶危。惟有和中宣化，听其胃气自为敷布，以冀万一生机。洋参（三钱）、橘饼（三钱）、甜杏仁（三钱）、豆卷（五钱）、蜜梅（一枚）、北沙参（三钱）、麦冬（三钱）、枇杷叶（蜜炙，二片）、姜汁（少许）。上方取辛甘化浊，酸甘化液。考又可药烦条中重用人参、生姜，和中宣化，法有来历。

案例 4：热药寒药随症转换案

浦。伏邪挟积，阻塞中宫。疟发日轻日重，重则神糊烦躁，起卧如狂。此乃食积蒸痰，邪热化火，痰火上蒙包络，怕其风动痉厥。脉沉实而舌苔黄，邪积聚于阳明，法当通下，仿大柴胡例备商。柴胡、淡芩、川朴、枳实、生大黄、瓜蒌仁、半夏。

复诊：下后热净神清，竟若脱然无恙。惟是病退太速，仍恐变幻莫测。拟方再望转机。川连（姜汁炒）、陈皮、半夏、淡豆豉、淡芩、枳实、郁金、瓜蒌仁、六神曲、竹茹。病退太速，仍恐变幻，老练之言宜省。凡下后方法总以泻心加减，仍用瓜蒌、枳实何也？盖因胸痞未舒，舌苔未化故耳。

三诊：昨日疟来，手足寒冷，即腹中气撑，上塞咽喉，几乎发厥，但不昏狂耳。此乃少阴疟邪，内陷厥阴，上走心包为昏狂，下乘脾土为腹撑。脾与胃为表里，前日昏狂，病机偏在阳明，故法从下夺；今腹胀、舌白、脉细，病机偏在太阴，法当辛温通阳，转运中气为要。随机应变，急者为先，莫道用寒用热之不侔也。淡芩、半夏、陈皮、茯苓、熟附子、川朴、丁香、槟榔、草果、白蔻仁、通草。前方用寒，后方用热，随症用药，转换敏捷，不避俗嫌，的是一腔热血。

渊按： 少阴阴邪，上凌君火，下乘脾土，《经》所谓有余则制己所不胜，而侮己所胜。案亦老练，必如此转语，方不为病家指摘；否则虽有热肠，亦招谤怨。（《王旭高医案·伏暑》）

四诊：投姜附、达原、神香、二陈合剂，喉中汩汩痰声顿时即平，腹胀遂松。今脉缓大，神气安和，腹中微觉胀满，痰多粘腻。脾脏阳气虽通，寒热痰涎未化。仍宗前法，轻减其制。前方去附子、槟榔，加大腹皮。

五诊：腹中之气稍平，湿热余邪未尽，所以微寒微热，仍归疟象。头胀身痛，知饥能食。法拟疏和，兼调营卫。二陈（去甘草）、豆卷、青蒿、秦艽、焦六曲、谷芽、生姜、红枣。

方仁渊在《王旭高医案·伏暑》医案后总结说："温邪从温化火，火退而病解；伏暑从湿化燥，燥去而湿或再来。所以然者，湿虽化燥，终属阴邪，且湿最伤中，中虚而阴湿易生。故清到六七，须为审顾。下法亦有不同。温邪可下宜速，伏暑可下宜缓。温邪下之邪清，伏暑下之邪未必清。温属火，为阳，性速，暑夹湿，多阴，性迟。温邪阳明兼少阴者多，伏暑兼太阴者多也。其有大便半月不通，胸腹痞满，仍属无形湿热而不可下者。总宜验舌，若厚白而未化黄燥者，虽满亦不可下。下之不但邪势不服，中气大伤,更为难治。须识气通病解四字,其于治伏暑,思过半矣。再者,热虽灼而汗少,苔虽燥而灰黄,若渴饮不多,或多而胸痞,凉苦可用,须佐芳香。若龟板、鳖甲、鲜石斛、鲜生地等,清滋沉降宜慎,每见愈投愈燥者矣。其故由暑必夹湿,中气不升化,清滋抑遏而邪愈不化也。"(《王旭高医案·伏暑》)

4. 痢疾

痢疾,《黄帝内经》称之"肠澼",张仲景《伤寒杂病论》称"下利",对其病机多责之"以有热故也",制定了白头翁汤、桃花汤等有效方剂,开清热解毒、温涩固下之先河;孙思邈《千金要方》称为"滞下";严用和《严氏济生方》正式提出"痢疾"这一病名,治疗上主张"先导涤肠胃,次治根本,然后辨其风冷暑湿而为之治法";刘完素所撰《河间六书》,指出本病之所以急迫,是由于火性的原因,治疗上创"行血则便脓自愈,调气则后重自除"的原则。总体上看,中医学所称痢疾,与西医学的痢疾病名相同,部分临床表现一致,如西医学中的细菌性痢疾、阿米巴痢疾,以及非特异性溃疡性结肠炎、局限性肠炎、结肠直肠恶性肿瘤等。

案例 1:下痢气虚不宜早补案

尤。伏暑挟积,湿热内蕴。胸痞呕恶,发热舌燥。通腑之后,变为下痢,痢色红白腻冻,饮食不纳,虑成噤口。须得胃开谷纳,痢减不呕为妙。高年颇为重症。川连、淡芩、白芍、陈皮、青皮、茯苓、焦楂肉、川朴、沙参、砂仁、谷芽、玫瑰花。"此病两脉虚濡,脾胃元气大弱,似宜参入扶正为善。然下痢古称滞下,起于湿热居多,早补早敛,往往受累,此河间苦辛宣通腑滞之法,所以为痢门必采之方。若补阴阳,治脾胃,多为久痢而设也。"(《王旭高临证医案·疟疾门》)

案例 2:疟痢厥阴少阳同病案

薛。先患红痢,续加以疟,又变泄泻,泻止仍痢,两月有余。脉弦硬,昼无小便，每交子后至辰便痢数次，小溲亦得稍通。此伏暑湿热蕴于肠胃及厥阴。厥阴之表便是少阳，故先见热痢，后兼疟象，乃厥阴、少阳表里同病也。疟后大便溏泄者，少阳木邪侮土也。泻止而疟痢仍作者，胃气强旺，土不受邪，仍还厥、少两经也。小便少者，阴气亏则渗愈少，当滋其化源也。今清厥阴之热而举清阳，兼益肾之阴，运脾之湿，从白头翁合胃风汤意。白头翁汤、防风、白术、白芍、五味子、大熟地、茯苓、神曲、谷芽、北沙参。

案例3：便痢疑似肠痈案

张。便痢白腻如水晶鱼脑色，小便不利，少腹偏右板窒。诸医以为肠痈，固亦相似。然考肠痈为病，有寒有热。《金匮》并出二方，如大黄牡丹汤、薏苡附子败酱散，概可见矣。但此症则属寒积，脉弦紧而数，面色青而不渴，宜用温通。肉桂五苓散加楂肉、砂仁。

复诊：温通已效，仍从前方加炮姜、木香。

三诊：欲溺不爽，溺后气向下坠，便痢白腻虽稀，然腰尻酸痛如折。全属阳虚气陷之象。仿东垣参入前法。西党参、升麻、冬术、肉桂、茯苓、泽泻、炮姜、木香、诃子（煨）、砂仁、生鹿角。"此方连三剂，大便白腻全无，脾胃已开。按此症并非肠痈，乃寒积下痢耳。因诸医皆云肠痈，只得委曲周旋，但从肠痈有寒有热，轻轻转笔，折入温通方法，既不碍医，又与病相合，不得不然之事也。故志之。"（《王旭高临证医案·疟疾门》）

案例4：休息痢勿遽投固涩案

邢。休息痢必有积，延来两月，近今发热，湿热郁蒸于肠胃，痢色或白或赤。化湿热以运中州，疏积滞以和气血。勿以为日既久，遽投固涩也。白术、川连、白芍、木香、当归、茯苓、广皮、楂炭、升麻、泽泻、防风。

另：资生丸、补中益气丸、驻车丸等分，相和一处。每朝服三钱，开水送下。

5. 黄疸

《内经》已有黄疸之名，并对黄疸的病因、病机、症状等都有了初步的认识。如《素问·平人气象论》曰："溺黄赤，安卧者，黄疸……目黄者曰黄疸。"《金匮要略》将黄疸立为专篇论述，并将其分为黄疸、谷疸、酒疸、女劳疸和黑疸等五疸。王旭高《医门要诀》分类，即遵从张仲景之旨。姑举王旭高黄疸医案如下：

案例 1：虚黄黄疸案

王。两目身体皆黄，小便自利色清。此属脾虚，非湿热也，名曰虚黄。黄芪（四两）、白芍（三两）、茯苓（二两）、地肤子（二两）酒浸服。

按语：此属虚黄，病机为脾虚，治当调补，方中黄芪四两为君，补气健脾，白芍入脾经，茯苓健脾，地肤子用酒浸起补中之效。

案例 2：湿热黄疸案

周。伏暑湿热为黄疸，腹微痛，小便利，身无汗。用麻黄连翘赤小豆汤表而汗之。麻黄、连翘、杏仁、淡豆豉、茵陈草、赤苓、川朴、枳壳、通草、六神曲（炒）、赤小豆一两，煎汤代水。

按语：本病之黄疸，为湿热蕴郁于内，外阻经络肌肤之阳黄，治用解表利小便清湿热，则黄自小便而去。方中麻黄、杏仁，意在辛温宣发，解表散邪；连翘、淡豆豉、赤小豆，旨在苦寒清热解毒；茵陈、通草，利湿退黄；赤苓、川朴、枳壳、神曲，理气健脾；甘草、大枣，甘平和中。

案例 3：女劳黑疸案

曾。脉形乍大乍小，面色暗晦不泽，似有一团阴气阻遏于中。苔黄而湿，腹满足肿，小便黄赤，又有湿遏热伏之形。色症合参，是属女劳黑疸。变为腹满，在法难医。姑拟泄肾热以去脾湿，仿《金匮》法。冬瓜皮、桑白皮、地骨皮、生姜皮、黄柏、川朴、茵陈，大麦柴煎汤代水。

按语：女劳黑疸最为难治，内伏湿邪，内伤女劳，肾精大伤，根本已坏，故王旭高也只言仿《金匮》法，"姑拟泄肾热以去脾湿"。其中，茵陈为治黄疸主药，冬瓜皮、桑白皮、生姜皮去皮中之水，地骨皮、黄柏去肾热，川朴去腹满。

案例4：疸而腹满案

施。三疟止而复作，腹满平而又发。今目黄脉细，面黑溺少，防延黑疸。然疸而腹满者难治，姑与分消。制附子、大腹皮、陈皮、麦芽、绵茵陈、赤苓、滑石、焦山栀、通草、栝蒌皮。

渊按：疸而腹满，前人未言其故。余谓肝脾脏气两伤，木土相克也，故难治。又，面色黧黑，腹满足肿，脉沉而细。此脾肾之阳不化，水湿阻止于中，证势甚重。且与通阳燥湿。四苓散加肉桂、川朴、陈皮、大腹皮、焦六曲、细辛、香橼皮、麦芽。（《王旭高医案·黄疸》）

按语：黑疸而腹满、足肿，是肝脾肾俱伤，故难治。无论前方中的制附子还是后方中的肉桂，都属温脾肾之阳以化水之意，再加其他利水化湿之品，但都同时兼顾调理脾胃气机，如陈皮、麦芽、神曲、香橼皮。总而言之，王旭高治疗黄疸，无论阳黄、阴黄，均兼顾调理脾胃气机，如茯苓、川朴、枳壳、神曲等，常常能收奇效。

6. 中风

《内经》虽未明确提出中风病名，但所记述的"大厥""薄厥""仆击""偏枯""风痱"等病证，与中风病在卒中昏迷期和后遗症期的一些临床表现相似。对中风病的病因病机及其治法，历代医家论述颇多。而唐宋以前多以"内虚邪中"立论，治疗上一般多采用疏风祛邪、补益正气的方药。唐宋以后，特别是金元时代，许多医家以"内风"立论，其中刘河间力主"肾水不足，心火暴甚"；李东垣认为，"形盛气衰，本气自病"；朱丹溪主张"湿痰化热生风"。王旭高认为，"多系肝风上逆"，故治疗每以"羚羊角、天麻、橘红、半夏、钩藤、茯神、竺黄、竹沥、姜汁等"加减之。兹举例如下：

案例 1：偏痹消谷案

钱。类中五年，偏痹在右。元气不足，痰流经络。近今两月，谷食大增，虽为美事，亦属胃火。火能消谷，故善食而易饥也。调治方法，不外补养精血，息风通络，和胃化痰。制首乌、当归、大熟地、刺蒺藜、三角胡麻、桑寄生、茯苓、半夏曲、麦冬肉、新会皮。

渊按：此肝肾水亏而虚火盛者，故以滋水息风为治。(《王旭高医案·中风》)

案例 2：偏枯脉动案

王。两手关脉皆见一粒厥厥动摇之象。此脾虚木盛，内风动跃之候也。左半肢体麻木不仁，头眩面麻，此属偏枯，虑延仆中。制首乌、当归、白芍、茯苓、陈皮、煨天麻、秦艽、石决明、刺蒺藜、池菊、钩藤、桑枝。

复诊：两关脉厥厥动摇之象大减，其内风有暗息之机。左手屈伸稍安，左足麻木未愈。今拟补肾生肝，为治本之计。地黄饮子去桂、附。

渊按：去附、桂，水中之火尚不虚也。(《王旭高医案·中风》)

案例 3：上眩下枯案

丁。脉左弱为血虚，右弱为气虚，气血两虚，上为头眩，半身以下皆形麻木而成瘫痪，甚则心乱神昏，此肝风挟痰所致。法当清上补下。淡苁蓉、大生地、天冬、牛膝、元参、菖蒲、天麻、草薢、茯苓、陈皮、黄柏、洋参。

渊按：清阳明以利机关，养肝肾以滋阴血，运脾气以化湿痰，丝丝入扣。(《王旭高医案·中风》)

案例 4：胃湿肠燥案

范。惊动肝胆，风阳与胃中之痰浊交互入络。营卫营运之气，上下升降之机，阻窒碍滞。周身皮肤、肌肉、关节麻木不仁，胸脘不畅，饮食无味，口多涎沫，头昏心悸。风阳抑郁不伸，痰浊弥漫不化。苔白而裂，大便干燥。胃虽有湿，而肠液已枯矣。拟清火息风，化痰渗湿，参以养血滋液。羚羊角、苁蓉干、天麻、决明、半夏、麻仁、制南星、泽泻、橘红、茯神、当归、嫩钩、姜汁、竹沥。

渊按： 饮食不化精微而化痰浊，致胃湿肠燥，由气秘不行，中焦升降失其常度耳。(《王旭高医案·中风》)

7. 肝风痰火

方仁渊在《王旭高医案·肝风痰火》中说："肝风痰火，乃类中之渐也。故次于中风之后。原夫肝之所以生风，由肾水不足灌溉，致木燥火生，火生风起；脾弱不能运化饮食精微而生痰浊，痰浊为风阳煽动，上盛下虚。轻则眩晕摇颤，气升呕逆，重则癫狂昏仆，与中风同类。"

案例 1：厥阴头痛案

张。头痛巅疾，下虚上实，过在足少阳、厥阴，甚则入肾，眴蒙昭尤。经文明指肝胆风阳上盛，久痛不已，必伤少阴肾阴。肾阴一衰，故目𥉉𥉉无所见，而腰痛复起也。前方清镇无效，今以育阴、潜阳、镇逆法。生地、龟板、杜仲（盐水炒）、牡蛎、茯神、枣仁、磁石、阿胶（米粉炒）、女贞（盐水炒）、沙苑（盐水炒）、石决明。

渊按： 此厥阴头痛也。三阴经皆至颈而还，惟厥阴上额交巅。甚则入肾者，木燥水必亏，乙癸同源也。(《王旭高医案·中风》)

案例 2：舌心无苔案

潘。情怀郁勃，肝胆风阳上升，右目昏蒙，左半头痛，心嘈不寐，饥而善食，内风掀旋不息，痛势倏忽无定，营液消耗，虑其痉厥。法以滋营养液，清息风阳。务宜畅抱，庶克臻效。大生地、元精石、阿胶、天冬、池菊、羚羊角、石决明、女贞子、白芍、钩钩（钩藤）。

复诊：服滋阴和阳法，风阳稍息。第舌心无苔，心嘈善饥，究属营阴消烁，胃虚求助于食。议滋柔甘缓。大生地、石决明、麦冬、阿胶、白芍、大麻仁、女贞子、橘饼、洋参、茯神。

渊按：舌心无苔，胃阴虚也。加炙草守中壮水更妙。(《王旭高医案·中风》)

案例3：神糊不语案

华。病久正虚，阴阳两弱，坎离不交，夜不成寐，久卧于床，不耐烦劳。兹因舟行跋涉，远道就诊，忽然神糊不语，两手不定，遮睛捋发，烦躁不安。诊脉促乱，饮食不进。想由舟中热闷，鼓动风阳，扰乱神明，卒然生变。姑拟息风和阳，安神定志。冀得神清谷进，或可再商。生洋参、茯苓、丹皮、沙苑、石决明、天竺黄、竹茹、枣仁、嫩钩、远志肉。

渊按：痰浊为风阳煽动，堵塞神明，猝然不语，须豁痰开窍。豁痰如羚羊角、胆星、竹沥之类，开窍如牛黄、至宝、苏合之类，随证用之，或者有济。(《王旭高医案·中风》)

案例4：若昧若狂案

陆。阳升头痛，心虚善忘，痰火迷心，若昧若狂。安神定志，人参可用，而腻补且缓，以其纳少痰多也。舒郁化痰，川贝最妙，而燥劫须忌，以其舌苔干白也。潜阳息风，须参重镇，而收涩当戒，恐反敛其痰也。人参、茯神、川贝、石决明、蛤壳、枣仁（川连三分，拌炒，研）。

复诊：脉细数，懒言倦卧，其为精气神三者皆虚。然舌苔白腻，有痰且有饮。再察神情，静则气息而若虚，动则气上而自乱，是虚而有痰兼有火也。火伏则痰不上升则静，静则虚象现；火动而痰升则躁，躁则虚象隐。非不虚也，痰火为之起伏也。治不越十味温胆加减。临症各有心思，悉关根柢。参须、川贝、茯神、枣仁、石决明、橘红。

三诊：阴遏于外，阳伏于内。阴如迷雾，阳若日光。今阳为阴遏，故沉沉默默而蒙昧，脉亦为之不显。有时阳光见，则起坐而神清，脉亦为之稍起。顷之阴霾四合，阳气复翳，则仍昏昏如寐。前案谓有痰饮郁于其中，十味温胆屡投不应。再思病源起于头眩心悸，苔白多痰，常服苍术见效。近因神乱若痴，多从事于痰火，清滋重镇，阴胜于阳，以致变幻。然欲开阴雾，法必通阳，譬之离照当空，而后阴雾始散。议进仲景苓桂术甘汤加味。苓桂术甘汤加远志。

渊按：此从喻氏《寓意草》得来。昧者见神乱若痴，从事于痰火，不思心主阳神，痰为阴物，以阴邪遏其阳气，灵明为之蒙闭颠倒。《内经》云：重阳则狂，重阴则癫。癫狂二证，未可混治。世医一见神志昏乱，多从事于痰火，由不读《内经》耳。(《王旭高医案·中风》)

总之，王旭高肝风痰火治法，大都采用上息风阳，下滋肾水之法。痰多者则以化痰为主，虚多者则以养阴为主。虚而寒者宜温，虚而热者宜凉。亦有本虚标实，痰火上盛，不得不先泻火开痰，俟标邪退而再图其本。见证虽属肝胆，而病根全在脾肾。

8. 虚劳

虚劳，又称虚损，是由多种原因所致的脏腑阴阳气血严重亏损，久虚不复的多种慢性衰弱病证的总称。《金匮要略·血痹虚劳病脉证并治》，首先提出"虚劳"的病名。《诸病源候论·虚劳病诸候》中，也比较详细地论述了虚劳的原因及各类症状，包括五劳、六极、七伤等内容。王旭高在《医门要诀》中，又称之为"劳损"，认为其因虽各不同，"图治方法亦不一，然总以肺、脾、肾三经为主"。常用药为：二生、二冬、参、苓、山药、丹皮、川贝、玉竹、桑皮、枇杷叶、红枣、莲子等。

案例1：虚劳专治其胃案

赵。血不养心，则心悸少寐。胃有寒饮，则呕吐清水。虚火燥金，则咽痛。肝木乘中，则腹胀。此时调剂，最难熨贴。盖补养心血之药，多嫌其滞；清降虚火之药，又恐其滋。欲除胃寒，虑其温燥劫液；欲平肝木，恐其克伐耗气。今仿胡洽居士法，专治其胃。以胃为气血之乡，土为万物之母，一举而三善备焉。请试服之。党参、冬术、茯苓、半夏、枣仁、扁豆、陈皮、怀山药、秫米。

渊按： 土虚木燥，积饮内生。原木之所以燥，由脾不运化精微而生营血以养肝木耳。治胃一言最扼要。(《王旭高医案·虚劳》)

复诊：阴虚则阳不藏，水亏则木自旺。金衰不能制木，脾弱更受木刑。久病不复，便谓之损。调补之外，何法敢施。党参、茯神、枣仁、熟地、冬术、当归、陈皮、川贝、神曲、五味子、龙眼肉。

三诊：阳明为阳盛之经，虚则寒栗。少阴为相火之宅，虚则火升，咽喉燥痛、耳鸣、颧赤所由来也。至于腹中撑胀，虽为肝旺，亦属脾衰。心跳少寐，咳嗽短气，心营肺卫俱虚矣。虚者补之，是为大法。虚不受补，谓之逆候。党参、怀山药、神曲、元参、白芍、茯神、大生地、枣仁、陈皮。

案例2：虚劳咸苦坚阴案

汪。肾水不足，君火上炎，相火下炽。心中如燔，舌光如柿，阳事易举，阴精易泄。拟清君以制相，益肾以潜阳。所虑酷暑炎蒸，亢阳为害耳。川连、淡芩、黄柏、阿胶、甘草、大生地、鸡子黄（一枚，搅和冲服）。另：鸡子一个，破头，纳大黄三分，蒸熟。每日服一个。

复诊：投咸苦坚阴降火，以制亢阳，心中之燔灼，舌色之光红，已减三分之一。然上午之身热如燎者未退，幸纳食颇增，苦寒可进，再望转机为吉。川连、大生地、淡芩、元参、蛤壳、阿胶、元精石、甘草、鸡子黄（一枚，冲服）。

三诊：舌干红，知饥善食。水亏阳亢，土燥于中。咸苦坚阴之剂，虽衰其燔亢之势，未能尽除其焰。犹畏炎暑，湿热相火蒸腾。复入清中固下，仍不出咸苦之例。洋参、甘草、川连、生石膏、蛤壳、知母、麦冬、阿胶、大生地、黄柏末，猪胆汁丸三钱。每朝开水送下一钱。

渊按：胃气未败，可任苦寒咸润，直折其炎上之火，然亦须防胃败。虚损之所以难治者，大都如此。(《王旭高医案·虚劳》)

案例3：虚劳扶土生金案

昊。阳虚生外寒，阴虚生内热。热气熏于肺则咳嗽，咳久则音哑；肺遗热于大肠，则肛门结疡，皆阴虚之为病也。至于阳虚之说，一则卫外之阳，一则胃中之阳。惟胃中阳虚，呕酸水痰涎。症成劳损。今当扶土生金。党参、五味子、川贝、半夏、金石斛、茯苓、麦冬、扁豆、陈皮、炮姜、地骨皮、十大功劳。

复诊：投扶土生金法，谷食反减，夜热增重，乃胃阴失降，虚阳外浮也。夫脾宜升则健，胃宜降则和，胃为阳土生肺金。今诊左脉数疾，为心肝阳亢之象。肝火戕胃，心火烁金。宜其食减热增，夏令防剧。金石斛、党参、谷芽、陈皮、川贝、石决明、川连、麦冬、半夏、沙参、五味子、茯苓。

三诊：前方退心肝之火，养肺胃之阴，其热稍减而咳未平。然此为肺虚而咳，本非易治之症。再从前法加减。党参、川贝、桑白皮、五味子、沙参、麦冬、炙甘草、地骨皮、石决明、粳米。

四诊：咳嗽内热俱减，惟脉之细数不退，仍为可虑。党参、地骨皮、茯苓、白芍、川贝、麦冬、五味子、沙参、炙甘草。每晨服八仙长寿丸三钱，开水送。

9. 吐血

古代曾将吐血之有声者称为呕血，将无声者称为吐血。但从临床实际情况看，两者不易严格区别，且在治疗上亦无区分的必要。正如《医碥·吐血》所言，"吐血即呕血。旧分无声曰吐，有声曰呕，不必"。而王旭高吐血医案，实际涵盖了吐血、咳血、咯血诸血证。

案例1：降气止血案

叶某。血止咳不已，脉沉带数，其根犹未去也。盖气犹风也，血犹水也，咳则气逆不顺，血亦逆而不顺矣。经络不和，血不宁静，必降其气而后血不复升，亦必充其阴而后火乃退耳。大生地、紫菀、丹皮、川贝、赤苓、元精石、甜杏仁、沙参、赤芍、枇杷叶。

渊按： 此喻妙极，从《内经》天暑地热悟会得来。（《王旭高医案·吐血》）

案例2：养阴止血案

邢。先天不足之体，曾发虚痰，溃而将敛。交春阳气升发，渐觉喉痒，咳嗽二三日来，忽然吐血。今又大吐血，色鲜红。诊脉细促，心嘈若饥。一团虚火，炎炎莫御。用药虽已清降，亦当预顾真阴。否则恐血脱阴伤而晕。生地、沙参、丹皮炭、茜草炭、小蓟炭、阿胶、麦冬、五味子、朱茯神、京墨汁（三匙）、童便（一杯，冲）。

复诊：又照前方加川贝、茅根。

三诊：节届春分，阳气勃勃升动。血证际此，稍平复盛。良以身中之肝阳，应天时之阳气上升无制，故又忽然大吐。急当休养其阴，兼以清降。所恐火愈降而阴愈伤耳。羚羊角、元参、鲜生地、丹皮、大生地、茯神、麦冬、阿胶、茜草炭、石决明、侧柏叶汁、茅根、藕汁。

渊按： 降火滋阴，亦不得不然之势。（《王旭高医案·吐血》）

案例3：以胃为要案

某。久咳失血，精气互伤。连进滋补，颇获小效。但血去过多，骤难充复。从来血症肺肾两虚者，宜冬不宜夏。盖酷暑炎蒸，有水涸金销之虑。今交仲夏，宜日饵生津益气，大滋金水之虚，兼扶胃土，则金有所恃。且精气注成于水谷，久病以胃气为要也。制洋参、大熟地、麦冬、黄芪、怀山药、大生地、五味子、茯苓、陈皮、炙甘草、白扁豆、党参。

诒按：层层照顾，可谓虑周藻密，方中拟再加百合、沙参。

复诊：血止，胃稍醒，仍守前法。前方加粟壳蜜炙。另用白芨一味为丸，每朝服三钱。

方仁渊在《王旭高医案·吐血》案后论曰："夫咯血易治，咳嗽难医。所以然者，咯血为火炎迫血，气逆血溢，寻其源而清之，降之，养之，和之，或不因火迫而吐者，亦随其证而调之，无有不止者。若咳嗽则下焦阴气既虚，胃气逆而肺气亦耗，阴火时时上炎，肺无宁静之日，愈咳愈伤，愈伤愈咳，不至水涸、金枯、土败不已。故咯血证一加咳嗽，往往使病势严重。"又曰："夫治血莫若顺气，气为血帅，气降而血自降，气顺而血自归经。"同时，引王应震语云："见痰休治痰，见血休治血。"此亦即王旭高治吐血之精神也。

10. 臌胀水肿

《内经》言胀者，皆在脏腑之外，排脏腑而郭胸胁，此气胀也。其本在肾，其末在肺，此水胀也。五脏六腑皆有胀，统气与水而言之也。

案例1：湿热臌胀重症案

秦。腹胀足肿，纳食则胀益甚。湿热挟气，填塞太阴，臌胀重症。川朴、赤苓、大腹皮、青皮、泽泻、枳壳、黑丑、山楂炭、甘遂（面包煨）、通草、生姜。

复诊：腹胀稍宽，足仍浮肿。运脾化湿，冀其渐平。川朴、赤苓、大腹皮、川椒目、苍术、泽泻、陈皮、焦六曲、黑丑、通草、枳壳、生姜。

渊按：二方乃湿热实胀治法。（《王旭高医案·臌胀水肿》）

三诊：腹满月余，得食则胀甚。两进攻消运脾之法，胃脘之胀已松，大腹之满未化，再议疏通消导。旋覆花、五加皮、赤苓、泽泻、槟榔、黑丑、鸡内金、木香、通草、砂仁。

案例2：癖块散大成臌案

某。痞块由大疟日久而结，多因水饮痰涎与气相搏而成。久则块散腹满，变为臌胀，所谓癖散成臌也。脉细如丝，重按至骨乃见弦象，是肝木乘脾也。口干，小便短少，是湿热不运也。匝月腹日加大，急宜疏通水道，泄木和中。五苓散加川朴、姜汁炒川连、青皮、陈皮、大腹皮、木香、车前子、通草。

附：浓朴散：川朴（姜汁炒，三钱）、枳壳（三钱，巴豆七粒合炒黄，去巴豆）、木香（晒干，研，三钱）、青皮（醋炒，三钱）、陈皮（盐水炒，三钱）、甘遂（面包煨，三钱）、大戟（水浸，晒干，炒，三钱）、干姜（炒黄，三钱），共为末。每服一钱，用砂仁、车前子泡汤调下。是治癖块散大成臌之妙剂。

渊按：此方诚妙。但可施正气不虚者。若久病及老年气血衰弱之人，恐目前稍松，转瞬而胀益甚，将不可治，用者宜审慎之。(《王旭高医案·臌胀水肿》)

案例3：开鬼门洁净府案

僧。水肿自下而起，腿足阴囊，大腹胸膈，泛滥莫御。今先从上泻下。肺主一身之气，又曰水出高源，古人开鬼门，洁净府，虽从太阳，其实不离乎肺也。葶苈子、杏仁、川朴、陈皮、茯苓、川椒目、生姜、大枣。控涎丹，每日服五分。

渊按：水肿实证，治法如是。经云：其本在肾，其末在肺。葶苈泻肺，椒目泻肾。控涎丹不及舟车丸合拍。(《王旭高医案·臌胀水肿》)

案例4：风水变坏证案

杜。风水相搏，一身暴肿，上则咳嗽，喉有痰声，下则溏泄，小便不利。发汗而利小便，是其大法。计不出此，迁延匝月，节近清明，天气温暖，肺胃久蕴之风，从中暗化为热。反服肾气汤方，意欲通阳化水，阳未通而阴先劫，水未化而火反起矣。于是舌燥唇焦齿黑，心烦囊缩，胸腹肤红，危险之象，已造极中之极。勉拟清肃肺胃，存阴泄热，以冀转机为幸。生石膏、杏仁、通草、茯苓皮、豆豉、北沙参、麦冬、川贝、丹皮、芦根、鲜薄荷根。绿豆汤代水。

复诊：肺得热而不降，肝有火而上升，胃居于中，受肝火之冲激，欲降不能而反上逆，由是呕吐不纳矣。昨用清金以通决渎，幸水道已通，高原得清肃之令。然中焦格拒，艮阳失游溢之权，似宜转运其中。但肝火炽甚，徒运其中无益也。当清肝之亢，以衰木火之威，胃不受肝之克，而中气得和，则呕可以宁矣。川连（姜汁炒）、黄芩（姜汁炒）、半夏、泽泻、陈皮、黑山栀、竹茹（姜汁炒）、茯苓皮、川贝、芦根、枇杷叶。当归龙荟丸（三钱），绿豆生姜汤送下。

渊按：风水坏证也。两方应变俱佳。(《王旭高医案·臌胀水肿》)

11. 积聚

五积六聚，积属脏而不移，聚属腑而无定。又癥者，真也，其块不散；瘕者，假也，聚散不常。

案例 1：虫积案

孙。厥阴寒气乘胃，直犯中州，虫动不安，腹痛如刀之刺，口吐酸水清涎。法宜辛温，佐以酸苦，泄之通之。川楝子、延胡索、川连、青皮、吴茱萸、川椒、焦楂炭、乌药、使君子、竹二青（即竹茹之别名，编者注）。

王旭高认为，虫积乃由湿热食滞而生，或寒邪郁其湿热，肠胃之气不化所致。虫积伏在肠胃曲折之处，多为实证，治当通之泻之，不用补法；若为久虚之人，亦必先去其虫而后调补之。(《王旭高医案·积聚》)

案例 2：疑是孕积案

金。少腹两旁结块，渐大渐长，静则挟脐而居，动则上攻至脘，旁及两胁，已八九年矣。据云始因积经半载，疑其有孕，及产多是污水，后遂结块。想是水寒血气凝聚而成。甘遂（面包煨，三钱）、香附（盐水炒，一两）、三棱（醋炒，一两）、蓬莪术（醋炒，一两）、桃仁（炒，五钱）、肉桂（另研，一钱）、川楝子（五钱，巴豆七粒合炒黄，去巴豆）、五灵脂（醋炒，五钱）、地鳖虫（酒浸，炙，廿一个）共研为末，炼白蜜捣和为丸。每服十丸，日三服。

渊按：水寒血气凝聚冲脉之分，果是实证，此方必效。（《王旭高医案·积聚》）

本病属积证，因脏气不能运化，积年累月而成，宜先观其虚实。今痞块居脘胁之下，因服药不当，使邪无出路而堵在体内，或饮食不节，湿热痰浊积聚体内，日久成积。治宜祛邪为正法，兼调其中，则湿热化、中气和而块自消，所谓养正逐邪。

案例 3：腹中癖块案

王。腹中癖块，渐大如盘，经事不来，腰酸带下。此属营虚气滞，瘀积内停。近日水泻，伤于暑湿。当先治其新病。平胃散去甘草，加芍药、香附、吴茱萸、焦六曲。

复诊：腹块如复盘，上攻则痛，下伏则安。足跗浮肿，时时沃酸。从肝脾胃三经主治。川楝子、延胡索、吴茱萸、川椒、木香、蓬莪术、制香附、陈皮、茯苓、川连（姜汁炒）。

三诊：腹中结块，内热微寒，四肢无力，口沃酸水。肝脾气郁，营卫两亏，劳损之象。党参、香附、当归、丹参、川楝子、川椒、延胡索、冬术、干姜、青蒿梗、神曲、大枣。

渊按：内热微寒，乃肝脾郁结，肺金治节不行，营卫不调也。宜参逍遥、左金法。（《王旭高医案·积聚》）

方仁渊在《王旭高医案·积聚》医案中总结说："积聚之证，大抵寒多热少，虚多实少，桂枝、肉桂、吴茱萸为积聚之要药，能温脾疏肝，使气机通畅故也。盖气温则行，血寒则凝，运行其气，流通其血，为治积第一法。有热再佐连、柏之类，参以活变。若虫积乃由湿热食滞而生，或寒邪郁其湿热，肠胃之气不化，而九虫生焉……虫积既从湿热食滞而生，固多实证，治无补法。即久虚亦必先去其虫而后调补之，不可泥养正积除之说也。"

12. 脘腹痛

脘痛属胃，腹痛属脾。吞酸呕苦，俗名肝气，乃积饮病也。或得之喜餐生冷，或忧思郁结。夫肝胆属木而喜升达，寄根于土。今脾胃为生冷忧思伤其阳和之气，布化转运失职，肝胆无温润升达之机，郁久而肆其横逆，侮其所胜，脾胃受克，气机与痰饮凝滞于中脘，故作痛耳。其吞酸呕苦者，脾寒不化，胃中之水饮停积，如食物置器中不动，其味变焉。稼穑味甘，今胃不能化，木乘其胜，而齐木之味，化而为酸，齐胆火之味，化而为苦。木气冲逆，泛呕不已，久久积饮成囊，亦生癖块。

案例 1：虚寒有积案

胡。腹中雷鸣切痛，痛甚则胀及两腰，呕吐酸苦水。此水寒之气侮脾，乃中土阳气不足也。温而通之。附子理中汤去草，加川椒、吴茱萸、水红花子。

复诊：脾脏虚寒，宿积痰水阻滞，腹中时痛，痛甚则呕。仿许学士法。附子理中汤加当归、茯苓、吴茱萸、枳实、大黄。

渊按：温下之法甚善，惜以后易辄耳。（《王旭高医案·脘腹痛》）

三诊：腹痛，下午则胀，脉沉弦。此属虚寒挟积。前用温下，痛势稍减。今以温中化积。川熟附、党参、干姜、花槟榔、茯苓、当归、青皮、陈皮、乌药。

四诊：腹痛三年，时作时止，寒在中焦，当与温化无疑。然脉小弦滑，必有宿积。前用温下、温通两法，病虽减而未定。据云每交午月其痛倍甚，则兼湿热，故脉浮小而沉大，按之有力，此为阴中伏阳也。当利少阴之枢，温厥阴之气，运太阴之滞，更参滑以去着法。柴胡、白芍、枳实、甘草、吴茱萸、茯苓、木香、白术。另：用黄鳝三段，取中七寸，炙脆，共研末，分三服。

渊按：既知宿积，何不再进温下？三年之病，谅非久虚。脉浮小沉大，乃积伏下焦。盖痛则气聚于下，故脉见沉大。此论似是而非。

五诊：腹痛，左脉弦，木克土也。仲景云：腹痛脉弦者，小建中汤主之。若不止者，小柴胡汤。所以疏土中之木也。余前用四逆散，即是此意。然三年腹痛，痛时得食稍安，究属中虚；而辘辘有声，或兼水饮。今拟建中法加椒目，去其水饮，再观动静。老桂木、白芍、干姜、炙甘草、党参、川椒目。

渊按：此寒而有积，为虚中实证，与建中甘温不合，故服之痛反上攻，以甘能满中，胃气转失顺下也。（《王旭高医案·脘腹痛》）

六诊：用建中法，痛势上攻及胃脘，连于心下，左脉独弦滑，是肝邪乘胃也。姑拟疏肝。金铃子、延胡索、吴茱萸、香附、高良姜、木香、白檀香。

案例2：脾寒肝热案

袁。三四年来腹痛常发，发则极甚，必数日而平。此脾脏有寒积，肝经有湿热，故痛则腹中觉热。拟温脾兼以凉肝。金铃子散、陈皮、茯苓、干姜、白术、川朴、白芍、神曲、砂仁。

复诊：腹中寒积错杂而痛，古今越桃散最妙，变散为丸可耳。淡吴萸、干姜、黑山栀、白芍、炙甘草。神曲末一两，煮糊为丸。每朝服三钱，开水送下。夫越桃散惟姜、栀二味；吴萸、白芍者，复以戊己法；加甘草取其调和也。

案例 3：悬饮胁痛案

秦。悬饮居于胁下，疼痛，呕吐清水。用仲景法。芫花、大戟、甘遂、白芥子、吴茱萸（各三钱）、大枣（二十枚）。将河水两大碗，上药五味，煎至浓汁一大碗，去滓，然后入大枣煮烂，候干。每日清晨食枣二枚。

渊按：此十枣汤变法也。以吴萸易葶苈，颇有心思。

案例 4：肝胃不和阴亏案

某。肝胃不和，腰胁胸背相引而痛。舌光无苔，营阴内亏。大便溏薄，脾气亦弱，并无呕吐痰涎酸水等症。宜辛温通阳，酸甘化阴。陈皮、茯苓、苏梗、吴茱萸、沙苑子、枸杞子、薤白头、白芍、橘饼。

渊按：脾肾虚寒宜甘温，营阴内虚宜柔缓，故不用姜、附刚燥之药。

（《王旭高医案·积聚》）

13. 噎膈反胃

《内经》谓膈、膈、膈中、鬲咽者，即噎膈也。宋代《济生方》始有噎膈病名。反胃，首载于《金匮要略·呕吐哕下利病脉证治》，谓之"胃反"，指出"朝食暮吐，暮食朝吐，完谷不化，名曰胃反"。后世或谓"翻胃"，但基本含义无多大分歧。王旭高在《医门要诀·噎膈反胃》中提出："食不得下，哽噎而下谓之噎。食虽入咽，仍复吐出谓之膈。朝食暮吐名反胃。"

案例 1：呕噎案

陈。丧子悲伤，气逆发厥，左脉沉数不利，是肝之气郁，血少不泽也。右关及寸滑搏，为痰为火，肺胃之气失降，肝木之火上逆，将水谷津液蒸酿为痰，阻塞气道，故咽喉胸膈若有阻碍，纳食有时呕噎也。夫五志过极，多从火化，哭泣无泪，目涩昏花，皆属阳亢而阴不上承。目前治法，不外顺气降火，复入清金平木。苏子、茯苓、半夏、枳实、杏仁、川贝、竹茹、沙参、橘红、麦冬、海蜇、荸荠。此方系四七、温胆、麦冬三汤加减，降气化痰，生津和胃。病起肝及肺胃，当从肺肝胃为主。

王士雄《归砚录》记载："海蜇，妙药也；宜气化瘀，消痰行食而不伤正气，故哮喘、胸痞、腹痛、癥瘕、胀满、便秘、滞下、疝、疸等病，皆可量用。"

案例 2：臌膈案

徐。气郁于胸为膈，气滞于腹为臌。饮食不纳，形肉顿瘦。阴气凝聚，阳气汩没。脉细如丝。姑与培土、通阳、化气一法。党参、肉桂、白术、大腹皮、熟附子、泽泻、茯苓、来复丹。

渊按：伤胃则膈，伤脾则臌。膈多郁火，臌多阳衰。肺金治节不行，肝木起而克贼。（《王旭高医案·噎膈反胃》）

案例 3：呃逆案

许。吐血后呃逆，迄今一月。舌白腻，右脉沉滑，左脉细弱。其呃之气自少腹上冲，乃瘀血挟痰浊阻于肺胃之络，下焦冲脉相火上逆，鼓动其痰，则呃作矣。酌方必有济，幸勿躁急为嘱。半夏、茯苓、陈皮、当归、郁金、丁香、柿蒂、姜汁、藕汁、水红花子。东垣滋肾丸一钱，陈皮、生姜泡汤下。阴寒呃者用肉桂五分，坎炁二条，沉香六分，分两服。

渊按：所谓气呃、痰呃是也。与虚寒不同。（《王旭高医案·积聚》）

案例 4：翻胃案

孔。先曾呕血，胃中空虚，寒饮停留，阳气不通，水谷不化，食入呕吐酸水，谷食随之而出。脉细肢寒，阳微已甚。证成翻胃，虑延脾败难治。熟附子、干姜、丁香、橘饼、苁蓉干九香虫、二陈汤（其中，甘草炙黑）。

渊按：噎膈、反胃，从呕血而起者甚多。盖血虽阴物，多呕则胃阳伤而不复，不能运水谷而化精微，失其顺下之职，始则病反胃，久则肠液枯槁而为膈证矣。（《王旭高医案·积聚》）

14. 三消

《素问·奇病论》关于消渴的记载如下："有病口甘者……名曰脾瘅……此肥美之所发也，此人必数食甘美而多肥也，肥者令人内热，甘者令人中满，故其气上溢，转为消渴，治之以兰，除陈气也。"《金匮要略·消渴小便不利淋病脉证并治》提出胃热、肺胃津伤、肾虚等病机，所创方药为后世三消的治疗奠定了基础。此后医家，在《内经》《金匮要略》的基础上，大多以三消分论，然其所论病机性质则一。王旭高在《医学刍言·消渴》中，将其总结为"消渴，火证也"。

案例 1：三消阳亢阴亏案

李。稚龄阳亢阴亏，一水不能胜五火之气，燔灼而成三消，上渴，中饥，下则溲多。形体消削，身常发热。法当壮水以制亢阳。大生地、川连、麦冬、知母、五味子、茯苓、生甘草、生石膏、牡蛎、花粉。

复诊：夫三消，火病也。火能消水，一身津液皆干。惟水可以胜火，大养其阴，大清其火，乃治本之图。病由远行受热，肾水内乏，当救生水之源。大生地、沙参、五味子、麦冬、牡蛎、西洋参、桑白皮、蛤壳、天冬。

案例 2：三消女子不月案

查。脉沉细数而涩，血虚气郁，经事不来。夫五志郁极，皆从火化。饥而善食，小溲如脓，三消之渐。然胸痛吐酸水，肝郁无疑。川连、麦冬、蛤壳、鲜楝树根皮（一两，洗）、建兰叶。

复诊：服药后，大便之艰难者化溏粪而出，原得苦泄之功也。然脉仍数涩，郁热日盛，脏阴日消。舌红而碎，口渴消饮，血日干而火日炽。头眩、目花、带下，皆阴虚阳亢之征。当寓清泻于补正之中。川连、淡芩、黑山栀、大生地、当归、阿胶、川芎、白芍、建兰叶。大黄䗪虫丸，早晚各服五丸。

渊按：建兰叶不香无用，徐灵胎论之矣。（《王旭高医案·三消》）

三诊：诸恙皆减。内热未退，带下未止，经事未通。仍从前法。川连、当归、洋参、白芍、女贞子、茯苓、麦冬、丹参、沙苑子、大生地。

四诊：经曰：二阳之病发心脾，女子不月，其传为风消。风消者，火盛而生风，渴饮而消水也。先辈谓三消为火疾，久必发痈疽。屡用凉血清火之药为此。自六七月间足跗生疽之后，消症稍重。其阴愈伤，其阳愈炽。今胸中如燔，牙痛齿落，阳明之火为剧。考阳明气血两燔者，叶氏每用玉女煎，姑仿之。鲜生地、石膏、知母、元参、牛膝、大生地、天冬、川连、麦冬、茯苓、生甘草、枇杷叶。

案例3：三消舌苔黄腻案

钱。古称三消为火病，火有余，由水不足也。十余年来常服滋阴降火，虽不加甚，终莫能除。然年逾六旬，得久延已幸。今就舌苔黄腻而论，中焦必有湿热。近加手足麻木，气血不能灌溉四末，暗藏类中之机。拟疏一方培养气血之虚，另立一法以化湿热之气。标本兼顾，希冀弋获。大生地、当归、山萸肉、麦冬、洋参、怀山药、龟板、建莲肉。猪肚丸三钱，另服，开水下。

猪肚丸，王旭高《医方歌括·猪肚丸》曰："猪肚丸著刘松石，牡蛎白术苦参益。猪为水畜肚属土，厚胃泄水功偏捷，咸寒清热苦坚阴，甘温健脾而胜湿。湿热遗精用因灵，瘦劳服此亦肥白。"

案例4：二有余二不足案

方。阴虚而善饥，肾阴虚而溲数。肝气不舒，则腹中耕痛；胃气不降，则脘中痞窒。此二有余二不足也。然有余不可泻，不足则宜补；肾充则肝自平，脾升则胃自降耳。党参、怀山药、五味子、茯神、麦冬、冬术、大熟地、枸杞子、陈皮、红枣。

王旭高治疗消渴，常常能发现病之根本所在，用药直达病所。他认为，消渴虽多表现在脾胃，然应多责之于肺肾。多饮而不能润其烦渴，多食而不能充其肌肤者，实由肺金治节无权，脾土虽转输运化，肺不能洒陈散精，以充灌六腑五脏、营卫失滋生之本，致愈食愈瘦；肺不能通调水道，则膀胱气化失其常度，小便如膏如油，致愈饮愈渴。

15. 痰饮

《内经》中无痰饮证，也并无痰字。论痰饮之病，始于张仲景，详于《金匮要略·痰饮咳嗽病脉证并治》。其论痰饮有四，曰痰饮，悬饮，支饮，溢饮。明·李时珍，在《金匮要略》四饮基础上，加伏饮而为五饮。五饮之生，总由肺脾阳虚，致水饮入胃不能布化通调，停蓄于胃肠之间，遂生种种病情：饮邪射肺则咳，凌心则悸，犯肝则胁痛眩冒，入肾则喘逆，侮脾则胀满痞闷，皆中上阳气不能布化之过也。关于饮证的治法，《金匮要略》要言不烦，指出当以温药和之。王旭高《医门要诀·痰饮》则谓："痰饮诸方，以二陈为主，余则随症加减。"

案例 1：痰饮右卧咳剧案

某。痰饮咳嗽，脾胃两亏。柯氏云：脾肾为生痰之源，肺胃为贮痰之器。近增气急，不得右卧，右卧则咳剧，肺亦伤矣。素患肛门漏疡，迩来粪后有血，脾肾亏矣。幸胃纳尚可，议从肺脾肾三经合治。然年近六旬，爱养为要，否则虑延损症。熟地（砂仁末拌炒）、半夏、陈皮、五味子、川贝母、阿胶（蒲黄拌炒）、炮姜炭、冬术、归身炭、款冬花。

王旭高说："此金水六君煎合黑地黄丸，加阿胶、款冬、川贝三味，补金水土三虚，上能化痰，下能止血。虽有炮姜，勿嫌温燥，有五味以摄之。"（《王旭高医案·痰饮》）

案例 2：痰饮胃阳不布案

周。饥饱劳碌则伤胃，寒痰凝聚，气血稽留，阻于胃络，而胃脘胀痛，呕吐黏痰，殆无虚日。倘不加谨，恐成胀满。异功散去甘草，加炮姜、熟附子、良姜、蔻仁。

复诊：温胃化痰，从理中、二陈、平胃三方化裁。六君子合附子理中，加川朴。

三诊：寒积中焦，胃阳不布，痰饮窃踞。为胀为痛，为吐为哕。法当温运中阳。但病根日久，必耐服药乃效。六君子合附子理中去草，加川椒、白蔻仁。

四诊：中虚非补不运，寒饮非温不化。益火生土，通阳蠲饮，苓桂术甘汤主之。附子理中汤亦主之。苓桂术甘汤合附子理中去草，加半夏、陈皮、蔻仁。

五诊：病有常经，方有定法。药已见效，无事更张。袁诗云：莫嫌海角天涯远，但肯扬鞭有到时。附子理中合二陈汤，加老生姜，老桂木。

渊按：倜傥风流，足征读书功夫。(《王旭高医案·痰饮》)

案例3：痰饮遇寒咳喘案

徐。痰饮伏于胸中，遇寒则咳而喘，心嘈气塞，头眩腰酸。年逾五旬，天癸当去而不去，是气虚不能摄血也。夫气本属阳，阳气日衰，痰饮日盛。法当通阳气以祛水饮之寒。仲景云：病痰饮者，当以温药和之是也。二陈合苓桂术甘，加款冬、杏仁、蛤壳、沉香。朝服都气丸二钱，肾气丸一钱，开水送下。

案例4：悬饮呕吐清水案

秦。悬饮踞于胁下，疼痛，呕吐清水。用仲景法。芫花、甘遂、大戟、吴茱萸、白芥子（各二钱）。将河水两大碗，入上药五味，煎至浓汁一碗，去渣，然后入大枣五十枚，煮烂，俟干。每朝食大枣五枚。

渊按：此五饮之一，乃实证也。用之得当，其效如神。(《王旭高医案·痰饮》)

去药食枣，是王旭高对十枣汤的减毒运用法，服用方法采用去药食枣，可以起到减毒的效果，安全性大增。对于因害怕芫、遂、戟毒性，而不敢用张仲景十枣汤的人来讲，这一变法正可放胆用之。

案例 5：痰饮心痛彻背案

许。痰饮流落心中，心痛彻背，大便干燥，饮食哽噎。肠胃液枯，法当温润。淡苁蓉、麦冬、茯苓、桂木、薤白头、枸杞子、半夏、陈皮、栝蒌霜、白蔻仁。

渊按：积饮久而伤胃，将成噎膈。桂、蒌、薤白治痰饮，亦可治噎膈。盖二证皆上中焦阳微不化所致。(《王旭高医案·痰饮》)

16. 痰喘

古人谓：实喘治肺，虚喘治肾，确有见地，然不可执一。实喘治肺，须兼治胃；虚喘治肾，宜兼治肺。如肾气丸、黑锡丹治肾，人参蛤蚧汤治肺，人参胡桃汤肺肾兼治也。大抵痰多，脉空弦者，以肾为主；痰少，脉虚不甚大者，以肺为主。痰稀多沫者，宜温纳，痰少色黄浓者，宜平降。一则肾阳虚，一则肾阴虚而肺有火也。夫熟地最能消虚痰，以其能填补肾气而化无形之痰也。勿嫌腻膈而畏之。

案例 1：痰喘气逆生喘案

杜。咳嗽有年，每遇劳碌感寒即发。并无痰涎，此属气喘。据述病起受寒，早用麦冬清滋之药，遂至邪恋于肺，曾服麻黄开达见效。然病根日久，肺气日虚。虚而不治，累及子母。今三焦并治，乃肺脾肾三脏兼顾也。杜苏子、淡干姜（五味子合捣）、甜杏仁、橘红、半夏、款冬花、炙甘草。早服附桂八味丸一钱，金水六君丸三钱，开水送。

复诊：久咳，肺脾肾交虚，前用温纳相安。今交夏令，肾气丸中桂、附嫌刚，改用都气丸可也。都气丸三钱，朝服。金水六君丸三钱，晚服。俱盐汤下。

三诊：肺为贮痰之器，肾为纳气之根。肾虚不纳，则气逆而生喘；肺虚失降，则痰贮而作喘。前方辛通肺气，补摄肾气，服下稍安，而病莫能除。良以多年宿恙，根深蒂固。然按方书内饮治肾，外饮治肺，不越开上填下之意。法半夏、茯苓、橘红、杏仁霜、款冬花、干姜、白芍、五味子、炙甘草。上药为末，用麻黄三钱，白果肉三十粒，枇杷叶二十片，煎浓汁，泛丸。每服一钱，朝晚并进，与都气丸同。

案例2：痰喘喘哮气急案

徐。喘哮气急，原由寒入肺俞，痰凝胃络而起。久发不已，肺虚必及于肾，胃虚必累于脾。脾为生痰之源，肺为贮痰之器。痰恋不化，气机阻滞，一触风寒，喘即举发。治之之法，在上治肺胃，在下治脾肾，发时治上，平时治下，此一定章程。若欲除根，必须频年累月，服药不断，倘一曝十寒，终无济于事也。此非虚语，慎勿草草。发时服方：款冬花、桑皮、紫菀、苏子、沉香、茯苓、杏仁、橘红、半夏、淡芩。平时服方：熟地、五味子、陈皮、苡仁、胡桃肉、紫石英（煅）、半夏、蛤壳、杜仲、茯苓。

复诊：喘哮频发，脉形细数，身常恶寒。下焦阴虚，中焦痰盛，上焦肺弱。肺弱故畏寒，阴虚故脉数；喘之频发，痰之盛也。有所感触，则病发焉。病有三层，治有三法；层层护卫，法法兼到。终年常服，庶几见效，否恐无益也。发时服方：桂枝（生晒干）、款冬花（蜜炙）、橘红（盐水炒）、杏仁霜、莱菔子、桑皮（蜜炙）。共研末，用枇杷叶十片，去毛，煎汤，再用竹油半茶杯，姜汁一酒杯，相和一处，将上药末泛丸。发喘时，每至卧时服此丸二钱，苡仁、橘红汤送下。

平时服方：大熟地（砂仁拌）、丹皮（盐水炒）、茯苓、牛膝（盐水炒）、泽泻（盐水炒）、肉桂、山萸肉（酒炒）、怀山药（炒）、五味子（盐水炒）磁石。上药为末，用炼白蜜捣和，拈作小丸，丸须光亮。俟半干，再用制半夏三两，陈皮二两，炙甘草一两，研极细末，泛为衣。每朝服二钱。发时亦可服。

案例3：痰喘脉迟舌白案

叶。喘之标在肺，喘之本在肾。脉迟者，寒也。舌白者，痰也。以金水六君煎加味。大熟地（蛤粉炒）、半夏、陈皮、茯苓、杜仲、款冬花、桂枝、紫菀、杏仁、五味子、胡桃肉。

复诊：喘发已平，咳嗽不止，吐出浓痰，今宜降气化痰。苏子、旋覆花、当归、款冬花、桑白皮、橘红、半夏、茯苓、杏仁。

案例4：痰喘汗出不休案

某。汗出不休，气短而喘，是气血阴阳并弱也。足常冷为阳虚，手心热为阴虚。营不安则汗出，气不纳则喘乏。法当兼顾。大熟地（附子三分，拌炒）、黄（防风一钱，拌炒）、归身、白芍、五味子、紫石英、茯苓、党参、冬术、浮麦、红枣。

渊按：此劳损虚喘也。金受火刑，《经》所谓"耐冬不耐夏"。夏令见之，都属不治。黄芪为汗多而设，若喘而无汗，即不相宜。(《王旭高医案·痰喘》)

复诊：汗出减半，气尚短喘。今当大剂滋阴，再参重以镇怯。人参固本丸、龟胶、磁石、紫石英、白芍、五味子、胡桃肉。

三诊：周身之汗已收，头汗之多未敛。气喘较前觉重，交午愈甚。掌心觉热，脉形细数，饮食减少。阴津大亏，肺气伤戕。兹当炎暑，水衰火旺，金受其灼。咳嗽痰黄，渐延损症。拟清金丽水，冀其应手为妙。沙参、麦冬、大生地、龟板、川贝母、五味子、知母、西洋参、川黄柏。

从以上四案可以看出，王旭高治疗哮喘，往往是从肺肾论治，大多为病程日久所致，即虚证。肺肾内虚，肃降摄纳无权，脾胃气弱，不克化饮食精微，即生痰饮，痰留肺系胃络，一触外邪，肺胃即失顺降，肾气即为奔逆，喉间有声，倚几布息，甚至自汗淋漓，无表热外感见证，治宜温纳镇摄。若素体尚可，可半虚半实，宜兼化痰湿。

17. 咳嗽

方仁渊在《王旭高医案·咳嗽》中说："咳嗽一证，最为难治。外感固不可擅用清滋，即内伤之咳，亦未可擅用冬、地，须察其病因在何脏腑而施治。疗久咳必先顾其胃气，未有胃不顺而咳可愈者。经谓：十二经皆有咳，非独肺也。皮毛者，肺之合也。皮毛先受邪气，邪气以从其合也。其寒饮食入胃，则肺寒。肺寒则内外合邪，因而客之，则为肺咳。此言外感之咳，从感寒饮寒而起，邪由皮毛而内合于肺，或散或温或凉，从肺主治。其饮热受热者，亦可隅反。若内伤之咳，则五脏十二经皆有，断不可专治其肺。"

案例 1：咳则心痛案

卜。心咳之状，咳则心痛，喉中介介如哽状，甚则咽肿喉痹。盖因风温袭肺，引动心胞之火上逆，故治法仍宜宣肺散肺经风邪，参入宁心缓火之品。仲景方法，略示其端，但语焉而未详，后人未细审耳。前胡、杏仁、象贝、桔梗、射干、远志（甘草汤制）、麦冬、沙参。小麦一两汤代水。微妙之在此一味。案后"渊按"云：非深入仲景堂奥不能道。用宣散肺金风温之方，加小麦一两，清心热，即补心虚，何等灵敏。

咳则心痛，谓之心咳。病由风温袭肺，故咳；引动心胞之火上逆，故心痛。王旭高治用宣散肺经风邪之药，加宁心缓火之小麦，并提示微妙之处在此小麦一味。《环溪草堂医案·咳嗽》诒按："心咳属心火刑金之病，宜略加竹叶、玄参等清心之品乃合。小麦汤代水，颇有巧思。"即本应当加竹叶、玄参等清心之品，但王旭高以小麦一两煎汤代饮，深合仲景方法，正如其在《退思集类方歌注·厚朴麻黄汤》中所曰："前人谓生脉散加茯神、远志，能治心咳，遵用不甚见效；余因参入开泄肺经之药，重用小麦煎汤代水，治之乃验。盖小麦甘平，为心之谷，缓心宁气，大有殊功，即从厚朴麻黄汤意化出。"

案例 2：咳则汗出案

僧。咳嗽七八年，咳甚必汗出。近半年以来痰中见血两次，肺气肾阴亏损矣。虑加内热，延成劳怯。大熟地、归身、蛤壳、北沙参、麦冬、川贝、甜杏仁、苏子、桑白皮、炙甘草、枇杷叶。

复诊：久嗽肺肾交虚，犹幸胃气尚旺。法以金水同治，冀精气渐生。大熟地、归身、炙甘草、潞党参、桂枝、款冬花、炮姜、麦冬、半夏、阿胶、蛤壳。此仿炙甘草合麦门冬汤。病由寒伏肺底，致成咳嗽，日久伤及精气，故于滋补中兼化痰。

三诊：久嗽汗出，诸药不效。用宁肺散。罂壳一两六钱（醋炒）、炙乌梅肉四钱，共研末，每服三钱，下午开水调服。朝服金水六君子丸四钱，开水送下。

王旭高《医学刍言·咳嗽》中云："若肺肾交虚……阴虚必痰中带血。"此案咳嗽七八年，肺气肾阴俱亏矣，故治以金水同治、肺肾兼顾之法。又咳则汗出，方仁渊参订《王旭高医案》咳嗽案时说"盖汗出为阳气失卫，咳血为阴火所迫"，故治以张仲景炙甘草合麦门冬汤之意。炙甘草汤从阳引阴，治寒伏肺底；麦门冬汤清养肺胃，治日久伤及精气，共成"滋补中兼化痰"之方。最后，久嗽汗出，诸药不效，以宁肺散收功，药用罂粟壳醋炒，增其酸收之功，《丹溪心法·咳嗽》云："治嗽多用粟壳，不必疑，但要先去病根，此乃收后药也。"用法：共炙乌梅研末，也是用刘完素《宣明论方》所载小百劳散意，主治"劳喘嗽不已，自汗者"，并朝服金水六君子丸，缓缓收功。

案例 3：胁痛咳嗽案

岑。烦劳罢极则伤肝，肝伤则气逆而上迫，为胁痛，为咳嗽。秦氏所谓先胁痛而后咳者，肝伤肺也。治法不在肺而在于肝。夏令将临，恐有失血之虞。旋覆花、桃仁炭、杏仁、川贝、苏子、冬瓜子、黑山栀、丹皮、郁金、苡仁、枇杷露。

肝为罢极之本，烦劳罢极则伤肝，肝伤则疏泄不及而胁痛。先胁痛而后咳，是肝木乘肺，故治法在肝而不在肺。旋覆花，《神农本草经》谓"主结气胁下满"，乃张仲景治肝着之旋覆花汤中的主药，《金匮要略·五藏风寒积聚病脉证并治》谓"肝着，其人常欲蹈其胸上，先未苦时，但欲饮热，旋覆花汤主之"。《临证指南医案·胁痛》汪案记载："此络脉瘀痹……桃仁、归须、五加皮、泽兰、丹皮、郁金。"王旭高此案，可与叶天士医案共参。又值夏令将临，恐"热则动血"而有失血之虞，故桃仁炭用，山栀炒黑。

案例4：久咳畏药案

张。稚龄形瘦色黄，痰多食少，昼日微咳，夜寐则喉中戛吼有声。病已半载，性畏服药。此脾虚湿热蒸痰阻肺也。商用药枣法。人参、炙甘草、冬术、茯苓、制川朴、苍术、宋半夏、陈皮、川贝、榧子。上药各研末，和一处。用好大枣一百枚，将药末纳入枣中，以线扎好。每枣大约纳药二分为准。再用甜葶苈一两，河水两大碗，将枣煮，候枣软熟，不可太烂，取出，晒干。候饥时，将枣细嚼一枚。一日可用五六枚。余枣汤去葶苈，将汤煎浓至一茶杯，分三次先温服。此平胃、六君子汤加川贝、榧子也。制法极好。治脾虚湿热蒸痰阻肺，喉中痰多者，从葛可久白凤膏化出，颇有巧意。服之遂愈。案后"渊按"云：心思巧妙，触发后学不少。

稚龄形瘦色黄，脾虚主色而形不足之象；痰多食少，昼轻夜重。王旭高认为，此属脾虚湿热蒸痰阻肺，法当脾肺同治，故用平胃、六君子汤加川贝、榧子。榧子，《本草再新》云："治肺火，健脾土，补气化痰，止咳嗽，定咳喘，祛瘀生新。"然病儿性畏服药，如何解决用药问题？王旭高从葛可久白凤膏制法化裁，用药枣法，心思巧妙。葛可久《十药神书·壬字白凤膏》云"纳参苓平胃散末，填满鸭肚中，用麻扎定，以砂瓶一个，置鸭在内，四围用火慢煨，将陈酒煮作三次添入，煮干为度，然后食枣子，阴干"。此法也可与清·赵学敏《串雅外编》卷三《食品门》之治水蛊肿胀法同参，即以"红牙大戟一斤，红枣三斤，水煮一日夜，去戟用枣，晒干食之立消"。

案例 5：咳嗽痰咸案

某。咳嗽白痰味咸，是肾虚水泛为痰也。小便黄，阴虚内热。初起虽有风寒，日久亦从热化，而元气渐虚矣。今从肺肾图治。沙参、玉竹、橘红、甜杏仁、茯苓、川贝、紫菀、蛤壳、金狗脊、十大功劳。

《类证治裁·喘证》有云"盖肾虚，水无所主而上泛为痰；咸主肾"，故王旭高曰"咳嗽痰白味咸，是肾虚水泛为痰也"。初起虽有风寒，日久则"六气皆从火化"，火为元气之贼，遂致阴虚内热，元气亏虚，故小便黄。元气渐虚，法从肺肾图治，以沙参、玉竹滋养肺阴，十大功劳清热补虚，橘红、茯苓理气化痰，杏仁、川贝、紫菀、蛤壳皆化痰止咳之品，再加一味金毛狗脊温养治肾，共成肺肾同治之方。其中，金毛狗脊，"缪氏《经疏》谓肾虚有热，小水不利，或短涩赤黄，口苦舌干者忌用，盖以其性温而示之禁例也"，本非所宜。"然狗脊性温，乃温和温养之用，非温热温燥之例，如果肝肾之虚，阴不涵阳，以此固摄下元，引经向导，亦无不可。"（张山雷《本草正义》卷二《草部·狗脊》）

综上所述，王旭高对咳嗽的治疗，非常重视肺与他脏的关系，深合《素问·咳论》"五脏六腑皆令人咳，非独肺也"之旨。此正如方仁渊《王旭高医案·咳嗽》评论所曰："若内伤之咳，则五脏十二经皆有，断不可专治其肺。盖咳在肺，所以致咳不在肺。五脏六腑苟有一气之逆，触动肺气，即能作咳。"如能领悟王旭高治疗咳嗽的思路与方法，于临证一定会大有裨益。

18. 疝气

方仁渊在《王旭高医案·疝气》医案后总结时说："古人谓七疝都隶于肝，以少腹、前阴皆厥阴经脉部位故也……气体实而标邪盛者，其治尚易；惟积年累月，邪虽不重，而脏真大虚，一切苦寒辛通之药，未可径施，施亦未必效验，最为难疗。若治疝都用辛通温散入方者，不独散其寒，亦所以通其气耳。通则不痛，痛则不通，是之谓乎！"

案例1：疝气防变囊痈案

曾。嗜酒之人多湿，湿注下焦而成癫疝，肿胀久而不已，虑其变酿囊痈、湿漏等疾，是属淹缠。草薢、橘核、桃仁、茯苓、焦白术、海藻（洗清）、昆布（洗清）、泽泻、延胡索、川黄柏、川楝子（炒打）、通草。

附丸方：金铃子（一两，炒打）、草薢（一两，炒）、茯苓（一两，烘）、泽泻（一两，炒）、防己（一两）、焦山栀（一两）、白术（八钱，炒）、黑白丑（各二钱，炒）、黄柏（五钱，炒）、川连（三钱，吴萸二钱煎汁，炒）、苡仁（一两，炒）、茅术（八钱，米泔水浸）、昆布（一两，洗淡，炒）、橘核（一两，炒，打）、海藻（五钱，洗淡，炒）。上药共研细末，用老丝瓜筋三两，砂仁三钱，通草三钱，煎汤泛丸。每朝三钱，开水送下。

案例2：疝气标热本寒案

秦。湿热素盛，下注小肠厥阴之络，囊肿，胯筋胀痛，小有寒热已经匝月。拟泄肝络，兼通小肠。金铃子散、柴胡、青皮、穿山甲、全蝎、龙胆草、枳壳、山楂肉、黑山栀、沉香、吴茱萸、橘核。

复诊：疝本属寒，久则化热。其热为标，其寒为本。当标本兼治。金铃子散、木香、乌药、吴茱萸、橘核、小茴香、车前子、川黄柏、枸杞子、胡芦巴。

案例3：疝气元气下陷案

吴。子和论七疝，都隶于肝。近因远行劳倦，奔走伤筋，元气下陷，其疝益大。盖筋者，肝之合也。睾丸者，筋之所聚也。大凡治疝不越辛温苦泄，然劳碌气陷者，苦泄则气益陷。今先举其陷下之气，稍佐辛温，是亦标本兼治之法。补中益气汤、茯苓、茴香、延胡、全蝎、木香。又丸方：党参、白术、茯苓、吴茱萸、乌药、木香、小茴香、当归、枸杞子、川楝子、淡苁蓉。上药研末，用荔枝半斤，去壳煮烂，取肉捣烂，另将核炙脆，研末，连前药末共捣成丸。朝暮用盐花汤送下三钱。

案例4：疝气遇劳则发案

周。中气不足，湿热下注厥阴之络，胯凹肾囊之间，每逢劳碌必发疝气攻痛，兼有寒热。前用搜络方法，未获效验。今用补中益气汤加搜络清里之药。补中益气汤去黄芪、炙草，加黄柏、茴香、全蝎、吴茱萸、黑山栀、川楝子、橘核、丝瓜络。又药酒方：枸杞子、沙苑子、茴香、仙茅、川楝子、熟地、菟丝子、吴茱萸、杜仲、巴戟肉、党参。烧酒十斤浸，夏五、冬十日饮。勿醉。

19、遗精淋浊

方仁渊在《王旭高医案·遗精淋浊》医案后总结说："遗精、淋、浊，古人每连类称之，其实三者因不同、病不同、治亦不同，未可一概论也……盖相火妄动致遗精，肾阳不能固摄亦致遗精……若淋证全由膀胱溺窍为患，虽分五证，半由湿热而来……至浊证则肾与膀胱脏腑兼病。"王旭高医案中三者兼病俱多。

案例1：淋浊三年案

严。淋浊三年不止，肾虚湿热不化。阴头碎痒，筋骨微疼。六味补肾，能化湿热。耐心久服，莫计效迟。大生地、怀山药、茯苓、山萸肉、五味子、麦冬、益智仁、丹皮、泽泻、湘莲肉。

案例 2：精化为浊案

王。病起膏淋，变为石淋，今又成血淋矣。盖肾虚精不藏聚，湿热相火蒸灼，致精化为浊，浊凝成块；阴伤日久，血亦下注，故见血块也。填补阴髓以化湿热，法当滑涩兼施。大熟地、阿胶、龟板、天冬、血余炭、芡实、秋石、沙苑子、冬葵子、韭菜子（炒）、湘莲肉。

案例 3：遗精肝火亢盛案

华。病由丧子忧怒抑郁，肝火亢甚，小溲淋浊，渐至遗精，一载有余，日无虚度。今年新正，左少腹睾丸气上攻胸，心神狂乱，龈血目青，皆肝火亢盛莫制也。经云：肾主闭藏，肝司疏泄。二脏皆有相火，其系上属于心。心为君火，君不制相，相火妄动，虽不交会，亦暗流走泄矣。当制肝之亢，益肾之虚，宗越人东实西虚、泻南补北例。川连、焦山栀、延胡索、鲜生地、赤苓、沙参、川楝子、知母、黄柏、龟板、芡实。另当归龙荟丸一钱，开水送下。附丸方：川连（盐水炒）、苦参、白术（米泔浸，晒）、牡蛎。共研末，用雄猪肚一枚，将药末纳入肚中，以线扎好，用水酒各半煎烂，将酒药末共捣，如嫌烂，加建莲粉拌干作丸。每朝三钱，开水送下。

案例 4：气虚淋浊案

包。劳碌气虚，湿热随之下陷。淋浊初起觉痛，今而不疼，但觉气坠，小便频数，色黄而混浊不清。仿东垣补脾胃、去湿浊、泻阴火、升清阳方法。黄芪（盐水炒）、柴胡、升麻、沙参、茯苓、芡实、萆薢、黄柏、知母、灯心、食盐（冲服一捻）。

20. 其他病证

案例 1：数欠案

沈。肾为欠，胃虚亦欠。欠之一症，属肾胃二经。大抵阳气欲升，阴气欲降。肾虚则阳欲升而迟，胃虚则阴欲降而缓。故《内经》曰：阴阳相引，故数欠。此兼胸背多汗，足跟时胀。气血两亏，法当兼顾。西党参、归身、黄芪、冬术、茯神、大熟地、枸杞子、麦冬、川石斛、蛤壳。

按语：《素问·宣明五气》云："五气所病，心为噫，肺为咳，肝为语，脾为吞，肾为欠为嚏。"《灵枢·口问》亦有云："阳者主上，阴者主下。故阴气积于下，阳气未尽，阳引而上，阴引而下，阴阳相引，故数欠。"《张氏医通》卷九说："然必由少阴经气下郁，不能上走阳明，胃气因之不舒而频频数欠。以泄其气，舒其经。"以上论述，可以与此案相证。

案例2：脱营案

潘。年近六旬，天癸久去而反频来，是谓脱营。脱营者，元气极虚不能固摄，血从外脱也。又名下竭，故腰痛如折。下竭者必上厥，故面赤、火升、发热也。血属阴，阴虚则阳亢，故脉弦硬无情。其脉愈数，其阴愈虚。夏令一交，阳亢无制，恐致水涸龙飞，难为力矣。阿胶（赤石脂拌炒）、牡蛎、海参、线鱼胶（米粉炒）、元精石、沙苑子、贡菜（洗淡）、猪腰子（酒洗）、茯神、龟板胶（余粮石拌炒）、生洋参（元米炒）。朝服震灵丹二钱，暮服威喜丸二钱。

渊按：吴鞠通法也。妙以咸降有情之物补下焦精血。(《王旭高医案·杂病》)

案例3：中虚肝逆案

李。病将一载，肝气横逆而不平，中气久虚而不振。惟肝逆，故胸脘阻塞而攻冲；惟中虚，故营卫不和而寒热。凡大便溏、饮食少、右脉细、左脉弦，是其证也；四君子合逍遥、加左金，是其治也。党参、冬术、陈皮、茯苓、归身、神曲、白芍、柴胡（盐水炒）、香附（盐水炒）、川连（吴萸炒）、谷芽、玫瑰花。

诒按：案语爽朗，方亦的当。拟再加沉香、郁金。(《增补评注柳选医案·内伤杂病门》)

本证寒热、便溏、纳少，由中气久虚引起，即李东垣内伤热中证。因脾虚而致热中，所谓火与元气不两立，一胜则一负。治用甘温之剂，补其中而升其阳，寒凉泻其火，名方如补中益气汤、补脾胃泻阴火升阳汤皆其类。王旭高本案治用四君子汤合逍遥丸、左金丸，究其实，与李东垣法并无二致。其中，党参、白术、当归、芍药、甘草补中，柴胡升阳，川连泻阴火，酌加香附、玫瑰花疏理气机。又《呕哕门》案，腹痛有块，呕吐酸水，王旭高亦断为中虚，阳气不运，而用大建中汤。王旭高以阐发肝治著称，而实际治病往往更侧重于脾，以甘药为主，所谓王道之治也。

21. 死证医案探析

王旭高诊治死证医案，独具特色。其中，有果死而不治者，有似死而得不死者，值得师法借鉴。

案例1：肺绝者死案

曾有一病人，年约十三四，其母呼之出外厢诊视，其面色青黄而无和悦之气，目向下视，亦不转瞬，其脉小，身无热，问其疾苦不答。其母代言曰：咳嗽十余日矣。余处以平常治嗽套方一剂，明日即死。余闻之骇然，自咎识浅术疏。后又遇一船家，年约四十，面色虽不青，然神呆目睛不转，脉亦小，病咳嗽气急，问其疾不答，余即回却，后两日果死矣。此属肺绝证，经曰"肺绝之脉，如风吹毛"，盖言其细也。前二证神气已离，其死必矣。

按语：咳嗽之证，可大可小，故方仁渊在《王旭高医案·咳嗽》中说："咳嗽一证，最为难治。"面色青黄而无和悦之气，青色主肝木，是肺金虚绝，金虚木侮之象。目睛不转、问疾不答，是神气已经离绝。二证其脉俱小，王旭高认为，正如《内经·平人气象论》所言，"死肺脉来，如物之浮，如风吹毛，曰肺死"，故其死必矣。王旭高所言肺绝之脉证，与吴瑭温病五绝证之"肺之化源绝者死"的脉证，即"汗涌、鼻煽、脉散"有所不同，可作为临床互参。

案例 2：胆绝者死案

又见一女子，年十八九，四月间患时证，与其母同日得病，至七日同时战汗，其母战陷发厥而死，女正得汗未收，闻母死惊起，号啕痛哭，极力劝慰方止，自此如醉如呆，兀坐不语。邀余诊治，脉极弦而锐，目睛环转不定，此为胆绝之候也。因惊伤胆，神魂失守，不可为也。果至晚发狂而死。经云："少阳终者，目睘绝系，绝系者，一日半死。"又曰："得神者昌，失神者亡。"又曰："狂言者失志，失志者死。"

按语：温病时证，战汗是其转机，战后有"脉静身凉，烦渴顿除"（吴又可《温疫论·战汗》）的佳兆；也有"其脉急疾，躁扰不卧，肤冷汗出"（叶天士《温热论·流连气分》）的凶兆。其母战陷发厥是为凶兆，故死。其女正汗未收之际，闻母死得惊，因惊伤胆，故如醉如呆，兀坐不语，为失神，"失神者亡"。脉极弦而锐，目睛环转不定，此为胆绝之候，必死之证也，故王旭高引经言曰"少阳终者，目睘绝系，绝系者，一日半死"。《古今图书集成医部全录·素问》，引张志聪注曰："手足少阳之脉，皆至目锐眦，终则牵引于目，故目如惊而邪视也。少阳属肾，肾藏志，系绝则志先绝，故一日半死也。"至晚果发狂而死，此又正合经言"狂言者失志，失志者死"。

案例 3：脏结者死案

脏结为死证，仲圣戒不可攻。余曾治二人，皆不治而死。其一素有肝气，其一素有癖块，皆卒然腹中硬满大痛，得食则呕，二便不行，腹中硬块或竖或横者数条。初用深师七气汤，如吴萸、官桂、木香、厚朴、乌药等，送下备急丸五粒，不得利。又转用许学士温脾汤，亦不得利。他医进仲景黄连汤加肉桂，痛呕亦不止。一人四日死，一人三日死，竟无一办法。

按语：张仲景在《伤寒论》中说："病胁下素有痞，连在脐旁，痛引少腹，入阴筋者，此名脏结，死。"又说："脏结无阳证，不往来寒热，其人反静，舌上苔滑者，不可攻也。"二人皆卒然腹中硬满大痛，得食则呕，二便不行，腹中硬块，或竖或横者数条，正属张仲景之脏结证，而其治无论初用深师七气汤，还是转用许叔微温脾汤，仍属攻法，故结果都是二便不得利。他医进张仲景黄连汤加肉桂，痛呕亦不止而无功。最终一人四日死，一人三日死。王旭高自按云："每思阴邪盘踞，脏气凝结，不通不出。若用通阳之属，如附子、肉桂、干姜、半夏、茯苓、乌药、泽泻等味，送下来复丹通脏腑之阳，理三焦之气，假我数年，再遇斯症，得试此法，未识何如。"（《西溪书屋夜话录·医话》）对脏结之证，提出了通阳散邪或可图治的新思路。

案例4：多医误事者死案

一妪年五十有余，当冬月大便后，腹中微痛，胸闷满，恶心，微恶寒，微发热。初医以为感寒，用疏通发散药不效，延至旬外，邀余治之。诊得脉左沉小，右脉浮而无力，此中气虚而感寒也。当用六君子汤，加炮姜、木香、苏叶汁，意议已定，方亦写出。适某医来，与之商订，将方请正，医曰："今病已十余日不大便，且胸腹满闷，暂缓参、术、炮姜，易入枳壳、栝蒌，稍磨紫金锭，香开气分，治其痛满。"病者正愁大便不通，未敢进食，主翁亦畏投补剂，恐滋胀满，遂听某医之言。余亦不便与之争论。讵知药下即大解，初尚稀溏，后即稀水，泄泻不休，肢冷不温。明日，某医始议参、术、炮姜，急煎已不纳矣，是晚遂毙。此役也，深悔余无主见，假如当时力争，犹可挽救，计不出此，坐令致毙，余深痛悔。

按语：恶寒发热并见，故初有医以为感受风寒，然投疏风发散药不效，迨十余日后，王旭高诊治，脉左沉小，右脉浮而无力，断为中气虚而感寒，当用六君子汤加炮姜、木香、苏叶汁。而病家又适请某医来，该医以十余日不大便，伴胸腹满闷之情状，认为应当缓用补法，加用消磨攻积之药，此正合病家急于解除胀满之苦的心理，故未采用王旭高参术炮姜补益之法。

而药后泄泻不休，已虚之元气更随大便而脱，此时再用参术炮姜，已是不及，竟致于毙。王旭高事后痛悔未能坚持主见，故其自按云："窃忧世俗，一患重证，必多延医，众因病重，不肯负责，互相推诿，致误事多矣，慨夫！"（《西溪书屋夜话录·医话》）

案例5：似死而得不死案

昔见一中年妇人，病脘胁痛，皆以为肝气，服药不效。饮食泛呕而不纳，十余日米粒不进，但饮茶数口而已。一日，呻吟不安，嘱咐后事，众皆以为必死。倾忽呕稀水半桶，倦极不语者半日，醒后渐思食，以米汤少少饮之，不呕，再与稀糊粥少许频频饮下，亦不呕，从此调理月余，居然平复。今岁见一老妪年逾七十，亦病脘痛，舌苔微白，诸药不效，后竟不服药，米粒不进共十八日，惟瞑目待毙而已。讵知忽然泻出稀水黄粪甚多，从此渐思谷食，未几即复，今已谈笑自若矣。

按语：二人皆有脘痛，十多数日米粒不进，诸药不效，众皆以为必死。然正气未脱，故不致于必死，反而出现自身排病反应，或忽呕稀水半桶，或泻出稀水黄粪甚多，从此渐思饮食，慢慢调理，居然平复。王旭高曰："是证之得不死者，虽然粒食不进，但神气全无死象，如痛定时言语清楚，其正气尚未脱离，是以不致于死，得能平复。须知脘腹痛证，若大痛不休者，必死且速，若时作时止者，未必便死，亦临证之要诀。"（《西溪书屋夜话录·医话》）

综上所述，王旭高诊治死证的经验，与《内经》颇有渊源，其对危重证的预后判断，对正气、误治的重视，即使在现在的临床，仍有重要指导意义。当然随着医学的不断发展，在王旭高时代的"死证"，目前有很多已经可以治愈。

（二）妇人病医案

妇科首重孕育，孕育先在调经。《素问·上古天真论》曰："女子二七天癸至，任脉通，太冲脉盛，月事以时下，故有子。"王旭高《环溪草堂医案》共载妇人病医案 48 则，共计 68 诊，多有可师法处。

1. 闭经溢乳，顺气为先

舒某。乳房属胃，乳汁血之所化。无孩子而乳房膨胀，下乳汁，非血之有余，乃不循其道以下归冲脉而为月水，反随肝气上入乳房，变为乳汁。事出反常。夫血，犹水也；气，犹风也。血随气行，如水为风激而作波澜也。然则顺其气而使之下行，如风回波转也，何必参堵截之法，涩其源而止其流哉，此可与知者道，难与俗人言也。玄精石、赤石脂、紫石英、牡蛎、乌药、寒水石、郁李仁、大生地、白芍、茯神、归身、焦麦芽。

按语： 医案称，无子而乳房膨胀，亦下乳汁，可知既非哺乳期之泌乳，亦非未产乳自出之"乳泣"。王旭高谓此"非血之有余，乃血不循其道下归冲脉以为月水，反随肝气上入乳房变为乳汁"，此乃反常之事，应予重视。古谓冲为血海，隶于阳明，又为肝脉所属，能"导气而上，导血而下"（《医经精心·冲脉》），为妇人月经之本。人身气为血之帅，血为气之母，故气安而血自安。今冲脉胃气逆，肝气亦随之上逆，如张锡纯"肝火（气有余是火）之上升，冲气之上冲，又多因胃气不降而增剧"（张锡纯《医案·脑充血门》）之说。妇人乳汁为血所化，源出于胃，随冲气运行，升则为乳，降则为经水。今"肝、胃、冲三经之气皆有升无降"（张锡纯《医案·气病门》），血亦不循常道，形成闭经溢乳之反常现象。王旭高认为，其治不必参考堵截法以塞源止流，主张以顺气为先导，兼以清火息风，熔治肝、胃、冲于一炉。方选风引汤合四物汤加减，冀血循常道，风回波转，而奏全功。

2. 经行腹痛，行气止痛

徐某。经行后奔走急路，冷粥疗饥，少腹疼痛连腰胁，兼及前阴。此肝肾受伤，又被寒侵而热郁也。经云：远行则阳气内伐，热舍于肾。冷粥入胃，则热郁不得伸，故痛也。遵寒热错杂例，兼腹痛治法。川连（酒炒）、炮姜炭、桂枝、白芍（吴萸三分煎汁，炒）、木通、全当归、香附、山楂炭、焦山栀、旋覆花、猩绛。

按语：痛经为妇科常见病，其临床表现，病因病机，以及治疗原则，历代医家有不少论述。如《景岳全书》卷五十一通瘀煎，《医林改错·膈下逐瘀汤所治症目》膈下逐瘀汤等，至今仍为多数医家袭用。《傅青主女科·调经》曰："妇人当行经之际，腠理大开，适逢风之吹，寒之袭，则肝气为之闭塞，而经水之道路亦随之而俱闭，由于腠理经络又皆不宣，而寒热而作，由是而起。"冲任之脉皆起于胞中，隶于阳明，属于滞脉。此时患者因寒气入胃，邪客胞宫胞络，郁积于里化热致气机不畅，脉络受阻，不通则痛，故以行气止痛。

3. 经至淋漓，醒胃阳以摄脾阴

陆某。营分有热，则经至而淋漓；卫分有寒，则脉小而迟缓。脾为营之本，胃为卫之源。经至而舌苔反布，胸无痞闷，是胃阳虚而无气以化浊也。拟醒胃阳以摄脾阴为法。归芍六君子加神曲。

按语：王旭高按李杲"内伤脾胃，百病由生"之学术思想，从"专治其胃"立论。胃主纳，脾主运，二者之纳运有别，体用各殊，但皆为气血生化之源、后天之本。古有"脾者胃之妻，胃虚者脾亦弱"之说。王旭高认为，"脾为营之本，胃为卫之源"，患者"经至而舌苔反布，胸无痞闷，是胃阳虚而无气以化浊也"。胃阳虚，阳不化气，故见脉小而迟缓；胃阳虚，阳不摄阴，肾脏封藏失司，冲任不固，不能制约经血，故见经至淋漓。王旭高抓住"胃为气血之乡，土为万物之母"之要领，借"久病宜调补脾胃，胃和则卧能安寐，升降自调，转运得所。生长之机自复"（《王旭高医书全集·环溪草堂医案·脑疽》）的理论，专治其胃。故方用归芍六君子加神曲，人参、白术、茯苓、甘草益气健脾，陈皮、半夏燥湿化痰，归身、白芍药敛阴调经，神曲理气健脾，共以醒胃阳以摄脾阴。

4. 腹中结瘕，调补肝脾

奚某。肝为藏血之脏，脾为生血之源。肝气郁则营血失藏，脾气弱则生源不足。腹中结瘕，肝气所结也。经事先期，肝血失藏也。饮食少纳，脾气弱也。便后带血，脾失统也。气弱血虚，宜乎不孕矣。调补肝脾，则冲任充足，自然有孕。西党参、大熟地、冬术（人乳拌）、白芍、香附（醋炒）、杜仲（盐水炒）、茯神（辰砂拌）、菟丝子、归身、木香、川断、艾叶炭、阿胶（米粉炒）、乌鲗骨。

按语： 王旭高认为：“肝为藏血之脏，脾为生血之源。肝气郁则营血失藏，脾气弱则生源不足。”患者肝气郁结，冲任阻滞，气血运行受阻，气聚血凝，滞于冲任胞宫，结块积于小腹，成为气滞癥瘕；肝藏血能使血液收摄于经脉之中，不致溢出脉外而出血，若肝血失藏则经事可先期；脾气虚即脾脏运化功能的减弱，脾失健运，精微不布，水湿内生，故纳少；脾气虚弱，不能统摄血液，故见便后带血；血为气之母，气赖血以附，血载气以行，气血虚弱，冲任虚衰不能摄精成孕。

5. 经漏不止，益脾养血

陆某。肝肾与脾胃同治，经漏仍然不止。左脉稍觉有力，原得归、地之功；右脉更觉细微，脾气虚衰不振。熟地炭、黄芪（炒焦）、茯神、枣仁、白芍、广木香、归身炭、冬术、人参、陈皮、炙甘草。（《王旭高医书全集·环溪草堂医案·妇人》）

按语： 王旭高在治疗本案时说：“许学士谓补肾不如补脾，盖谓脾胃虚者言之。今心跳食少，心脾不足可知。经血如漏卮不息，冲任不得不固；腹中微痛，气虚且滞，不得不补，不得不通。仿黑归脾法。”黑归脾汤，即归脾汤加大熟地。方仁渊在本案后按云：“既云固冲任，而无固冲任之药。仍用归脾，恐漏仍不止。古人治崩漏急证，自有专方，如血余、棕炭、百草霜、倒挂尘等，殊有效验。且脉小迟缓，其漏未必属热，或脾肾阳虚，不能固摄其血，尤非固而兼温不效，未可见血即以为热也。"归脾汤，汪昂《医方集解·补养之剂》曰："此手少阴、足太阴药也。血不归脾则妄行，参、术、黄芪、甘草之甘温，所以补脾；茯神、远志、枣仁、龙眼之甘温酸苦，所以补心，心者，脾之母也。当归滋阴而养血，木香行气而舒脾，既以行血中之滞，又以助参、芪而补气。气壮则能摄血，血自归经，而诸症悉除矣。"

（三）小儿病医案

方仁渊在《王旭高医案·幼科》中说："幼儿不能明告病情，脉亦难凭，虽以一指按寸口，惟得浮沉迟数大略而已，故称哑科。四诊只得其二，惟察声望色，询之乳母，得其梗概，最为难看。而难中亦有易焉。易者何？乃三因之中绝少内因，大都外感六淫、内伤乳食而已。即有内伤，亦因病致虚，非七情六欲因虚致病者可比。苟仔细详审，不难得其要领。"王旭高在《环溪草堂医案》中，载小儿医案 8 则，共计 11 诊，虽然病案不多，但论治灵活，颇有成效。

案例 1：胎惊案

李。胎惊之病，得之于母腹胎孕之后，其母有所大惊，气应于胎，惊气入肝，故数月婴孩即有胎惊之患，往往不能愈。姑拟一方备采。羚羊角、天竺黄、陈胆星、石菖蒲、大黄，共研末。竹油或钩钩汤调服五分。

按语：《婴童类粹·胎惊论》曰："小儿百日之内，壮热烦躁，啼哭无时，目睛上窜，时发惊搐，面青腰直，撮口缩腮，大便时去青黄之水，此名胎惊。"病因母腹胎孕之时受过大惊。病机为惊气入肝，肝风内动。故王旭高治疗时，予羚羊角、天竺黄、陈胆星、石菖蒲、大黄清热定惊，平肝息风。

案例 2：痰声奚咯案

许。音哑喘咳，痰声奚咯。风痰袭肺，肺胀夹惊险候。麻黄、杏仁、射干、桔梗、桑白皮、菖蒲、枳壳、前胡、白前、紫菀、白萝卜汁（冲服）。

按语：《金匮要略·肺痿肺痈咳嗽上气病脉证治》曰："咳而上气，喉中水鸡声，射干麻黄汤主之。"病因病机为风痰袭肺，痰饮郁结、肺气上逆。故王旭高在治疗时用麻黄、杏仁宣肺平喘，射干、桔梗清热利咽，桑白皮、前胡、白前、紫菀止咳化痰，菖蒲安神，枳壳破气行痰，加白萝卜汁冲服润肺下气。

案例3：痧后夹积案

朱。痧后夹积，移热于大肠。腹中热痛，每交寅卯二时则痛甚。仿丹溪论，参越桃意（越桃，即山栀之大者，王旭高《退思集类方歌注》载有越桃散方歌：越桃（散）栀子与良姜，等分研和酒服良。痢后腹中虚痛甚，溺红短数始相当—编者注）。高良姜、桔梗、川连、通草、滑石、焦山栀、山楂炭、焦六曲、砂仁。

复诊：痧后腹痛，甚于黎明。阳气为阴寒凝遏，欲升而不得升，故痛甚于黎明也。前用温寒并进见效，今仍前法加减。桂枝、炮姜、吴茱萸、木香、延胡索、香附、山楂炭、花槟榔、赤苓、焦山栀、白蔻仁。

按语：清·邵新甫在《临证指南医案》按语中说："痧者，疹之通称，有头粒如粟。"患儿肺热出疹后，余热未清，中气尚虚。饮食物运化、受纳失司，停滞于内，郁而化热。肺与大肠相表里，热移大肠，闭郁肺金，故王旭高在治疗上，"拟开肺金之郁，仿丹溪论，参越桃意"，用高良姜、桔梗、川连、通草、滑石、焦山栀、山楂炭、焦六曲、砂仁，清热宣肺兼以消食导滞。

案例4：痧后移热大肠案

方。痧后肺火不清，移热于大肠之络。腹痛便溏，手腕内外肿痛。防发痧毒。治以清解。升麻、葛根、赤芍、焦山栀、甘草、高良姜、丹皮、桔梗、忍冬藤。

渊按：此方匪夷所思。庸者必与清肺健脾、化积解毒套剂矣。(《王旭高医案·幼科》)

复诊：前方已效，轻减其制。防风、焦楂肉、银花、砂仁、桔梗、甘草、陈皮、赤芍。

按语：肺热壅塞，治节失度，肃降无力，以致传导失常。腹痛便溏，此证看似在大肠，病机实为肺失治节，移热于肠而致。故王旭高治疗不以健脾，而用清解之法。

案例5：童劳证案

某。先痢而后疟，已经两载。面黄内热，腹满足肿，脾气大虚。舌红形瘦，阴液大伤。童劳证也。党参、茯苓、于术、陈皮、黄芪、泽泻、川连、神曲、防风根。

再诊：疟痢三年，脾胃元气大伤。脉数舌红，腹满足肿，小溲短少。前投升阳益胃，热势略减。今拟补益脾阴，兼以化浊。然童稚阴亏，病延日久，夏令防其增剧。党参、怀药、冬术、麦冬、五味、白芍、陈皮、茯苓、砂仁、鸡内金。

诒按：小儿虚证，自以后天脾胃为主。然脉数舌红，阴液亦损，亦当稍参养阴之意。(《环溪草堂医案·小儿》)

按语：陈守真《儿科萃精·杂证门》云："小儿痘疹之后，或大病之后，用药失当，或调养失宜，便成童痨。其候面黄口干，烦嗽无痰，不思饮食，肌肉消瘦，渐延不起，古无成方。"小儿虚证，以后天脾胃为根本，故王旭高治疗以补益脾胃入手，用药以党参、怀山药、冬术、陈皮、茯苓、砂仁、炙内金为治。又童稚阴亏，故参以养阴之麦冬、五味子、白芍。

案例6：童劳痼疾案

某。先天不足，三阴亏损，筋络空虚，两足踒挛，身热骨瘦。童劳痼疾，难治。生地、当归、牛膝、川断、狗脊、苡米、鳖甲、羚羊角、桑枝。

诒按：用苡米、桑枝于补剂中，稍参风湿治法。(《环溪草堂医案·小儿》)

按语：《素问·阴阳应象大论》云："形不足者，温之以气；精不足者，补之以味。"故王旭高治以生地黄、当归、牛膝、川断、狗脊、鳖甲、羚羊角，并寓苡米、桑枝于补剂之中，是参风湿治法，以治"筋络空虚，两足躄挛"之证。

案例 7：疳劳案

某。断乳太早，元气薄弱。咳嗽发热，已逾四月，形瘦骨立，疳劳重证，唇红而善意食，胃有疳虫也。川贝、杏仁、茯苓、百部、川连、党参、地骨皮、陈皮、芜荑、款冬花、桑白皮。

诒按：此方专以杀虫为主，愚意当另拟培元之法以佐之。(《环溪草堂医案·小儿》)

按语：小儿疳劳，或因缺乳食太早所致，或因久患脏腑胃虚虫动，日渐羸瘦。王旭高认为，本案小儿唇红而善食，胃有疳虫。故以百部、芜荑等杀虫为主，川贝、杏仁、黄连、款冬花、地骨皮治咳嗽发热，党参、茯苓、陈皮健脾运脾，共消疳积，以复元气。但总体偏向杀虫，而补益之力不足，故柳宝诒按云："当另拟培元之法以佐之。"

案例 8：马脾风案

戚。马脾风极重险证，危生倏忽。姑与牛黄夺命散。大黄（生切，四钱）、槟榔（一钱五分）、黑牵牛（三钱）。共研末，分二服，白萝卜汁温调服。

诒按：此古方也，病情急重。非此亦无法可挽。或有痰热壅甚者，服越婢、麻杏甘石汤亦效。(《环溪草堂医案·小儿》)

按语：清·陈复正《幼幼集成》卷三《哮喘证治》中说："或胸膈积

热，心火凌肺，热痰壅盛，忽然大喘者，名马脾风。盖心为午火属马，言心脾有风热也。小儿此最多，不急治，必死。牛黄夺命散下之效。"考牛黄夺命散方，出金代张从正《儒门事亲·小儿病证第十二·夺命散》，由白牵牛、黑牵牛、大黄、槟榔四味药物组成，虽可祛痰逐饮，但系峻烈之剂，故作为治标，只可暂用，不宜久服，以防伤正，然病情危重，急则治标，也不得不然。

综上所述，王旭高治疗小儿病，非常重视脏腑虚实的辨析，深合钱乙所论小儿生理"脏腑柔弱、气血未实"、病变"易虚易实、易寒易热"之旨，对小儿病的论治，灵活变化，具有特色。如能领悟王旭高治疗小儿病的思路与方法，于临证一定会大有裨益。

（四）外科病医案

外科之难治，在内伤阴证。然亦不外表里、阴阳、虚实、寒热八字。能明此八字，生死难易，胸中自然了了。夫人身营卫，环周不息，一有壅逆，即肿硬作痛，而生外疡。《王旭高医案》（方仁渊参订）中，共载外疡病医案44则，凡计53诊，论治灵活变化，颇见成效。

案例1：脱疽案

吴。足大趾属厥阴肝经，太阴脾经由此起。今足大趾干烂，乃肝经血枯，脾经湿热也。延及数月，防成脱疽。兼上唇麻木，亦脾虚风动。殊非易治。萆薢、当归、牛膝、枸杞子、苡仁、丹参、川断、茯苓、桑枝。

按语：王旭高在《外科证治秘要·脱骨疽》中说："或脚趾脱落，或手指烂去，皆名脱疽。治法宜补宜化湿。"本案病机，由肝血亏虚，湿热困脾，湿热阻滞气机，生成坏疽。脾虚不能润藏风阳，风阳窜动，致上唇麻木，故王旭高以牛膝、枸杞补肝，苡仁、茯苓健脾利水，当归、丹参活血。

案例2：喉癣案

孙。痧回热减，温邪初退之余，咽喉反腐，虚火又从而起。良由久患喉痹，阴虚火亢，热淫摇动，亢焰复张。用方最宜加谨，过清恐伤脾胃，早滋恐恋余邪。姑拟甘凉平调肺胃，冀其上焦清肃。鲜石斛、大贝母、元参、生甘草、丹皮、沙参、羚羊角、扁豆、稽豆衣、雪梨。

按语： 王旭高在《外科证治秘要·喉痹》中说，喉痹"多因虚火郁火，或有兼风热痰火者。其证咽唾妨碍，咽喉不肿不红，但觉干燥而痛，饮食却无妨碍"。温邪初退，阴虚火亢，木旺乘脾，用药过清恐伤脾胃，早滋恐恋余邪，故拟甘凉平调肺胃为治。扁豆、豆衣平调肺胃，鲜石斛、元参、丹皮、沙参养阴。

案例3：脑疽案

刘。偏脑疽自右延及于左，三候有余。偏右穿溃脓少，偏左木肿未腐，头顶平塌，根脚散蔓。此气虚不能引血化腐成脓，托毒外出，高年殊虑内陷。至舌苔白腻，大便闭结，在疡科指为火毒内闭，湿热上蕴，而用内疏黄连等法。阅倪先生方案，谓内夹杂气，邪伏膜原，引用达原、三消数剂，异想超出寻常。今大便已通，舌苔稍化，然右脉软弱，胃气残惫，疡不甚肿，色不甚红，深恐阳变为阴。大凡外疡起发脓腐，须赖元气承载。所谓元气者，卫外捍御之气、胃中冲和之气、三焦升降之气也。亏则脓腐不克根据期，从此生变。故黄芪为外疡托毒之圣药，即兼别症，再参他方。古法有攻补兼施、补泻同用者。拙见欲托毒，必扶正。生黄芪、当归、赤苓、陈皮、藿梗、法半夏、香附、谷芽。

按语： 王旭高在《外科证治必要·脑疽对口》中说："脑疽、对口，生于脑后发际，大者为脑疽，小者名对口。初起发于正中者轻，发于偏旁者重。红肿为阳……平塌散漫为阴。"本案疡不甚肿，色不甚红，深恐阳变为阴。而偏右穿溃脓少，偏左木肿未腐，患者气虚不能引血化腐成脓，托毒外出，故用外疡托毒之圣药黄芪补气托毒，当归、赤苓活血养血；陈皮、藿梗、法半夏、香附行气化湿，顾护元气，气盛以托毒外出。

复诊：脑疽将四候，起发脓俱迟。欲问真消息，阴阳各半推。阳多方是吉，阴长便生危。顶不高兮根不束，皮不腐兮脓不足。凡此皆因气血衰，顺逆安危有结局。乃若疮流鲜血，即为变陷之端；况夫年逾六旬，尤宜加谨为要。兹当补托，佐以疏通。补其正而托其毒，疏其气而通其壅。俾胀满宽而加谷，期阳毒化而收功。黄芪、当归、制僵蚕、皂角刺、陈皮、川朴、赤苓、法半夏、香附。

按语：脑疽若疮流鲜血，即为变陷之端。况患者年逾六旬，正气不足抵御外邪，故治以扶正为主，佐以疏通。黄芪补气托毒，当归、陈皮、川朴、赤苓、法半夏、香附行气养血，制僵蚕、皂角刺通络。

案例 4：发斑牙疳案

某。暑邪热毒，走入营中。遍身紫黑烂斑，鼻血龈腐。此发斑牙疳之险症也。倘至壮热神昏，不可挽矣。犀角地黄汤加羚羊角、连翘、鲜石斛、黑山栀、银花、淡黄芩、芦根。

按语：《儒门事亲》卷五曰："牙疳者，齼也。齼者，牙龈腐烂也。"热入营血，则见遍身紫黑烂斑，鼻血龈腐，壮热神昏等症。宜犀角地黄汤凉血清热，羚羊角、连翘、黑山栀、金银花、淡黄芩清热解毒，再加鲜石斛、芦根等养阴清热。

案例 5：痰核案

某。疟久阴伤，项发痰核，头倾不举，腹中有块。年逾二八，天癸未通。虑延劳损。大生地、制首乌、茯苓、丹皮、怀山药、软柴胡、白芍、当归、陈皮、十大功劳。

按语：明·周之干《慎斋遗书》卷九曰："痰核，即瘰疬也，少阳经郁火所结。"王旭高认为，此病"多因阴亏肝亢，气郁血燥而结，每生于耳前后，连及颈项下至缺盆及胸腋之侧……往往变为劳瘵，宜益气养营之药调治"（《外科证治必要·瘰疬》）。故治以大生地、制首乌、丹皮、白芍、当归等养血敛阴为主，柴胡疏肝理气，十大功劳退潮热、益肝肾。

案例 6：牙疳案

某。肝经郁火，乘犯阳明，牙龈痒痛出血而发牙疳。舌红碎裂，头眩心烦，营阴内亏。而纳谷气撑，又属脾气虚也。犹喜大便燥结，可用清滋，先平其炎上之火。羚羊角、鲜生地、鲜石斛、元参、麦冬、茯苓、石决明、女贞子、枣仁。

按语：肝火犯胃，牙龈痒痛出血，大便燥结，是胃火亢盛之象；舌红碎裂，头眩心烦，营阴内亏，均为肝火上亢，损伤营阴之证。故用羚羊角、石决明、女贞子平肝泻火；鲜生地、鲜石斛、元参、麦冬滋阴凉血。

案例 7：绕颈生痰案

某。阴亏火亢，绕颈生痰，寒热似疟，而实非疟也。少阴水亏不能涵木，少阳火亢更来灼金，金木交战，乃生寒热，饮食少，脾胃弱，虑延劳损。六味地黄汤加牡蛎、党参、麦冬、柴胡、白芍、五味子。

按语："乙癸同源，肝肾同治"，故用六味地黄汤滋阴补肾，牡蛎、党参、麦冬、柴胡、白芍、五味子柔肝养肝。

案例 8：喉痈案

某。结喉痈生于咽喉之上，视之不见，胀塞不通，汤水难进，极为险重。急以化痰宣窍、开通肺气方法。射干、牛蒡子、僵蚕、薄荷、荆芥、桔梗、山豆根、贯仲、生甘草、茅柴根。

渊按：吹喉之药必不可缺。（《王旭高医案·外疡》）

按语：王旭高在《医学刍言·喉蛾石蛾喉痈》中指出："喉痈，生于咽喉正中，小舌之前，肿形圆正。"中医喉痈治法，除内服外，常用吹喉之法，药如《圣济总录》雄黄散、《重楼玉钥》真功丹，使药直达病灶，迅速缓解胀塞不通之症，故方仁渊按云"吹喉之药必不可缺"。

案例 9：对口疽伴发足跟疔案

某。对口生疽，足根发疔，此二处皆属太阳膀胱之络。湿热内聚，风热外侵，勿得轻视。羌活、防风、连翘、归尾、草薢、乳香、没药、土贝母、银花、甘草梢、桑枝。

按语：生于脑后发际正中，部位跟口相对的疽，即称对口疽，脑疽的一种。对口疽与足跟疔，此二处皆属太阳膀胱经之络。湿热内聚，风热外侵，故治用银花、连翘、桑枝清热解毒，羌活、防风解表，乳香、没药消肿生肌，归尾养血活血。

案例 10：牙漏案

某。牙龈渗脓，二载不愈。此属牙漏，肾虚胃有湿热所致。六味丸（三钱），资生丸（二钱），相和。每朝服四钱，淡盐汤送下。

按语：王旭高认为："牙漏多由肾虚血弱，心胃火亢，故当养阴。然有湿热者，曾见黄乐亭先生用资金生丸加川连、苦参为丸，服之效。"（《外科证治秘要·牙漏》）本案肾虚胃有湿热，故用六味丸滋阴补肾，资生丸健脾开胃，调和脏腑。

案例 11：马脾风案

某。马脾风极重险证，危生倏忽。姑与牛黄夺命散。大黄（生切，四钱）、槟榔（一钱五分）、黑牵牛（三钱）。共研末，分二服，白萝卜汁温调服。

按语：马脾风是极重险证，王旭高治疗时，用牛黄夺命散下气行水、清热解毒。考牛黄夺命散，方出金代张从正《儒门事亲》，由白牵牛、黑牵牛、大黄、槟榔四味药物组成，虽可祛痰逐饮，但系峻烈之剂，故作为治标，只可暂用，不宜久服，以防伤正。

案例 12：肺痈案

某。肺痈咳吐脓痰，肺叶已伤，势属重候。羚羊角、冬瓜子、桔梗、葶苈子、苡仁、生甘草、桃仁泥、野荬根、川石斛、芦根。

按语：肺痈，故用冬瓜子、桔梗、葶苈子祛痰排脓，野荬根、川石斛、芦根养阴敛肺。

复诊：痰臭虽减，咳嗽未除。羚羊角、川贝母、杏仁、苡仁、桃仁、桔梗、苏子、甘草、冬瓜子、芦根、野荬根。

按语：咳嗽仍有，故用川贝母、杏仁、桔梗、苏子、甘草、冬瓜子清肺止咳，芦根、野荬根滋养肺阴。

案例 13：肝痈案

张。怒则肝气逆而血苑于上，章门结块硬痛，寒热脉数，小便短少。症属肝痈，防其内溃咳吐脓血而剧。紫菀、郁金、新绛、柴胡、天花粉、桃仁、旋覆花、当归、穿山甲、忍冬藤、降香、青葱管。

按语：肝气上逆，章门结块，故用药新绛、柴胡、郁金、旋覆花疏肝，当归、桃仁、穿山甲活血散结。

案例 14：脾痈案

缪。病起微寒微热，右肋章门穴酸疼。两月后痛处略肿，食少便溏，面浮足肿，腰脊酸痛。脉附骨极细而锐。此脾家有湿热瘀伤，证属脾痈。日久正虚胃弱，恐其不克支持。党参、炙甘草、陈皮、白术、川朴、木香、吴茱萸、干姜、当归、川芎、白芍、六神曲、茯苓、肉果、砂仁。敷方：官桂、吴茱萸、干姜、川乌、生半夏、独活、乳香、没药、南星、白芥子、当归，各一钱，研末。用陈酒干面调和，炖温，敷痛处。

按语：食少便溏，面浮足肿正是脾气虚的证候，湿气阻脾，故拟以健脾祛湿法。

案例 15：盘肠痈案

某。盘肠痈腹痛已久，二三日来骤然胀满，连及腰胁，小便茎中亦痛，势已有脓。拟用牡丹汤排脓逐毒，从大肠导下之。所虑饮食极少，胃气不克支持耳。丹皮、桃仁、皂角刺、冬瓜子、红花、大黄（制）、延胡索、广橘皮、山楂肉、赤苓、归尾。

复诊：盘肠痈已成脓，不得不从大肠导下之法。生黄芪、皂角刺、归尾、桃仁、红花、土贝母、金银花、甘草、丹皮、山甲片、冬瓜子、广皮。

三诊：肠内痛脓将足，脉细食少。治以托里，冀其外溃为妙。黄芪、银花、穿山甲、肉桂、当归、赤苓、泽泻、皂角刺、苡仁、广皮、血珀屑。

按语：肠痈，绕脐而痛名为"盘肠痈"。盘肠痈腹痛，拟参照张仲景大黄牡丹汤排脓逐毒，从大肠导下之。肠内痛脓将足，脉细食少。故王旭高"治以托里，冀其外溃为妙"。

案例 16：小肠痈案

许。寒气入于厥阴，湿热随经下注。睾丸肿胀，少腹结硬肿痛。防成缩脚小肠痈重症。川楝子、吴茱萸、枳壳、归尾、焦楂肉、橘核、小茴香、草薢、焦黑栀、葱白头。

按语：肠痈，腹痛时右腿屈而不能伸者名为"缩脚肠痈"；寒气入于厥阴，湿热随经下注。拟驱寒为治。吴茱萸为入厥阴经之妙药。

案例 17：附骨疽案

某。环跳臀股之间，从前曾患外疡。今房水伤筋，受水寒之气袭筋骨之中，臀股胯凹腓腨酸痛，大便燥结，小便不利，气坠尻酸。病在太阳、少阴二经，防发附骨阴疽。六味地黄汤去山药，加细辛、麻仁、独活、川熟附。另东垣资肾丸二钱，开水送下。

渊按：辛、独二味，发少阴之寒从太阳而散，佐附子以温之，六味以补之泄之。(《王旭高医案·外疡》)

案例 18：广风案

任。湿热伏邪内蕴，引动宿毒，遍发广痘，亦曰广风。恐其肢节酸强，殊难速效。防风、当归、赤芍、皂荚子、银花、天花粉、连翘、甘草、陈皮、土茯苓。

按语： 湿热内蕴，故拟以祛湿为重。

案例 19：肾岩翻花案

许。肾岩翻花，在法不治。怡情安养，带疾延年。鲜首乌、马料豆、银花、生甘草。朝服六味丸三钱，淡盐花汤送。另，西黄一分、川连五分、血珀五分、药珠三分、灯芯灰五分、大贝二钱、人中黄一钱，研末，分十服，每朝服一服。诒按："此肾虚而兼毒之交证也。"(《环溪草堂医案·横痃肾岩肛门痛漏管》)

按语： 肾虚，故拟参考六味丸益肾为治；兼毒，故以银花、生草、马料豆、鲜首乌解之。马料豆，叶桂《本草经解·马料豆》谓："生研涂痈肿，煮汁杀鬼毒。"何首乌，生用通便，解疮毒；制熟补肝肾，益精血。

案例 20：肾俞发案

刘。肾俞漫肿色白，脉虚微热，此肾俞发也。属三阴亏损，湿热入络，气血凝滞而生。最为淹缠。姑与消散法。当归、防风、杜仲、秦艽、金狗脊、丹参、广皮、草、独活、胡桃肉、桑枝。

按语： 王旭高在《医学刍言·肾俞发肾俞虚痰鹳口疽》中说："肾俞发，即腰疽，生于两腰内肾陷肉之间，或生两腰中间，最为险候。"证属三阴亏损，湿热入络，故王旭高参考消散之法拟方。

案例 21：胃脘痈案

胡。胃脘生痈，脉虚形瘦。初起寒热，延今四十余日，晨必泄泻无度。是中气大虚，不胜攻消之任也。今与内托法。倘仍作泻，则难矣。党参、木香、法半夏、茯苓、枳壳、砂仁、当归、冬术、干姜、陈皮。

按语： 胃脘生痈，脉虚形瘦，足见中气不足，不能伤中气，应该注意保胃气。故与内托法。

案例 22：面颧毒案

某。面颧毒乃阳明郁火所结，今已穿溃，孔如豆大。虽比颧骨疽较轻，然收功亦迟。须忌一切发风动火之物。羚羊角、白芷、茯苓、土贝母、广皮、党参、连翘、丹皮、银花、甘草。

按语：面颧毒，乃阳明郁火所结，故拟清热解毒生津为治。

案例 23：沿牙毒案

刘。平日豪饮，胃湿必甚。去冬龈肿咳嗽，仍不节饮，以致音哑龈腐，蔓延及唇，此沿牙毒也。虽非牙岩之比，然亦不易收功。甘露饮去甘草、天冬，加赤苓、黄芩、鸡距子、葛根、蝉衣、茅柴根。

渊按：阳明湿火所致。(《王旭高医案·外疡》)

案例 24：痰核有寒热案

陆。本原不足，兼挟风温。发热，颈间结核成痰。二十余日，不红，不肿，不消散，亦不作脓，属半虚半实。慎柔方有良法，用四君子加牛蒡子，世所未知，余曾验过。四君子加牛蒡子、象贝母、桑叶。

渊按：四君补虚，佐蒡、贝以消风痰，桑叶清肺通络。从补虚中想出祛邪之法，心思灵敏。(《王旭高医案·外疡》)

复诊：昨用慎柔方，是托散法。服下若汗出热退，则数剂可消。若汗不出，仍发热，则数剂成脓，且易溃敛。前方加钩藤。

三诊：三岁孩童，但哺乳汁，不进谷食，脾胃虚弱可知。颈结痰核而有寒热，必挟风温，属半虚半实。今将一月，热退复热，其块不消，不作脓，大便溏，脾胃不足，气血两虚。党参、冬术、陈皮、荆芥、黄芪、归身、防风、葛根、砂仁、桑叶。

案例 25：外疡久不消散案

周。立斋云：外疡经久不消散，亦不作脓，气虚也。徒用攻消，恐无所益。黄芪、党参、防风、归身、泽兰叶、穿山甲、僵蚕、丹参、广皮、桑枝。

按语：外疡经久不消散，无脓，属气虚。故用黄芪、党参等补气药。

案例 26：结毒当额眉棱案

朱。结毒穿破不敛，在于当额眉棱，俱属阳明部位。已及半载，当养气血以化毒。大熟地、党参、川芎、皂荚子、茯苓、土贝母、黄芪、当归、生甘草、银花、土茯苓。

按语：结毒穿破不敛在于当额眉棱，在阳明部位。故以大熟地、党参、川芎、黄芪、当归等滋药补气养血，土贝母、银花、生草、土茯苓等化毒为治。

案例 27：贴骨疽案

陈。本体阴亏，四月间湿热成疡，溃脓而愈。愈后正虚，肝风升动，眩晕跌仆，以致腿股环跳受伤，漫肿色白，而生附骨痰疽。今二便阻塞，少腹胀满，将有肠痈之变。忍冬藤、丹皮、桃仁、延胡索、鲜首乌、车前子、归身、牛膝、血珀（五分，研末，药汁调下）。

按语：王旭高在《医学刍言·附骨疽附骨痰流注腿痛》中说："附骨疽，俗名贴骨疽，生于大腿外侧骨上。此阴寒之证也。凡人环跳穴酸痛，久而漫肿，即是此症。"患者素体阴亏，肝风升动，眩晕跌仆，以致腿股环跳受伤，漫肿色白，而生附骨痰疽，故以扶正祛邪为治。

案例 28：小肠痈案

某。湿热积聚，阻于少阳。病起发热，便少腹偏右板痛，足屈不伸，小肠痈也。身热不止，防其成脓。甘草、桔梗、枳壳、苏梗、赤苓、土贝母、砂仁、延胡索、焦楂肉、川楝子、泽兰叶。

按语：湿热积聚，碍于少阳。故祛湿为重，再辅以清热。

案例 29：骨槽痰案

许。肝胆郁火，凝结成痰。腮颊硬肿，牙关不开，此骨槽痰也。脉象郁涩，气失利畅，药力不易见效。柴胡、黑山栀、香附、秦艽、制僵蚕、石决明、土贝母、丹皮、桑叶、郁金、骨碎补、刺蒺藜、钩藤。

按语：肝胆郁火，故用柴胡、黑山栀、香附等清泻肝胆之火。

案例 30：鼓槌风案

某。鼓槌多骨流痰，脓孔甚多，手掌及腕皆肿硬，而色紫不痛。已出过多骨，出骨之处已敛，而余外仍肿。此风毒湿热锢结手经。延来五月，收功不易。当归、防风、苡仁、丹皮、连翘、广皮、生甘草、红花、桑枝。另蜣螂虫炙五钱，研末，掺。

按语：鼓槌风，痛疽引致肢体形似鼓槌者，即手腕疽。手掌及腕皆肿硬而色紫，说明气血不畅，故用当归、丹皮、红花等活血化瘀药。

案例 31：喉痹案

汪。《内经》云：一阴一阳结，谓之喉痹。指少阴君火合少阳相火上逆而为病也。病由内生，非关外感风温，故治之不易速效。养阴降火化痰，每相须为法。惟嫌脉息太细，系素禀六阴，真阳不足。然清药亦宜酌用，恐阴未足而阳先伤耳。慎之。沙参、石决明、白扁豆、元参、怀山药、蛤壳、川石斛、生甘草、茯苓、川贝、桔梗。另元明粉一钱，朱砂五厘，冰片二分，研细末，吹。

按语：病由内生，非关外感风温，故治之不易速效。养阴降火化痰，每相须为法。此正是中医辨证论治很好的体现。吹喉之法，甚妙。

案例 32：鹤膝风案

某。肾主骨，膝者，骨之溪谷也。肾虚则骨髓空，而寒湿乘之，两足跟痛及于膝。久而不已，防成鹤膝风痹。大熟地、萆薢、苡仁、牛膝、桂枝、枸杞子、川断、防风、独活。另虎潜丸，每朝三钱。

按语：鹤膝风，以膝关节肿大疼痛，而股胫的肌肉消瘦为特征，形如鹤膝，故名鹤膝风。本案肾虚，寒湿乘之，故拟参温肾祛湿为治。

案例 33：舌下脘间阴头痰核案

某。心火与湿热交结而成痰核。上则舌下，中则脘间，下则阴头，皆结小核如棉子。此皆火郁之所致。川连（二钱，酒炒）、陈皮（一两，盐水炒）、甘遂（三钱，面包煨，去心）、半夏（一两五钱）、茯苓（二两）、泽泻（一两）、蛤壳（二两，研粉）、红芽大戟（三钱，洗淡，炒）。上药共研细末，水泛为丸。每朝一钱，开水送下。

渊按：直捣其巢，非胆识兼优不能。然虚者未可漫试。(《王旭高医案·外疡》)

案例 34：盘耳痈案

某。风毒内攻入脑，走入耳窍，疼痛出脓，脓出不爽，盘及耳后颈间硬肿不消，此盘耳痈也。已延两月，症无头面，牙关不痛，恐滋蔓骨槽等变，殊非易治。羚羊角、元参、磁石、甘菊花、细生地、牛蒡子、制僵蚕、菖蒲、钩钩、葱白头。

按语：耳痈，有虚有实，由风热夹肝阳而成；虚者乃阴亏肝阳亢逆。羚羊角、磁石、甘菊花、钩钩皆为平肝风之药。

案例 35：舌疳案

某。舌根边僵木不痛，已经数月，防变舌疳。此属心脾郁火。治以清养营阴，稍参苦降。鲜生地、川连、元参、丹参、麦冬、生甘草、丹皮、桔梗。

复诊：川连（三分）、蒲黄（一钱）、冰片（二分）、五灵脂（一钱）、人中白（四分，煅）。共研细末，吹舌根。

按语：舌根边僵木不痛，此属心脾郁火。治以清养营阴，稍参苦降。并以吹舌之法，直达病灶。

案例 36：喉舌肿痛案

吴。暑热蒸迫，心火暴甚。喉舌肿痛，及今旬日，势防成脓。用凉膈散加犀、羚，解上焦以泄君火之燔。牛蒡子、犀角、连翘、焦山栀、生大黄（水浸）、大贝母、元明粉、竹叶、芦根、薄荷。

复诊：消管丸。胡黄连（一两）、刺猬皮（一两，炙）、象牙屑（一两）、五倍子（一两，炙）、蟾酥（酒化，三钱）、陈硬明角灯（二两，炙）。上药为末，炼蜜丸。用上好雄精三钱，泛上为衣。每朝三钱，金银花汤送下。

渊按：方极佳。惟蟾酥大毒走窜之品，每日服分余，未知可否。减半则稳当矣。此治外症久而成管者。（《王旭高医案·外疡》）

案例37：足丫碎烂案

某。足丫碎烂，南方湿热之常病也。患者甚多。今足趾碎烂，掌心皮浓而燥，非徒湿热，血亦枯矣。经云：手得血而能握，足得血而能步。碎烂不愈，恐成风湿。夫治风先治血，血行风自灭。祛湿先治脾，脾旺湿自绝。所谓治病必求其本也。制首乌、丹参、当归、防风、苡仁、怀山药、茯苓、草薢、豨莶草、红枣、三角胡麻。

按语：此案体现王旭高治病求本。治风先治血，血行风自灭。祛湿先治脾，脾旺湿自绝。

案例38：肺痿案

周。咳吐臭痰，已延三月。脉数而虚，其阴已伤。面白无华，饮食渐减，肺失所恃，防成肺痿。沙参、黄芪、麦冬、白芨、茯苓、元参、大生地、杏仁、百合、芦根尖。

复诊：咳痰腥臭，面色青晦，脉数而虚，纳谷大减。此木火乘金，金伤及土，脏气克贼，恐延不治。北沙参、桑白皮、麦冬、苡仁、茯苓、白扁豆、野茭根、橘红、紫菀、元参、芦根尖。

按语：肺痿属虚，肺痈属实，寸口脉数而虚者为肺痿，脉数有力者为肺痈。肺痿治法，宜补宜润，故以滋阴清热润肺为治。

案例 39：喉痹案

杨。一阴一阳结谓之喉痹。一阴者，厥阴也；一阳者，少阳也。相火寄于肝胆，君火一动，相火随炽，上炎灼金，痹喉之症作矣。鲜生地、元参、麦冬、焦山栀、大生地、石决明、沙参、桔梗、生甘草、稽豆衣、梨肉。

按语：相火寄于肝胆，上炎灼金，故拟参疏泄肝胆之火为重。

案例 40：骨槽风案

王。寒痰凝阻，颊车不利，高而肿硬，色白不红。此属阴寒骨槽，与色红身热者不同。大熟地、麻黄、桂枝、秦艽、防风、制僵蚕、当归、白芥子。

按语：《重楼玉钥》卷上曰："凡骨槽风者，初起牙骨及腮内疼痛，不红不肿，惟连及脸骨者，是骨槽风也。"本案属寒痰凝阻，与色红身热者不同，故予散寒化痰为治。

案例 41：鼓槌流痰案

赵。脾虚湿热入络，两手指节手腕皆木肿。此乃鼓槌流痰，不易速愈。黄芪、白术、防风、秦艽、川贝母、当归、茯苓。

按语：清·余听鸿《外证医案汇编》卷三《流痰》云："痰凝于肌肉、筋骨、骨空之处，无形可征，有血肉可以成脓，即为流痰。"脾虚湿热入络，以致手腕鼓槌流痰，故予健脾祛湿通络为治。白术具有健脾益气、燥湿利水之功。

案例 42：脐风案

冯。脐风由乎脾肾湿热而成。今腹痛便泄，先运其中。白术、赤芍、茯苓、陈皮、木香、当归、六神曲、龙齿、砂仁。

按语：王旭高说："凡儿生月内，肚胀腹硬，脐围浮肿，口撮不乳，牙关不开，名曰脐风。"（《医学刍言·小儿脐风》）本案腹痛便泻，脾肾湿热，故先拟参健脾益肾，祛湿清热为治。

案例 43：疡发背脊案

某。营行脉中，卫行脉外。体肥湿胜之人，卫恒虚冷，营多盛热。故肥人当暑，往往肌肤常冷，而易生外疡也。疡发背脊三候，内脓已结，外腐未透。营中之火极炽，卫弱失于敷布，不能引血化腐，载毒外出，渐显内陷之机，颇为可虑。非温不能助卫阳以鼓舞，非清不能解营热以化毒。经曰：血实宜决之，气虚宜掣引之。此法是矣。黄芪（附子煎汁，炒）、鲜生地、穿山甲、地丁草、连翘、皂角刺、制僵蚕、金银花。另以三角风熏。

渊按：三角风未详是否三角胡麻。(《王旭高医案·外疡》)

按语：疡发背脊，渐显内陷之机，非温不能助卫阳以鼓舞，非清不能解营热以化毒。故王旭高拟温清并用之法。

案例 44：喉痈案

赵。咽喉肿及上腭，属喉痈。汤水难咽，痰多便闭。症交四日，邪火炽张。秀翁主以清化涤痰，极是。鄙意竟用凉膈散通彻表里，尤为简净。仍候裁正。凉膈散加牛蒡子、桔梗、芦根。

按语：喉痈，拟以清化涤痰为治。凉膈散有凉膈泄热功用。牛蒡子、桔梗、芦根理气化痰。

（五）皮肤病医案

王旭高在《环溪草堂医案》中，记载皮肤病医案 5 则，共计 8 诊。虽然病案不多，但论治灵活变化，颇有见效，其处方用药根据皮肤病进程进行辨证化裁。兹结合医案分析其辨治皮肤病的经验如下：

1. 皮肤病始生，以疏风散热为要，兼疏血络。

某。周身碎痒而痛，似疥瘰状，心中烦热，肤上出脓水。证属肺风。马勃、象贝、荆芥、黄芩、杭菊、蒺藜（炒）。

按语：患者身痒痛，心中烦热，表现为一派热象，病位在肺表，宜解表兼清肺热，肺热去，在表之瘙痒自除。患者心中烦热，此为湿热走于血分之疾，在里，当兼疏血络，可加归须、丹皮、赤芍、忍冬藤、浮萍、细生地等清血分之热。

2. 风湿相搏在里，需缓缓祛风化湿，病程较长，病易反复，营阴易亏，需兼以养血息风，方能获全效。

荣。血枯肤燥，内风暗动，加以汗液之湿，留于肤腠，风湿相搏，遍体发瘰瘙痒，此必凉血润燥，祛风化湿久久服之，缓缓图之乃效，殊非旦夕间事也。细生地（六钱）、炒丹皮（一钱五分）、秦艽（一钱半）、刺蒺藜（三钱）、炒防风（一钱，酒炒）、茯苓（二钱）、防己（一钱，酒炒）、稽豆衣（三钱）、甘草（三分）、黑芝麻（三钱）、桑叶（一钱）。

二诊：皮肤之风湿略平，而脏腑之营阴究弱，是以头眩心嘈，喉腭时痒，亦虚风挟心阳上煽所致也。大生地（四钱）、女贞子（三钱，盐水炒）、白芍（一钱半）、川贝母（三钱）、稽豆衣（三钱）、石决明（五钱，打）、甘菊炭（一钱）、枣仁（三钱，炒）、刺蒺藜（三钱，炒）、黑芝麻（三钱）、玫瑰花（二朵）、红枣（二个）、野蔷薇花（三朵）。

三诊：营阴内亏，肝风久动，皮肤枯燥成风。投以养血息风，原得小效，而不能了了者，操持劳碌，血未能充长故也。耐心久服，当必有验。大生地、石决明、白芍、女贞子、川贝母、稽豆衣、枣仁、防风（酒炒）、淡芩（酒炒）、玫瑰花、野蔷薇花。

按语： 患者遍体发块瘰瘙痒，乃风湿相搏之久，致血枯肤燥，治以凉血养血、息风润燥。首先，以生地黄、丹皮养血清热，秦艽、茯苓、防己祛湿，刺蒺藜、防风、桑叶祛风获效。二诊时，患者头眩心嘈，喉腭时痒，为营阴仍亏，邪风仍在之象，以大量滋阴清热之剂，佐以少量理气祛风之药。最后，以养血祛风之药耐心久服，则方能获全效。

3. 皮肤病之红肿热，宜及早服药，配合发汗针刺之法。

某。手之三阳，从手走头；足之三阳，从头走足。此病两手指及头项发出红紫块瘰，且肿、且痒、且热，是属风症门中紫云之类，却非小恙，勿得轻视！乘其初起未久，急急疗之。喻嘉言谓汗宜频发，血宜频刺，当仿之。麻黄（四分）、角刺（一钱半）、白术（一钱半）、白蒺藜（三钱）、生石膏（三钱，打）、甘草（四分）、大黄（三钱）、苦参（二钱）、金银花（三钱）。外用生姜一块磨汁，桐油调涂。

按语：某些皮肤病往往会循着某条经络的走向发疹，临床上需要仔细观察，若能加以判断，配合针刺，可获得更好的疗效。患者皮损表现为红紫块瘰，且肿、且痒、且热，属湿证热证，需用大量祛风清热除湿之剂。

4. 治病求本，夫治风先治血，血行风自灭，祛湿先治脾，脾旺湿自绝。南方多湿，一般多加入化湿药。

某。足丫碎烂，南方湿热之常病也，患者甚多。今足趾碎烂，掌心皮厚而燥，非徒湿热，血亦枯矣。经云：手得血而能握，足得血而能步。碎烂不愈，恐成风湿。制首乌、丹参、当归、防风、苡仁、怀山药、萆薢、豨莶草、红枣、三角胡麻。

按语：患者足丫碎烂，为湿热为患，以苡仁、萆薢、豨莶草燥湿，然过燥恐动火劫津，佐以当归、丹参；患者又掌心皮厚而燥，亦为血枯津亏之象。故全方以养血祛风燥湿并用。

5. 久病气血俱虚，热郁于中，外风可引动内风，宜祛风散热兼补气血。

袁。疡脓之后，气血必虚。奔走烈日之中，汗出招风，风与热毒舍于皮肤脉络之间。至秋凉气外束，热郁于皮中，遂觉遍体瘙痒，几及两月。近来面色带黑而浮，少腹略满。据云奇痒之时，唇舌俱麻，是外风引动内风也。经云：面肿曰风。夫风行必燥，水胜克土，此证现为风癞，久防腹满，理势所必然也。羚羊角、秦艽、地骨皮、陈皮、通草、丹皮、北沙参、苡仁、黄芪、防风。又洗方：紫背浮萍、杜牛膝、侧柏叶、巴豆壳。煎汤洗。

复诊：古有风癞一证，周身搔痒。拟用《千金》法。生石膏、防风、麻黄、茯苓、生甘草、白术、鲜生地、百部。

按语： 风湿相搏日久，风行必燥，水胜克土，致气血俱虚，面黑腹满，乃脾肾两虚见症。故久病必在祛风湿之基础上佐以大量滋阴理气药。

（六）虫病医案

中医对于虫病的认识，早在《内经》里已有记载。例如："肠中有虫瘕及蛟蛕皆不可取以小针，心肠痛，憹作痛，肿聚往来上下行，痛有休止，腹热喜渴，涎出者是蛟蛕也。"（《灵枢·厥病》）后世也多有医书论及虫病。一般认为，虫病多因饮食不洁所致，内脏虚寒则蛔动不安，上扰胸膈，可能导致气血逆乱诸证，久病则致脾胃虚弱，气血失调。主要症状，如吐蛔、心腹剧痛，吐涎沫，得食则吐，蛔动不安，手足厥冷，发作有时，等。

王旭高认为，虫病之发作，是由于内脏有寒积，及饮食失宜等因素所造成。其对虫病的治疗，常采用化湿、行气、降浊、健脾等治法。常用中药，如川楝子、芜荑、青皮、陈皮、榧子、干姜、蔻仁等。其治疗虫病喜用行气药，因虫积易导致气滞；气机不畅，不通则痛。兹选录王旭高治疗虫病的医案如下：

案例 1：中焦虚寒医案

许。腹痛，大便泄出细虫，延来已久，中气渐虚，此胃中寒积也。法当温中补中。川连（盐水炒）、炮姜、木香、白芍、白术、乌药、使君子、吴茱萸、川椒、伏龙肝（煎汤代水）。

按语：《太平圣惠方》卷五十七中说："诸虫依肠胃之间，若脏腑气实则不为害，若虚则能侵蚀，随其虫之变动，而成诸疾也。"此案因虫病延来已久，导致脾胃中气渐虚，中脏虚寒，故王旭高治以温补为主。

某。阅病源是属虫病无疑。虫由湿热所化，脾土不运而生。其发于月底之夜，原由脾胃虚寒，寒属阴，故夜发也。寒久化热，土虚木强，其发移于月初，必呕吐胸热，两乳下跳动，虫随酸苦痰涎而出，多寡不一，或大便亦有，腹中微痛，虽口渴甚，不能咽水，水下复呕，呕尽乃平，至中旬则康泰无恙矣。所以然者，月初虫头向上，且病久呕多，胃阴亏，虚火上炎，故胸中觉热。虚里跳动，中气虚也。中气者，胸中大气，脾胃冲和之气，皆归所统。今中气虚甚，故跳跃也。病延一载有余，虫属盘踞，未易一扫而除。图治之法，和中调脾，杜生虫之源。生津平肝，治胸热口渴。化湿热，降逆气，以治呕吐。久服勿懒，自可见功。欲求速效，恐不能耳。川楝子、芜荑、党参（元米炒）、白术、制半夏、青皮、白芍、茯苓、焦六曲、干姜、陈皮、榧子、蔻仁、使君子肉。

渊按： 病从脾胃寒湿而来，湿郁生热，热郁生虫，变成本寒标热。本寒则藏真伤而气结生积，标热则湿热阻而虫属内踞。

诒按： 论病颇切实，惟立方专于固本，似难取效，拟另服杀虫药以佐之。

按语： 以上病案所附各家按语，分析了虫病的病因病机及治法。虫病之始生，由于脾胃寒湿郁而生热。脾胃既有寒湿，必已损伤脾胃而中虚日久，脾胃虚弱无以运化则寒湿内蕴，进而湿郁化热生虫。此病案本为脾胃不足、寒湿困脾，故治法应当温补脾胃，化湿驱虫。方以六君子汤为基础健脾益气，助脾运化寒湿；加焦六曲、青皮行气消积化滞，川楝子行气止痛杀虫，使君子、榧子、芜荑消积杀虫，白芍养血柔肝止痛，蔻仁化湿浊；共奏补益脾胃，化湿杀虫之功。

案例 2：肝胃不和医案

孙。厥阴寒气乘胃，直犯中州，虫动不安，腹痛如刀之刺，口吐酸水清涎。法宜辛温，佐以酸苦，泄之通之。川楝子、延胡索、川连、青皮、吴茱萸、川椒、焦楂炭、乌药、使君子、竹二青。

按语：本病案描述的是肝气横犯脾胃，脾胃不和，中焦有寒使虫动不安，虫扰中焦，气机不畅，不通则痛，兼有寒，故病案中患者"腹痛如刀之刺"。《金匮要略》：呕而胸满者，干呕、吐涎沫、头痛者，吴茱萸汤主之。其中重用吴茱萸降逆止呕。王旭高亦运用吴茱萸散寒止痛，降逆止呕。方中重用行气药，如川楝子、延胡索、青皮、乌药有散寒行气、驱虫止痛之效。运用焦楂炭健脾消食，使君子杀虫消积，竹二青除烦止呕，川连、川椒温中止痛。共奏温中散寒，行气止痛，止呕驱虫之功效。

案列3：上热下寒医案

某。丹田有寒，胸中有热，中焦不运，湿甚生虫。与黄连汤：川连、肉桂、吴茱萸、干姜、砂仁、使君子、半夏、青皮、乌药、花槟榔。

复诊：虫痛，面黄吐涎。拟苦辛法。川连、桂枝、川椒、蔻仁、乌梅、焦六曲、芜荑、香附，合金铃子散。

按语：本病讲述虫病之来源，由于中焦不运生湿，湿甚郁而生虫。上热下寒之虫病，在张仲景的《伤寒论》中已有记载，用清上温下之乌梅丸治疗。因虫喜温而恶寒，当下焦有寒，中焦虚寒不运，虫上窜而发生蛔厥腹痛。前方重用川连清中焦湿热，清心除烦止呕；肉桂、吴茱萸、干姜温脏散寒止痛；砂仁、半夏化湿和胃理气；青皮、乌药行气止痛；使君子、花槟榔杀虫消积。前方重在清上温下，化湿行气，散寒止痛。后方运用乌梅味酸制蛔，蛔静而痛止；芜荑杀虫消积；川连、桂枝、川椒温中止痛；蔻仁、焦六曲、香附行气和胃醒脾；合用金铃子散疏肝泻火，清上焦之热。后方重在温中健脾，安蛔止痛，清泻肝火。

王旭高

后世影响

一、历代评价

王旭高的著作，以《西溪书屋夜话录》最能体现其学术思想，惜残缺过半，仅存"肝病证治"一篇，而其中以治疗肝病的内容最为系统，对后世影响很大。另有后人，如方仁渊所集整理的《王旭高医案》，柳宝诒所选《环溪草堂医案》，也给后人以极大启示，对临床诊治具有重要的参考价值。

清·方仁渊在《王旭高医案·序》中说道："余旧得无锡王泰林旭高先生方案二卷，爱而藏之……其心思之敏，见识之超，清华而不高深，灵变而有矩矱，视叶案易於学步。且覆诊甚多，前后推究，考其得失，尤足以资助学者。"

柳宝诒在《评选环溪草堂医案序》中说："先生居锡城，去余家不百里，余弱冠时，犹及见之。吾乡有疑难证，无不求治于先生者，先生必沈思渺虑，疏方与之，厥后或效或否，或有无力再任者，先生必访悉之，令其再诊，以竟厥功。故其所存方案，无不光坚响切，无模糊影响之谈，盖较近贤之专以灵变取窍者，不啻上下床之别矣。先生博览群书，所用诸法，如治小儿咳嗽之药枣，从葛可久之白凤丹化出。治上热下寒之八味丸用紫雪为衣，从喻西昌廓之论悟出。若此之类，不胜枚举。是皆古法而变化出之……学者苟能即是而得读书用古之法焉，则庶乎不负先生之苦心也夫。"

褚玄仁在《王旭高医学遗书六种·前言》里中说："此六种书为王旭高先生晚年亲自审定之定本，亲授其门生顾灿卿，顾氏又传于甥章成器，章氏乃民国初年常熟名医（《常熟市卫生志》有传），先兄褚宝仁昔从章氏学医，尽得王氏遗书珍本。先兄曾言：'此清代名医王旭高先生一生心血，内容精湛，而多独到，文笔深入浅出。'"

二、学术传承

  王旭高自幼天资聪颖，弱冠之年即赴江阴南菁书院乡试，因试卷溅有墨渍而未及第，于是乃绝仕途，改从舅父高秉钧（字锦庭）学医。高秉钧擅长内科、外科，尤精疮疡证治，著有《疡科心得集》，为明清外科三大派之"心得派"代表人物。王旭高学习勤奋，在《西溪书屋夜话录》中自谓："医虽小道而义精，工贱而任重。余自习医以来，兢兢业业，造次于是，颠沛于是，历经卅余年，成就些微事业，多从困苦勤慎中得之。"王旭高开业于道光初年，先以疡科行，尽传舅父之学。道光七年（1827）舅父高秉钧殁后，渐浸及内科，求治者日益增多，名闻江浙。咸丰十年（1860），太平天国举兵与清军激战于江南，王旭高时年已六十三岁，先移其诊所于乡间寺头镇，后转至常熟韩山头（今张家港市），寓居门人顾灿卿家。

  王旭高因无子嗣继业，将其平生著述整理为定本，授予顾灿卿。顾氏又传于甥章成器，章氏乃民国初年常熟名医（《常熟市卫生志》有传），又有褚玄仁从章氏学医，尽得王旭高遗书珍本。

  王旭高一生重视中医传承教学，其"门下士习业者，每年以十数计划"（柳宝诒《评选环溪草堂医案序》）。他告诫后人说："汝辈学医，且将游戏念头，删除净尽，然后耐烦做去，何愁不日进于高明。"他亲撰500余首方歌，简明晓畅，易诵易记，且尽采诸家论说，结合自己的医疗实践经验作注文，发挥精切入微，对后人富于启迪。

三、后世发挥

  王旭高肝病证治大法，是中国学术史中论述肝病证治最完善者。肝气、肝火、肝风同出一源的观点，引起后世中医界的高度重视。清代以前医家虽已提出诸病多生于肝郁，但明确表示肝气之郁在各种肝脏病理变化中的重要地位，还是始自王旭高的三纲之说，后世医家论述肝病多宗此说，如现在的统编教材《中医基础理论》《中医诊断学》《中医内科学》等，都设"肝气郁结""肝火上炎""肝风内动"之证，并将"肝气郁结"列为肝病之首。其次，肝病三十法的治法对后世影响也很大，正如秦伯未所说"王旭高关于肝气、肝风和肝火的治法，实际上包括了肝病的全部治法，这经过实际经验分析归纳，在临床上具有实用价值，必须加以重视"。另外，王旭高将"寒变"归附于三纲之中，后世医家根据临床需要提出"肝阳虚""寒滞肝脉"等证，并广泛应用于男科、慢性疲劳综合征等领域，从而使肝病辨治内容更加全面。

王旭高的学术思想，突出体现在对肝病的辨证论治。他在《内经》《难经》及张仲景、叶天士等前贤基础上，结合个人丰富的临床证治经验，提出"肝气、肝风、肝火，三者同出异名"的论断，认为"肝病最杂，而治法最广"，立治肝三十法，较之历代诸家对肝病诊治的论述更为系统、全面。因而，世人称其为"治肝楷模"。王旭高的众多医案独具见解，确有"一加一减皆精义"之妙，值得我们学习和研究。王旭高对外科疾病的治疗，主要集中在疮疡、痈疽，认为病机则主要以足厥阴肝经、脾经等病变为主，病邪多为热毒所致，用药多以轻清之品为主。治疗脱疽病证，王旭高多用地黄、当归、牛膝、枸杞等补阴药为主；同时兼用牛蒡子、贯众、银花等清热药来清解热毒。总之，王旭高一生从医，造诣极深；临证严谨认真，且存有众多医案，对医学颇多贡献。

王旭高

参考文献

［1］王旭高.王旭高医学遗书六种 [M].褚玄仁，校注.北京：学苑出版社，1996.

［2］王旭高.王旭高临证医书合编 [M].太原：山西科学技术出版社，2009.

［3］王旭高.王旭高医案 [M].上海：上海科学技术出版社，2010.

［4］朱邦贤.中医各家学说 [M].北京：人民卫生出版社，2012.

［5］叶天士.徐灵胎评.临证指南医案 [M].上海：上海科学技术出版社，1959.

［6］丘德文，李铁军，胡滨，等.中医学重要著作选介 [M].贵阳：贵州人民出版社，1984.

［7］甄志亚.中国医学史 [M].北京：人民卫生出版社，1991.

［8］吴谦.医宗金鉴·上册 [M].郑金生，整理.北京：人民卫生出版社，2000.

［9］聂惠民.聂氏伤寒学 [M].北京：学苑出版社，2002.

［10］范永升.金匮要略［M］.北京：中国中医药出版社，2003.

［11］朱丹溪.格致余论 [M].施仁潮，整理.北京：人民卫生出版社，2005.

［12］王旭高.外科证治秘要 [M].许履和，徐福宁，整理.北京：中医古籍出版社，2005.

［13］吴有性.温疫论 [M].张志斌，整理.北京：人民卫生出版社，2007.

［14］刘时觉.浙江医籍考 [M].北京：人民卫生出版社，2008.

［15］王瑞祥.中国古医籍书目提要：上卷 [M].北京：中医古籍出版社，2009.

［16］范永升.浙江中医学术流派 [M].北京：中国中医药出版社，2009.

［17］李时珍.本草纲目 [M].柳长华，校注.北京：中国医药科技出版社，2011.

［18］梁永宣.中国医学史 [M].北京：人民卫生出版社，2012.

［19］徐彦敏.追访王旭高先生遗事 [J].江苏中医，1963（5）：27-28.

［20］马莲湘. 肝气、肝火、肝风的证治 [J]. 浙江中医学院学报, 1980（3）: 4-7.

［21］张海峰. 肝病治法与临床实践 [J]. 江西医药, 1981（2）: 23-29.

［22］徐嘉民. 王泰林治肝三十法初析 [J]. 江苏中医杂志, 1981（3）: 6-10.

［23］吴良士. 王旭高医学著述考 [J]. 江苏中医杂志, 1982（1）: 44-45.

［24］程昭寰. 《西溪书屋夜话录》评讲 [J]. 辽宁中医杂志, 1982（1）: 47-49.

［25］姜宜孙. 程门雪编《西溪书屋夜话录》歌诀 [J]. 上海中医药杂志. 1983（3）: 29-30.

［26］董襄国. 肝脾同病 孰先孰后王旭高论治肝脾 [J]. 上海中医药杂志, 1984（2）: 38-39.

［27］董襄国. 内经"肝传脾"理论初探 [J]. 吉林中医药, 1984（3）: 1-3.

［28］陈继明. 慢性肝病调理脾胃的临床意义 [J]. 江苏中医杂志, 1986（10）: 15-16.

［29］茅晓. 论王旭高医案特色 [J]. 中医杂志, 1986（12）: 51-53.

［30］张坚石. 叶天士对王旭高学术思想的影响王旭高学术思想浅析 [J]. 吉林中医药, 1990（1）: 39-40.

［31］陈宝明, 禾一川. 《伤寒论》治肝方法初探 [J]. 中医药研究, 1991（4）: 26-27.

［32］王春才. 叶桂与王旭高辨治血证的学术特色 [J]. 成都中医学院学报, 1994, 17（3）: 10-13.

［33］徐嘉. 《伤寒论》狂证初探 [J]. 国医论坛, 1996, 11（5）: 9-10.

［34］陈宝明. 《伤寒论》治肝规律探讨 [J]. 大同医专学报, 1996, 16（1）: 36-39.

［35］褚玄仁. 王旭高生平学术简介 [J]. 江苏中医, 1997, 18（1）: 45-46.

［36］张国华，李金川.《内经》所论癫疾狂证浅析 [J]. 浙江中医杂志，1997（4）：146-147.

［37］刘明武.《伤寒论》治肝八法辨析 [J]. 辽宁中医杂志，1997，24（6）：253-254.

［38］郑国庆，李爱玲. 王泰林治肝经验谈 [J]. 中医文献杂志，1999（2）：8-9.

［39］胡方林. 王旭高肝病论治溯源 [J]. 江苏中医，2001，22（8）：37-38.

［40］杨剑，范薇，赵书刚. 王泰林"肝气、肝风、肝火"证治探要 [J]. 四川中医，2002，20（4）：1-3.

［41］杨军辉，胡方林. 王旭高肝病用药平淡特点管窥 [J]. 湖南中医学院学报，2002，22（1）：40，42.

［42］王业龙. 癫证治痰法新探 [J]. 陕西中医，2002，23（3）：281.

［43］王东坡，谭学林. 葛花解醒汤对酒精性肝病防治作用的研究 [J]. 贵阳中医学院学报，2002，24（2）：55-57.

［44］彭景星，彭慕斌.《西溪书屋夜话录》浅绎 [J]. 中医文献杂志，2003（2）：53-54.

［45］彭景星，彭慕斌.《西溪书屋夜话录》浅绎（续一）[J]. 中医文献杂志，2003（3）：52-53.

［46］彭景星，彭慕斌.《西溪书屋夜话录》浅绎（续二）[J]. 中医文献杂志，2003（4）：45-46.

［47］张甦颖."黑疸"病名考辨 [J]. 江苏中医药杂志，2004，25（10）：53-54.

［48］吴小明，李如辉. 试论肝阳虚证的确立 [J]. 中医药临床杂志，2004，16（3）：198-199.

［49］朱华，刘芯蕊，王孝勋. 葛花的研究进展 [J]. 中医药学刊，2005，23（12）：2273-2274.

［50］高鼎榕.浅谈痰病证治 [J]. 福建中医学院学报，2005，15（增刊）：
159-160.

［51］姜德友，周雪明.虚劳病源流考 [J]. 四川中医，2007，25（12）：31-33.

［52］阎小燕.黄疸证治沿革文献研究 [J]. 山东中医药大学学报，2007，31
（5）：409-412.

［53］潘华信.《柳选四家医案》阐微（二)[J]. 上海中医药杂志，2007，41（2）：
79-80.

［54］蔡治国，刘伟.《金匮要略》"缓中补虚"探赜 [J]. 中华中医药学刊，
2007，25（9）：1947-1948.

［55］柳亚平，潘桂娟.《景岳全书》痰证诊治研讨 [J]. 中华中医药杂志，
2007，22（7）：427-429.

［56］李维义.《外科证治秘要》学术思想探微 [J]. 中国民间疗法，2008，
16（1）：4-5.

［57］叶明蓉，秦玉龙.王旭高辨治痰饮的经验 [J]. 天津中医药，2008，25
（3）：250-252.

［58］苗彦妮，钟赣生.葛花对大鼠酒精性肝损伤的预防作用研究 [J]. 科技导
报，2008，26（15）：60-65.

［59］易峰.灵心巧想，可法可师——王旭高《环溪草堂医案》探微 [J]. 光
明中医，2008，23（10）：1587.

［60］张葆青，刁娟娟.古代医籍癫痫辨病辨证考 [J]. 中医研究，2008，21
（10）：61-64.

［61］邱雪玲.略谈王泰林之治肝法则在乳癖治疗上的应用 [J]. 湖南中医杂
志，2008，24（4）：85-86.

［62］宋家欣，侯丽辉，吴效科.浅谈历代医家论治痰病 [J]. 时珍国医国药，
2008，19（2）：491-492.

[63] 潘桂娟，柳亚平.明代中医诊治痰病的学术思想研讨 [J].中华中医药杂志，2009，24（3）：344-347.

[64] 池晓玲，谢玉宝，萧焕明，等.臌胀中医外治法源流探析 [J].中医外治杂志，2009，18（6）：3-5.

[65] 樊雅莉，唐先平.中医"痛风"源流考 [J].吉林中医药，2009，29（2）：176-178.

[66] 宋令先.论朱丹溪对痰病诊治的贡献 [J].中国民族民间医药，2010，19（24）：22-23.

[67] 公培强，薛博瑜.林珮琴治疗肝病学术思想初探 [J].中医药学报，2010，38（4）：5-7.

[68] 古今，马尧遥.解酒药物的研究进展 [J].中国药物应用与监测，2010，7（6）：371-373.

[69] 曾明，邸晓辉.葛根及葛花对酒精代谢的研究 [J].医药论坛杂志，2010，31（23）：203-206.

[70] 赵厚睿.从病例谈自汗、盗汗的辨治 [J].甘肃中医学院学报，2010，27（4）：14-15.

[71] 陈雪羽.地肤子的化学成分药理学研究进展 [J].安徽农业科学，2010，38（21）：11138-11139.

[72] 雷红伟，杨伟峰.葛花对酒精性肝损伤保护作用的研究 [J].时珍国医国药，2010，21（2）：489-490.

[73] 柯礼业，韩树堂.黄疸的中医证治沿革 [J].中医学报，2010，25（2）：357-358.

[74] 石伟，朱雪萍.浅谈从肾论治席汉氏综合征 [J].四川中医，2011，29（1）：21-23.

[75] 苏全新.肝病三纲学说的理论探讨 [D].北京：北京中医药大学，2010.

［76］王倩，闫颖.《金匮要略》黄疸病治疗探讨 [J]. 河南中医, 2011, 31（6）：573-574.

［77］张涛，孙克伟，陈斌，等. 黄疸病阴阳黄学说初探 [J]. 新中医, 2011, 43（1）：4-6.

［78］郑彦辉. 黄疸证治探讨 [J]. 实用中医药杂志, 2011, 27（5）：335.

［79］王博瑶. 浅析王旭高治咳嗽 [J]. 中医药导报, 2012, 18（11）：6-8.

［80］李超然，刘德柱，姜德友. 癃闭源流考 [J]. 江苏中医药, 2014, 46（8）：69-70.

［81］姜德龙，韩宁. 健忘源流考 [J]. 黑龙江中医药, 2015, 44（3）：2-3.

汉晋唐医家（6名）

张仲景　王叔和　皇甫谧　杨上善　孙思邈　王　冰

宋金元医家（18名）

钱　乙　成无己　许叔微　刘　昉　刘完素　张元素

陈无择　张子和　李东垣　陈自明　严用和　王好古

杨士瀛　罗天益　王　珪　危亦林　朱丹溪　滑　寿

明代医家（25名）

楼　英　戴思恭　王　履　刘　纯　虞　抟　王　纶

汪　机　马　莳　薛　己　万密斋　周慎斋　李时珍

徐春甫　李　梴　龚廷贤　杨继洲　孙一奎　缪希雍

王肯堂　武之望　吴　崑　陈实功　张景岳　吴有性

李中梓

清代医家（46名）

喻　昌　傅　山　汪　昂　张志聪　张　璐　陈士铎

冯兆张　薛　雪　程国彭　李用粹　叶天士　王维德

王清任　柯　琴　尤在泾　徐灵胎　何梦瑶　吴　澄

黄庭镜　黄元御　顾世澄　高士宗　沈金鳌　赵学敏

黄宫绣　郑梅涧　俞根初　陈修园　高秉钧　吴鞠通

林珮琴　章虚谷　邹　澍　王旭高　费伯雄　吴师机

王孟英　石寿棠　陆懋修　马培之　郑钦安　雷　丰

柳宝诒　张聿青　唐容川　周学海

民国医家（7名）

张锡纯　何廉臣　陈伯坛　丁甘仁　曹颖甫　张山雷

恽铁樵